经络与肺系病

中医肺系病传承创新丛书

总主编 张 伟
主 编 阎小燕

山东科学技术出版社
·济南·

图书在版编目（CIP）数据

经络与肺系病 / 阎小燕主编. -- 济南：山东科学技术出版社，2025.1. --（中医肺系病传承创新丛书 / 张伟总主编）. -- ISBN 978-7-5723-2404-8

Ⅰ.R224.1；R256.1

中国国家版本馆 CIP 数据核字第 2024BF0424 号

经络与肺系病

JINGLUO YU FEIXIBING

责任编辑：李文靖
装帧设计：孙　佳

主管单位：	山东出版传媒股份有限公司
出　版　者：	山东科学技术出版社
	地址：济南市市中区舜耕路 517 号
	邮编：250003　电话：（0531）82098088
	网址：www.lkj.com.cn
	电子邮件：sdkj@sdcbcm.com
发　行　者：	山东科学技术出版社
	地址：济南市市中区舜耕路 517 号
	邮编：250003　电话：（0531）82098067
印　刷　者：	济南升辉海德印业有限公司
	地址：山东省济南市高新区科创路 2007 号院内东车间 3 号
	邮编：250104　电话：（0531）88912938

规格：16 开（184 mm×260 mm）
印张：19.25　　字数：350 千
版次：2025 年 1 月第 1 版　　印次：2025 年 1 月第 1 次印刷
定价：72.00 元

中医肺系病传承创新丛书
编委会

总主编 张 伟

副主编（以姓氏笔画为序）

王 妍　王业震　卢绪香　田 梅　朱 雪
刘 学　刘骅漫　何 荣　张心月　阎小燕
韩 健

编 委（以姓氏笔画为序）

马文雪　马鑫来　王亦凡　王晓冬　牛晓雅
史子松　冯 雨　刘向阳　刘苏琪　孙华茹
孙玥枫　李 睿　李锦涛　杨诗媛　吴 凡
张晓莹　张德鑫　赵海兰　赵嘉睿　徐 悦
景传庆　靳敏燕

本书编委会

总主编 张 伟

主 编 阎小燕

副主编 宋 爱 许建国 国 嵩 范 锐

编 委（以姓氏笔画为序）

王 睿 冯 雨 冯玉媛 杨 乐

张英旋 张德鑫

丛 书 序

《素问·六节脏象论》言："肺者，气之本。"《医经精义》云："肺气如天，居至高布阳气。"肺者，生气之源，主气司呼吸，又处胸中至高之位，乃相傅之官，治节出焉。肺气充沛，宣降调畅，则治节有权，主行水，朝百脉，使全身之气、血、津液各尽其责。然肺为华盖，固护诸脏免受侵袭，又为娇脏，清虚而纤芥不容，是故内外之邪均易犯肺。加之肺与他脏休戚相关，因而肺系病常易牵涉甚广，导致病机繁复，辨析难明。

医之为道，肇起农皇，千载群书，递至今朝。余以其卷帙浩繁，非探幽穷赜，不能道只字。然肺系之病散载各书，鲜有系统论著，学人诚难遍阅，故吾采菁撷华，纂集《中医肺十论》《中医肺十病》《中医肺十法》梓行于世。《中医肺十论》以气、血、阴、阳、经络论肺生理之常，以痰、瘀、虚、毒论肺病理之变。《中医肺十病》本于临床，进与病谋，退与心谋，意在指导省病诊疾、遣方用药。《中医肺十法》将肺之常变与相关疾病有机结合，列以治法次第应之，乃承于《中医肺十论》《中医肺十病》一脉，并为"肺病三十"，然其本意不在出古人范畴。兵无常形，水无常势，岐黄之术贵乎临机应变，故吾博综深思，勒成《张伟中医肺病学》一书，详细论述肺系病之概念范畴、生理病理、辨病辨证、治法方药，提出"医学4.0模式"概念，以应时代之变。然治疾除患，俱极精切，纵寝馈其中，亦恐不得穷辨证之精微，究制方之妙旨。况学问之道，贵与年俱进，前书所录，不能尽绝。思之鉴之，吾将殚精医学四十余载所求奥义，汇辑成帙，但求无负先人之意，悉合时地之宜，以垂医统。

张锡纯《医学衷中参西录》有云："夫事贵师古者，非以古人之规矩、准绳限我也……又贵举古人之规矩、准绳而扩充之，变化之，引伸触长之。"世代变迁，疾病谱亦深变，病因病机愈趋繁杂。故本丛书分列三部，始论病因之探究，

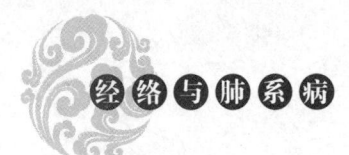

继论病机之辨析，终论脏腑经络之关联。病因篇就肺系病常见病因分述《风邪与肺系病》《寒邪与肺系病》《毒邪与肺系病》《七情与肺系病》共四部，并进一步总结提炼"致病当量"概念及临床意义。病机篇编撰《气运失常与肺系病》《血运失常与肺系病》《痰湿与肺系病》《内生五邪与肺系病》共四部，基于病机之源流，结合临证之所悟，编次成集。其中，详细阐述了"气运失常""血运失常""津液代谢失常""脏腑功能失常"及"本虚标实"贯穿慢性肺系病始终的理论，衷中参西，与现代医学病名接轨，为当代中医诊疗提供新的病机阐释及临证思路。脏腑与经络篇纳含《心与肺系病》《肝与肺系病》《肾与肺系病》《脾与肺系病》《经络与肺系病》共五部，指出肺部疾患的传变有其独特规律，多与他脏并病或合病，常有心肺气虚、肺脾气虚、肝火犯肺、肺肾阴虚等证型。此外，脾不散精理论、气机升降理论、络病理论等亦对遣方用药有重要指导意义，然其精密纷繁，此处不再添详叙。

呼吸系统疾病作为全球性的常见病、多发病，严重威胁着人民的身体健康，给疾病防治工作带来沉重负担和严峻挑战。调查显示，慢性阻塞性肺疾病目前为全球三大死因之一，我国总患病人数高达1亿人，而肺癌更是位居我国恶性肿瘤发病首位。呼吸系统疾病具有高发病率、高死亡率、高经济负担的特征，而与之相反的低知晓率、低就诊率、低检查率，令人抚膺扼腕。随同生活方式、生态环境的变动，以及人口增长、老龄化等现实问题，间质性肺疾病、慢性阻塞性肺疾病、肺癌等非传染性疾病发病率、死亡率的上升有目共睹，流感等传染性疾病的暴发亦给社会、经济以及人类健康带来巨大威胁。疾病谱因时因势千变万化，中医需要不断注入创新的"源头活水"，博采前贤之义蕴，引而伸之，才能在更多领域取得新突破。当代中医药，以其独特优势和显著疗效受到越来越多的重视和认可，在世界范围内的影响力日益扩大。从《慢性阻塞性肺疾病全球防治创议》等新标准的中医解读，到临床上抗病毒、抗纤维化治疗的成效斐然，岐黄之术，前景似锦。

曹炳章云："医之治病，虽有成法规矩，成法之中，尤寓变化之巧。规矩之法有尽，而用法变化无穷也。"本丛书上采先贤青简之菁华，下并吾临证之所得，斟酌之，损益之，更兼幸承"齐鲁中医药优势专科肺病集群"捐资，终得今付剞劂。然拘方治病病必殆，浓望毋按图而索骥。管窥之见，详述于下，以俟高明者匡所不逮。倾囊所著，祈之裨于医道同好，更祈裨于国计民生，如是则慰然快哉。

张 伟

前　言

在人类探索健康与疾病奥秘的漫长旅途中，中医以其独特的理论体系与丰富的临床实践，为后世留下了宝贵的医学财富。其中，经络学说是中医学基础理论之一，不仅深刻揭示了人体内部气血运行、脏腑联系的规律，还为指导疾病的预防、诊断和治疗提供了重要依据。肺系病作为人类常见疾病类别，其发病机制复杂、治疗难度大，历来是中医临床研究的重点。本书旨在融合传统中医学理论与现代医学研究成果，深入探讨经络与肺系病之间的内在联系，为这一领域的研究与临床实践提供新的视角和思路。

经络理论作为中医理论体系的核心组成部分之一，深刻揭示了人体内部各脏腑、器官、组织之间，以及人体与外界环境之间的相互联系、相互作用。这一理论不仅描述了气、血、津液等生命物质在体内的运行路径，还强调了维持人体生理功能平衡的重要性。一方面，肺经作为十二正经之一，直接联系肺部，其通畅与否直接影响肺的功能状态；另一方面，通过经络的传导作用，其他脏腑的病变也可间接影响肺的功能，形成复杂的病理网络。因此，在肺系病的治疗中，调理经络、疏通气血是不可或缺的一环。

肺经上分布着许多穴位，每个穴位都有其独特的功效与主治范围，通过针灸、推拿等手法刺激这些穴位，可以调节肺脏功能，改善呼吸系统疾病症状。另外，历代医家在长期的医疗实践中，针对肺系疾病总结出了许多经典名方，中医对肺系病的认识和治疗注重整体调节，强调治未病与辨证施治。经络与脏腑之间存在着密切的联系，肺经作为与肺脏直接相关的经络，其通畅与否直接关系到肺系疾病的发病与治疗。肺经受阻易导致肺气不宣、肺失肃降等病理变化，从而引发咳嗽、气喘、胸闷等症状。反之，调理肺经可以疏通经络、调和气血，进而达到治

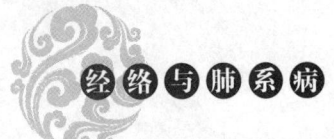

疗肺系疾病的目的。

肺经是中医经络系统中的重要部分,有调节人体呼吸、循环、免疫等生理功能的作用。随着现代科技的飞速发展,学者们对肺经的研究也逐渐从传统的经验总结迈向了科学探索的新阶段,现代医学对经络与肺系病的研究也在不断深入。本书主要介绍了经络理论、经病学及络病学理论与肺系病的关系、手太阴肺经与肺系病的现代研究、肺与大肠经的现代研究进展、肺与其他经的相关研究及经络与肺系病等内容。值得一提的是,本书精选近年来国内外关于经络实质、经络效应机制、肺系病的发病机制及中医药治疗等方面的最新研究成果,展示了中医经络学说与现代医学融合发展的广阔前景。随着跨学科研究的不断深入和技术的持续进步,经络与肺系病的研究必将迎来新的突破。本书旨在推动经络与肺系病这一研究领域的发展,促进中医与现代医学的对话与交流合作。

因时间所限,本书难免存在疏漏与谬误之处,还请读者批评指正,在此表示感谢。

编 者

目 录

第一章　经络理论概述 ·· 1
　　第一节　经络相关概念 ·· 2
　　第二节　经络的组成 ··· 9
　　第三节　经络的主要功能 ··· 17

第二章　经络学的经典理论 ·· 21
　　第一节　经络理论的历史沿革 ··· 21
　　第二节　经络理论核心名词阐释 ····································· 23
　　第三节　经络气化 ··· 28

第三章　经络诊察方法 ·· 34

第四章　腧穴理论概述 ·· 44

第五章　经病学理论与肺系病 ·· 59
　　第一节　经病学概论 ·· 59
　　第二节　选经方法 ··· 63
　　第三节　肺经理论 ··· 70
　　第四节　肺经病诊疗 ·· 84

第六章　络病学理论与肺系病 ·· 101
　　第一节　络病学说概论 ·· 102
　　第二节　肺络理论 ··· 119
　　第三节　肺络病诊疗 ·· 125

第七章 手太阴肺经与肺的现代研究 · 136

- 第一节 研究基础及机制 · 136
- 第二节 现代临床研究 · 150
- 第三节 临床案例 · 158

第八章 中医肺与大肠关系的现代理论探讨 · 162

- 第一节 中医"肺"与"大肠"的定义 · 162
- 第二节 中西医学对"肺与大肠相表里"理论的认识 · · · · · · · · · · · 168
- 第三节 "肺与大肠相表里"理论的临床研究 · · · · · · · · · · · · · · · · · · · 173
- 第四节 临床案例 · 180
- 第五节 "肺与大肠相表里"的现代研究 · 184

第九章 肺与其他经的相关研究 · 200

- 第一节 肺与足阳明胃经的相关研究 · 200
- 第二节 肺与足太阴脾经的相关研究 · 207
- 第三节 肺与手少阴心经的相关研究 · 214
- 第四节 肺与足太阳膀胱经的相关研究 · 221
- 第五节 肺与足少阴肾经的相关研究 · 227
- 第六节 肺与手少阳三焦经的相关研究 · 232
- 第七节 肺与足厥阴肝经的相关研究 · 243

第十章 经络与肺系病 · 248

- 第一节 经络与咳嗽 · 248
- 第二节 经络与哮喘 · 254
- 第三节 经络与肺痨 · 262
- 第四节 经络与肺胀 · 266
- 第五节 经络与肺痿 · 275
- 第六节 经络与肺癌 · 278

参考文献 · 284

第一章

经络理论概述

宋代窦材的《扁鹊心书》有"学医不知经络,开口动手便错。盖经络不明,无以识病证之根源,究阴阳之传变"之说。可见经络在临床辨证用药中具有重要意义。

肺经为十二经脉首起之经,它不仅具有经脉系统的共同生理功能,同时也是肺脏发挥功能的重要结构基础。肺经作为经脉系统的一部分,承载着运行气血、营运阴阳、渗灌濡养、属络脏腑肢节的作用,同时肺经将脾胃的水谷精微物质运送至肺脏,化生气血。当肺经出现病变时,其主导的生理功能也会随之紊乱,表现为一系列病症。历代医籍文献对肺经的单独论述相对较少,大多是将其放在整个经脉系统中稍加阐释,缺乏具体系统的总结及认识。

因此,对肺经的相关理论展开系统研究,包括肺经的概念、循行,肺经主时的概念及内涵,肺与其他脏腑的经络关系,肺经病的病因病机、临床表现,对归肺经中药的总结及认识等内容,从整体上把握肺经的生理及病理机制,为肺经病的辨证治疗提供理论支持。

中国古代医家在大量医疗实践和哲学探讨中,创造了独特的充满哲学思想和文化精髓的中医学,其中极具特色的是丰富而系统的经络相关学术体系。中医学的奠基之作《黄帝内经》(简称《内经》)中有关经络理论的论述占极大篇幅,并且在论述经络功能时有言"经脉者,所以能决死生,处百病,调虚实,不可不通"。可见经络系统在中医学理论和临床中占有至关重要的地位。《内经》之后,医圣张仲景在其《伤寒论》中更以六经分篇,论述其对疾病的认识和辨证施治规

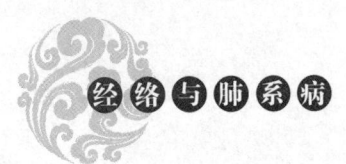

律。虽然不同医家对六经的理解不同，但是必须承认，离开经络理论就无法正确认识和把握《伤寒论》的六经辨证。

由于种种原因，传统文化在继承和发展过程中出现了断层和缺失，后世医家对经络理论的研究逐渐淡化，在《内经》成书时代中被十分重视的对人体经络状态进行审视、度量、切循以获得对经络虚实盛衰客观判断的诊断方法及治疗方法亦逐渐丢失，以致经络理论流于肤浅而与临床实践分离。因此，重拾经络学说对于临床而言刻不容缓。

第一节　经络相关概念

经络学说是研究人体经络系统的概念、构成、循行分布、生理功能、病理变化及其与脏腑形体官窍、精气血神之间相互联系的基础理论，是中医学理论体系的重要组成部分。

经络学说贯穿人体生理、病理及疾病的诊断和防治各个方面，与脏象、精气血津液等理论相互辅翼，深刻阐释人体的生理活动和病理变化，对临床各科，尤其是针灸、推拿等，都起到极其有效的指导作用。历代医家高度重视经络学说在中医学中的重要地位，早在《灵枢·经别》中就有"夫十二经脉者，人之所以生，病之所以成，人之所以治，病之所以起，学之所始，工之所止也"的记载。

系统了解经络学说，应当首先认真回顾并全面把握"经络""经脉""络脉"等名词起源与演变的历史过程，分析其发展演变的客观规律，同时结合临床实践及现代多学科知识对其科学内涵加以诠释。由于历史原因，人们对"经脉""经络""血脉""脉络""气络""血络""络病"等名词术语存在不同认识，造成概念混乱与不规范现象。将"行血气而营阴阳"的"经脉"混同为"经络"，近年来对经络实质的研究更偏重于对经气传导实质的研究，这就使《内经》"经脉"的概念有了实质性的偏移，而与血脉及脉络病变相关的大量理论认识和治疗方药缺乏整理研究，更未形成系统的脉络学说，导致这一具有重要指导价值的理论未能发挥其应有的作用。因此，厘清经络学说概念，对中医学理论体系的发展、完善和规范化具有积极作用。

经络是人体内运行气血、联络脏腑、沟通内外、贯穿上下的通路，包括经脉和络脉。经，本义指织物的纵线，有"路径"的含义；络，本义指丝絮状物，有"网络"的含义。经脉是经络的主干部分，以上下纵行为主。络脉是经络的细小部分，犹如网络，从经脉中分出侧行。经络纵行交错，遍布全身，是人体的重要组成部分。关于经脉和络脉的区别，《灵枢·经脉》有"经脉十二者，伏行分肉之间，深而不见……诸脉之浮而常见者，皆络脉也"之论，《灵枢·脉度》又有"经脉为里，支而横者为络，络之别者为孙"之说。据此，后世医家多认为，经脉多深而不见，行于分肉之间，络脉多浮而常见，行于体表较浅部位；经脉较粗大，络脉较细小；经脉以纵行为主，络脉则纵横交错，网络全身。实际上，经脉虽多"浮行于分肉之间"，但也常显露于体表；络脉虽有"浮而常见"者，但更多地分布于脏腑组织之中，难以见到，如《灵枢·百病始生》所说的"阴络伤则血内溢"中的"阴络"即是。此外，经脉也有横行者，如带脉；络脉呈网络状，纵横交错，必然也有纵行者。因此，经脉与络脉的区别，当以"经为主干，络为分支"为准则。

经络系统是经脉与络脉彼此衔接、相互联系、结构与功能相统一的复杂系统。经络系统中充满着经气的活动。所谓经气，即经络之气，概指经络运行之气及其功能活动。《素问·离合真邪论》曰"真气者，经气也"，说明经气在人体生命活动中具有重要意义。故人死后，虽然其经络、腧穴仍在，但却失去了阴阳经气的往来灵机，如此便没有生命了。《灵枢·九针十二原》云："所言节者，神气之所游行出入也，非皮肉筋骨也。"故古圣最重视这灵活的阴阳经气。简单来说，气就是能量，经络是气运行而成的"气道"，是能量流。此气周流不息，运行不止，是生命活动的基础。生命是一个能量聚散的过程，散则为气，聚则成形。许多人把人体经络看得很神秘，但它只不过是每一个人都具备的内在能量系统，是宇宙万事万物的自然本质。经络系统将人体的五脏六腑、组织器官、四肢百骸联络成为一个有机的整体，并通过经气的活动调节全身各部的功能，使整个机体保持协调和相对平衡。

有一种观点认为，广义的经络系统包含血管、神经系统，可能还包含体液调节、淋巴系统等一些现代医学已经证实的系统。但是，除此之外，人体还存在一种现代科学未知的系统，这是经络特有的系统。狭义的经络通常指这种不同于血管、神经系统等的独特系统，它有如下特征：独特的循行路线、独特的经脉脏腑关系及独特的理论与医疗效果。

经络并不是一个独立的特殊系统，而是中国古代医家通过长期的医疗实践，摸索总结出的一个宏观的人体调节系统。这些人体调节现象也只有在活体上存在，显然平时所说的经络，更注重无形的功能作用，而不是强调实体。正如三个不同方向的力，其合力看不见、摸不到，却是能感受到的，物体的最终状态——运动轨迹、运动速度等是由合力来决定的。所以，局部地、片面地理解经络是不可取的，而且也难以真正地认识经络。

一、经脉

《内经》建立的完整经脉理论包括运行经气的经络系统与运行血液的血脉（络）系统，其正是集《内经》之前长期医学成果之大成并加以创新发展而形成的。《内经》虽然没有提出"脉络"概念，但从《灵枢·脉度》所论"经脉为里，支而横者为络，络之别者为孙"来看，经脉不仅包括"经络"，还应包含"（血）脉络"的概念。

实际上，伴随着经络学说的建立，《内经》已经形成了完整的经脉理论，并构建起以脏象为核心、以经脉为枢纽、以气血为基础的中医学术理论框架。经脉是人体运行气血、络属脏腑肢节、沟通表里上下的通道，《灵枢·海论》说"夫十二经脉者，内属于脏腑，外络于肢节"，《灵枢·经别》说"夫十二经脉者，人之所以生，病之所以成，人之所以治，病之所以起，学之所始，工之所止也"。正是因为经脉在生命运动、疾病传变及防治中的枢纽地位，才有了《灵枢·经脉》提出的"经脉者，所以能决死生，处百病，调虚实，不可不通"理论。可见《内经》经脉理论包括了以运行经气为主要功能的"经（气）络系统"和以运行血液为主要功能的"（血）脉络系统"，二者构成了既相互联系又相对独立的经脉理论的两大系统，共同完成经脉行血气、营阴阳、濡筋骨、利关节、内属脏腑、外络肢节的生理功能。

二、脉

"脉"作为医学概念经历了漫长的历史演变过程。我国古代先民"茹毛饮血"的生产生活实践对血和脉产生直观认识是很自然的事情，"脉"字象形已具有类似江、河、沟、渠等水流通道的含义。"濡"原指水任养万物，"渎"原指流动水的水道，《说文解字》释"渎，沟也"，《史记·屈原贾生列传》说"彼寻常之污渎兮，岂能容夫吞舟之巨鱼"，《史记·屈原贾生列传》言"渎，小渠也"，所以《脉书》说脉病"脉痛如流"，反映出"脉"的含义如同行水之沟渠。"脉"在其演变过程中也和人体的血与肉建立了联系，古代脉字写作"衇"，偏旁含有"血"字，显示已认识到脉与血的关系。含有"肉（月）"字旁的"脉"字的出现更明确了其与人体肌肉等实质组织结构的关系，已成为今天通行的"脉"字。

我国早期传统历史文献已将脉与医药结合，周朝已经建立了医事制度并有了医学分科，《周礼·天官·疡医》中明确指出"凡药……以咸养脉"，首次从医药学角度提出食盐与血脉的关系。《左传·僖公十五年》记载"乱气狡愤，阴血周作，张脉偾兴，外强中干"，"张脉偾兴"即形容血脉偾张，青筋突起的样子。此外，《脉法》中记载了用砭治痈肿，切开病脉排出脓血，这一手术称为"启脉"。从远古人类对血脉的早期直观认识，到应用刺脉出血、砭治痈肿启脉排出病脉脓血，再到从动脉盈虚、滑涩、动静体察脉象主病，这些都为《内经》血脉理论奠定了基础。

《脉法》提出从气的运行失常探讨"有过之脉"，并采用灸法治"有过之脉"以达治病功效，将"气"之概念与灸法的诊疗反应相结合，从而使"脉"具有了灸疗产生的循经感传的内涵。长沙马王堆汉墓出土的帛书《足臂十一脉灸经》简要而完整地论述了全身十一条脉在体表的循行路线、病候和灸疗方法。成书稍晚的另一部经脉学著作《阴阳十一脉灸经》对全身十一条脉的循行及主病做了调整和补充，书中所保留下来的"肩脉""耳脉""齿脉"等名称，实际上是在十一脉学说形成之前人们通过脉感传路线作出的一种早期直观命名。因此可以认为，在"十一脉灸经"流行时期，"脉"代表的含义主要是循经感传的走行路线，为《内经》将"气"的概念引入中医学理论体系并建立经络学说奠定了基础。

《内经》将"气"引入中医学从而建立起经络学说，"脉"的概念则由循经感传路线向血液运行通道转移，为突出这一功能，《内经》明确提出了"血脉"一词，突出了"心主身之血脉"的概念。

三、络

关于"络"的含义，东汉许慎《说文解字》释为"絮也"，与"经"相对，《说文解字》释"经"为"织从丝也"，指织物上下直行的主线，絮为棉的一种，"绵，联微也"，凡絮必丝为之，丝与丝彼此相连，犹网状物，故"络"有网络、联系之义。对"络"的另一种解释借用古代水利学概念,"络"通"落",即与主河流相贯通的蓄水排水沟渠网络。上述释义均表达了络(落)是逐层分出的分支概念,中医学将这一概念引入医学领域,也是为了说明人体存在着遍布全身且逐层细分、联络脏腑肢节、沟通上下内外的通路。经络之"络"作为"经"之分支,脉络之"络"作为"脉"及"血脉"的分支,形成了从经脉支横别出、逐层细分、遍布全身的网络系统,这对"经脉者,所以行血气而营阴阳"功能的发挥具有重要价值,"气主煦之,血主濡之",气之温煦充养,血之渗灌濡养,绝不可能在经脉线性流注形式中完成,在经脉中运行的气血需要在网络中通过弥散、渗灌的方式实现其功能,可见"煦""濡"二字是对气血在络脉中功能实现形式的精辟描述。

四、脉络

东汉张仲景《伤寒杂病论》明确提出了"脉络"的概念。脉络是脉及血脉的分支,脉及血脉正是依靠其不断细分的脉络来实现渗灌气血、濡养代谢、津血互换功能的,脉络的这些功能在维持生命活动中发挥着极其重要的作用,功能失常则意味着脉络病变的发生,脉络病变是临床多种疾病发生、发展的重要基础,脉络学说在中医学理论体系中亦占据不可忽视的位置。

实际上,在秦汉时期,脉、血脉与脉络学说已经成为中医学理论体系的重要内容,《内经》将血脉(络)理论广泛应用于生理、病理、辨证与治疗。如《灵枢·经脉》言:"人始生,先成精,精成而脑髓生,骨为干,脉为营,筋为刚,肉为墙,皮肤坚而毛发长,谷入于胃,脉道以通,血气乃行。"《灵枢·九针论》更明确论述"人之所以成生者血脉也",指出了血脉在生命发生过程中的重要作用。《灵枢·平人绝谷》说"血脉和利,精神乃居",强调了血脉和调、血行通畅在维持生命健康中的重要性。《内经》提出的"心主身之血脉""肺朝百脉"等均是中医学术体系的核心理论,初步形成了"心(肺)-血-脉"系统。《灵枢·口问》载"夫百病之始生也……经络厥绝,脉道不通",以经络和脉道不通讨论发病。中医四诊(望、闻、问、切)中的许多内容与血脉有关,脉诊更是中医特有的诊断方法,三部九候脉诊法从寸口、人迎、趺阳脉动诊察疾病,同时《内经》初步论述了心痛、中风、脱疽等脉络疾病的症状及治疗,奠定了(血)脉络学说的理论基础。《难经》作为《内经》之后的又一部重要的经典医籍,不仅发展了《内经》脉诊法，还将三部九候诊法统一为"独取寸口"，而且《难经·十四难》与《内经》一脉相承，指出"二损损于血脉，血脉虚少，不能荣于五脏六腑"，从血脉损伤讨论发病。汉代张仲景《金匮要略》言"一者，经络受邪，入脏腑……二者，四肢九窍，血脉相传，壅塞不通"，遥承《内经》之论，以"经络"与"血脉"并列阐述疾病传变规律，设立了胸痹、中风、惊悸、心水（心积）等脉络病变专篇论治，首创旋覆花汤、瓜蒌薤白汤、枳实薤白桂枝汤、桂枝甘草汤、炙甘草汤等脉络病变治疗方药，至今临床应用历千年而不爽，为脉络病变的临床证治奠定了基础。

血脉与脉络学说对后世中医学术发展和临床治疗均产生了重要影响，历代医家均对其有所阐述与发展，丰富了胸痹心痛、中风等脉络病变的治疗方药。清代名医叶天士《临证指南医案》提出"久病入络""久痛入络"，把这些疾病归为迁延难治的络病范畴，这与现代认为心脑血管病已属严重危害人类健康的重大疾病的认识相一致。清代名医王清任《医林改错》创制益气活血的补阳还五汤与行气活血的血府逐瘀汤，皆为至今仍广泛应用的名方。可见血脉与脉络学说已成为中医学理论体系中不可或缺的重要组成部分，系统整理研究、继承创新并建立脉络学说是络病学科研究发展的重要任务，也是历史留给当代的重大课题。

尽管中西医学的理论体系和认识方法不同，但基于解剖见到的"脉"与"血管"在解剖形态学上具有一致性，脉络作为脉的分支，是脉这一器官的中下级组织，成为经脉系统中容纳和运行血液的网络系统。其形态学特点为中空有腔、与心肺相连、动静脉有别、逐层细分、网状分布；生理学特点为"藏精气而不泄"，保持血液量和质的相对恒定；运动状态为伴随心脏搏动而发生舒缩运动；功能特点为运行血液至全身，发挥渗灌气血、濡养代谢、津血互换的作用。

随着明末清初西风东渐，一些医家已将脉与血管结合论析疾病，如清代医家王清任《医林改错》言"元气既虚，必不能达于血管，血管无气，必停留而瘀"，已将脉称为"血管"。近代中西汇通医家张锡纯《医学衷中参西录》用镇肝熄风汤引气血下行治疗脑充血，加味补血汤补气助血上升治疗脑贫血，并结合现代医学认识对历代医家关于中风病机理论的认识进行了分析归纳，"河间之主火，为脑充血，东垣之主气，为脑贫血，一实一虚，迥不同也"，把中医气机升降与现代医学脑血管病认识相结合，对中风的治疗提出了新的见解。

基于"脉络－血管系统"解剖形态学的同一性，吴以岭提出"脉络－血管

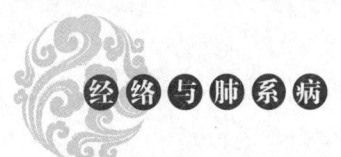

系统病"概念,既保持了中医药整体系统、气血相关的理论特色,又结合了现代医学血管病变研究的前沿进展。传统的脉络病变包括胸痹心痛、中风、心悸、心痹、支饮、心水、脱疽等,涵盖了现代多种血管病变,如心脑血管病、心律失常、风湿性心脏病、肺源性心脏病(简称"肺心病")、慢性心力衰竭、周围血管病变等,这为实现以中医学为主体、多学科交叉研究血管病变提供了新的思路。

五、络脉

《灵枢·脉度》言:"经脉为里,支而横者为络,络之别者为孙。"络脉是从经脉支横别出、逐层细分、纵横交错,广泛分布于脏腑组织间的网络系统,是维持生命活动和保持人体内环境稳定的网络结构,遍布全身的络脉分为经(气)络和(血)脉络,共同发挥"气主煦之,血主濡之"的功能,经络与脉络形成经脉理论中相互独立又密切联系的两大网络系统。

六、经络

《汉书·艺文志·方技略》是汇集汉代以前科技、文化、医药等研究的史志书目,其载"医经者,原人血脉、经落(络)、骨髓、阴阳、表里,以起百病之本,死生之分"。可见,汉代以前经络与血脉已成为两个相对独立的研究领域。

七、气络

《内经》中虽无"气络"一词,但首次提出"络气不足,经气有余者,脉口热而尺寒也",已能初见气络运行的物质基础。"气络"首见于张介宾(张景岳)《类经》,《类经·脏象类》言"血脉在中,气络在外,所当实其阴经而泻其阳络",然纵观全书,别处再无深入细论。气络学说真正意义上的形成在于近现代中医学院士们的总结与发挥。仝小林院士认为,气络的物质基础包括微动脉、微静脉、肺泡、毛细血管等微小结构。王永炎院士对《灵枢·营卫生会》中"营在脉中,卫在脉外"进行了深入探究,认为卫气即为气络。吴以岭院士结合中医经典古籍对气络学说进行了高度总结概括:络为经的分支,经气入络为络气,络气承载着运行于经中之元气、宗气、卫气;经络之络运行经气即称为气络,脏腑功能离不开络脉功能的发挥,气络作为承载经气的网络系统,不仅能深入五脏,对本脏腑功能活动起调节作用,还能维持脏腑之间的平衡。因此,气络功能正常,则卫气固护，宗气、元气盛沛；络气行运，脏腑充养，脏腑之气升降有常，则脏腑功能正常；气络功能失调，则卫气虚弱，宗气、元气不足；影响至肺、脾、肾，则肺气上逆，脾气不升，肾气下陷，肺、脾、肾三脏功能失用。

八、血络

络脉支横交错，将纵行于经脉中的气血渗灌到全身，其不仅包括经络之络（气络），还包括脉络之络（血络），经络行气，脉络行血。而从汉代至清代逐渐发展并方见雏形的络病理论，多是基于脉络行血的"血络"物质基础，因此，络病理论的发展在很大程度上可看作是血络理论的发展过程。《素问·调经论》言："病在脉，调之血；病在血，调之络。"早在《内经》成书时代就已论述了脉络的病理变化并提出了脉络的治法，奠定了络病理论基础；张仲景在《伤寒杂病论》中对脉络病进行了证治探讨，用大黄䗪虫丸、鳖甲煎丸等活血化瘀通络，首开虫类药搜剔通络的先河；叶天士在《临证指南医案》中强调"初为气结在经，久则血伤入络"，在"久病入络"理论下，言"络以辛为泄""藉虫蚁血中搜逐，以攻通邪结""大凡络虚，通补最宜"，创立辛泄、虫逐、通补的治法体系，使络病理-法-方-药体系初现雏形。因此，活血化瘀通络为血络不通之基本治法。血络功能正常，则津血在脉络内正常循行，濡养脏腑，而血络不通失用，则病邪易入难出、津血易积成形、血络易滞易瘀，若血络中瘀血阻滞，邪热内生，则热伤血络，血溢脉外，血随气行。

第二节 经络的组成

经络存在于人体各种有形组织结构（皮、肉、脉、筋、骨）的缝隙间，这些缝隙结构分布广泛且纵横交错、内外相接，构成了一个完整的系统——经络系统。这些缝隙结构在形态上存在着大小、粗细、宽窄之差别，气血运行的状态存在着高下、浅深、缓急的区别，对于脏腑器官及组织、官窍有着不同的联系路径，因此具备不同的气化特点和生理功能。经络系统是一个非常复杂庞大的网络，根据其分布、走行、联系脏腑的不同，可以分为经脉和络脉两部分，其中纵行的干线称为"经脉"，由经脉分出的网络全身各个部位的分支称为"络脉"。

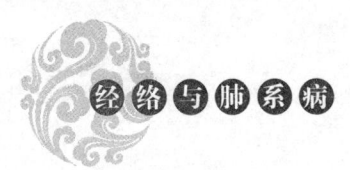

经络系统的主要组成有十二正经、十二经别、奇经八脉、十五络脉、十二经筋、十二皮部等。经脉是经络系统的主干。经络系统中属于经脉的，以十二正经和奇经八脉为主；属于络脉的，以十五络脉为主。十二经筋与十二皮部则属于构成经络通道的有形组织结构。经络系统纵横交贯，遍布全身，将人体内外、脏腑、肢节联系成为一个有机的整体。

一、十二经脉

十二经脉，又名"十二正经"，是经络系统的主体，包括手三阴经、足三阴经、手三阳经、足三阳经。十二正经有一定的起止、循行部位和交接顺序，在肢体的分布及走向有一定的规律，与脏腑有直接的络属关系，相互之间也有表里关系。十二正经是气血运行的主要通道。

十二经脉的名称为手太阴肺经、手厥阴心包经、手少阴心经、手阳明大肠经、手少阳三焦经、手太阳小肠经、足太阴脾经、足厥阴肝经、足少阴肾经、足阳明胃经、足少阳胆经、足太阳膀胱经。十二经脉通过手足阴阳表里经的连接而逐经相传，构成了一个周而复始、如环无端的传注系统。气血通过经脉即可内至脏腑，外达肌表，营运全身。十二经脉的流注次序是，从手太阴肺经开始，依次传至手阳明大肠经、足阳明胃经、足太阴脾经、手少阴心经、手太阳小肠经、足太阳膀胱经、足少阴肾经、手厥阴心包经、手少阳三焦经、足少阳胆经、足厥阴肝经，再回到手太阴肺经。其走向和交接规律是，手三阴经从胸走手，在手指末端交手三阳经；手三阳经从手走头，在头面部交足三阳经；足三阳经从头走足，在足趾末端交足三阴经；足三阴经从足走腹，在胸腹腔交手三阴经。

十二经脉在体表的循行分布规律：凡属六脏（心、肝、脾、肺、肾和心包）的阴经分布于四肢的内侧和胸腹部，其中分布于上肢内侧的为手三阴经，分布于下肢内侧的为足三阴经。凡属六腑（胆、胃、大肠、小肠、膀胱和三焦）的阳经，多循行于四肢外侧、头面和腰背部，其中分布于上肢外侧的为手三阳经，分布于下肢外侧的为足三阳经。手足三阳经的排列顺序是阳明在前，少阳居中，太阳在后；手足三阴经的排列顺序是太阴在前，厥阴在中，少阴在后（内踝上8寸以下为厥阴在前，太阴在中，少阴在后）。

十二经脉的表里关系：手足三阴、三阳经，通过经别和别络互相沟通，组成六对"表里相合"的关系。其中，足太阳与足少阴为表里，足少阳与足厥阴为表里，足阳明与足太阴为表里，手太阳与手少阴为表里，手少阳与手厥阴为表里，手阳明与手太阴为表里。

二、十二经别

十二经别是十二正经离、入、出、合的别行部分，是正经别行深入体腔的支脉。十二经别多从四肢肘、膝上下的正经别出（离），经过躯干深入体腔与相关的脏腑联系（入），再浅出于体表上行头项部（出），在头项部，阳经经别合于本经的经脉，阴经经别合于相表里的阳经经脉（合），故有"六合"之称。

具体而言，足太阳、足少阴经别从腘部分出，入走肾与膀胱，上出于项，合于足太阳膀胱经；足少阳、足厥阴经别从下肢分出，行至毛际，入走肝、胆，上系于目，合于足少阳胆经；足阳明、足太阴经别从髀部分出，入走脾、胃，上出鼻頞，还系目系，合于足阳明经；手太阳、手少阴经别从腋部分出，入走心与小肠，上出目内眦，合于手太阳小肠经；手少阳、手厥阴经别分别从本经分出，进入胸中，入走三焦，上出耳后，合于手少阳三焦经；手阳明、手太阴经别分别从本经分出，入走肺与大肠，上出缺盆，合于手阳明大肠经。

分析十二经别的走行与联络脏腑的关系，十二经别的生理功能有以下两个方面。一方面，由于十二经别有"离、入、出、合"于人体表里之间的特点，不仅加强了十二经脉的内外联系，更加强了经脉所属络的脏腑在体腔深部的联系，补充了十二经脉在体内外循行的不足，扩大了经穴的主治范围。另一方面，可以认为经别是本经所联系脏腑的"自养系统"。所谓"自养系统"，是指本脏或本腑在制造、生成、完成人体所需的精微物质，完成特定生理功能的同时，本脏或本腑也需要一般及特殊的营养供应和代谢渠道，因此会从经络系统中分化出特定的路径完成自养功能。仔细分析十二经别的走行路径可以发现，其呈现出与十二正经明显的几点差异：①除个别经脉（手太阳经）外，其他都是从四肢末端走向头身；②经别的走行详于头面躯干及体腔脏器的联系，略于四肢；③表里两经在循行上均两两相合，并且均合于阳经，即阴经合于与其相表里的阳经，阳经则合于本经。经别比较特殊的循行路径、与内脏的联系及六合关系，曾引起历代医家的注意，后世对此进行注解研究者颇多，但对其特殊循行路径的确切内涵进行清晰解读者很少。从上述经别的循行特点出发，联系人体结构的完整性和生理功能的需要，经络学说提出，经别从肢体正经主干别出深入体腔，应该是本经脏腑的

"自养系统",同时也以"六合"的形式完成内脏营养的供养和代谢废物的排出。这种推论能够合理地解释十二经别在循行上的独特走向,同时也可以理解为何阴经经别合于与之相表里的阳经,而阳经经别却不合于阴经。对经别与脏腑的联系渠道及功能的深入理解,有可能在今后中医临床对于内脏病的治疗中具有重大的指导意义。但这只是在理论上的延伸,对十二经别体系的研究还要更多地从古籍经典中寻求支持材料,并在临床实践中更深入地进行探索。

三、络脉

络脉是经脉的小分支,有别络、浮络、孙络之分。别络是络脉中较大者;浮络是浮行于人体浅表部位的络脉;孙络是最细小的络脉,亦称"孙脉"。

(一)十五络脉

十二经脉与督、任二脉各分出一支别络,加上脾之大络,合为十五络脉,又称"十五别络"。《灵枢·经脉》曰:"诸络脉皆不能经大节之间,必行绝道而出,入复合于皮中。""别络"有本经别走表里经之意,具有加强联系和渗灌气血的作用。

(二)阳络与阴络

从络脉结构角度分析,络脉并非仅分布于浅层,而是可以按照循行和分布部位的不同,分为体表的阳络和体内的阴络。阳络与阴络的概念在《内经》中多次提及。阳络是指分布于体表肌肤的络脉,主要作用是温煦、营养、护卫皮肤。经脉通过阳络将经气布散到人体的浅层组织,并且完成浅层组织器官生理活动所需营养的输送及代谢物质的排出。阴络则是走行于身体内部,分布于五脏六腑的络脉,根据其分布区域的不同而被称为心络、肝络、肾络、肺络、脾络、胃络、脑络等,其敷布气血的功能往往成为所在区域脏腑功能的有机组成部分。经脉通过阴络运行气血,输送营养,传递信息,以保证五脏六腑发挥各自的正常功能。

四、十二经筋

十二经筋是十二经脉所联系的筋肉系统,是十二经脉之气结聚于筋肉、关节的外周连属部分。《说文解字》释"筋"为"肉之力也","力"是"筋也";段玉裁注说"筋者其体,力者其用也"。这说明筋是能产生力量的肌肉。而"腱"是"筋本",是筋附着于骨骼的部分。经筋的活动有赖于十二经脉气血的濡养和调节。中医学以整体观念为指导，完全从人体的功能看待经筋，从每条经筋看，同样具备整体性因素，也就是说，经筋是对肢体一组动作产生运动的肌肉群功能的概括。所以，全身筋肉按十二经脉分布划分为十二组肌肉群，以手足三阴、三阳名之为十二经筋，其数量远远少于现代解剖学对肌肉数量的认识。

（一）十二经筋的分布规律

1. 十二经筋均起于四肢末端，上行于头、面、胸、腹部。

2. 十二经筋在分布路径中有"结""聚""散""布""络"等形式。每遇骨节部位则"结"于或"聚"于此；遇胸腹壁或入胸腹腔则"散"或"布"于该部而成片，但与脏腑无属络关系；"络"则是指从一根筋束所发出的多条细小筋络联系几个较小的部位肌肉组织。

3. 三阳经筋分布于项背和四肢外侧，三阴经筋分布于胸腹和四肢内侧。足三阳经筋起于足趾，循股外上行结于頄（面）；足三阴经筋起于足趾，循股内上行结于阴器（腹）；手三阳经筋起于手指，循臑外上行结于角（头）；手三阴经筋起于手指，循臑内上行结于贲（胸）。

（二）十二经筋的特点

1. 十二经筋均联属于十二经脉，行于体表，不入脏腑。

2. 十二经筋的循行走向都是从四肢末端走向头身。

3. 经筋有刚柔之分。刚筋（阳筋）以手足三阳经筋为主，均分布于头面项背和四肢外侧；柔筋（阴筋）以手足三阴经筋为主，均分布于胸腹和四肢内侧。

4. 经筋除在头、面、胸、腹部分组结合以外，其循行于踝、腘、膝、股、髀、臀、腕、肘、腋、臂、肩、颈等关节或筋肉丰厚处者，也与邻近的其他经筋联结集聚。足三阴与足阳明之筋则皆聚于阴器，故张介宾称之为"宗筋之所聚""筋之大会也"。足厥阴经筋，除结于阴器外，还能总络诸筋，为"罢极之本"。

五、十二皮部

皮部是指体表的皮肤按经络循行分布部位的分区。故《素问·皮部论》曰："皮之十二部……皮者，脉之部也……故皮者有分部。"又云："欲知皮部以经脉为纪者，诸经皆然。"由于正经有十二条，所以体表皮肤亦相应地划分为十二部分，称为"十二皮部"。皮部不仅是经脉的分区，也是别络的分区，与别络，特别是浮络，有着密切的关系。故《素问·皮部论》说："凡十二经络脉者，皮之部也。"因此，十二皮部就是十二经脉及其所属络脉在皮表的分区，也是十二经脉之气散布所在。

十二皮部位居人体最外层，是机体的卫外屏障，有保卫机体、抗御外邪的功能。当机体卫外功能失常时，病邪可通过皮部深入络脉、经脉以至脏腑。反之，当机体内脏有病变时，亦可通过经脉、络脉而反映于皮部。因此，根据皮部的病理反应可以推断脏腑病证。

由于手之三阴、三阳的皮部与络脉在上肢，足之三阴、三阳的皮部与络脉在下肢，而在临床实践中进行望色及切肤时，上下同名经络皮部是相通的，称作"上下同法"。所以十二皮部归为六经皮部，并专门加以命名：少阳经皮部名"枢持"，阳明经皮部名"害蜚"，太阳经皮部名"关枢"，厥阴经皮部名"害肩"，太阴经皮部名"关蛰"，少阴经皮部名"枢儒"。此六经皮部名称和理论与经络"根结终始"理论相关，描述了人体受外邪侵袭后，疾病由外而内的传变规律，从而为创立六经辨证论治体系打下了基础。此外，中医针灸临床常用的皮肤针（七星针、梅花针）、皮内针、穴位贴敷等治疗方法，均是通过皮部与络脉、经脉乃至脏腑气血的沟通和内在联系而发挥作用的。

六、奇经八脉

奇经八脉是任脉、督脉、冲脉、带脉、阴跷脉、阳跷脉、阴维脉、阳维脉的总称。"奇经"是与"正经"相对而言的，由于其分布不如十二经脉有规律，与五脏六腑没有直接的属络联系，相互之间也没有表里关系，有异于十二正经，故曰"奇经"。又因其数有八，故曰"奇经八脉"。奇经八脉是十二经脉以外的重要经脉，在经络系统中发挥着统帅、联系、调节等作用。奇经八脉不同于十二正经，其生理功能也有独特特点，主要表现在以下几个方面：密切十二经脉的联系，调节十二经脉气血，与某些脏腑关系密切。

（一）奇经八脉的功能

《难经·二十七难》曰："圣人图设沟渠，通利水道，以备不然，天雨降下，沟渠溢满。"古代先哲运用取象比类的思维，形象地描述了奇经八脉所具备的特殊功能。十二正经类似自然界中的江河，在正常情况下，江河中水量、流速和流动方向只是在一定的限度内上下浮动，基本稳定。但是在出现极端气候变化时，河水的容量、流速则会出现较大幅度的变化，从而超出河流自身的调节能力。如天降大雨，导致江河水位快速上涨，或者遇大旱时节，河水减少甚至干涸，无法完成正常灌溉、运载的功能，此时如果没有预先兴修水利，就可能导致极大的灾难。奇经八脉类似于对江河水量具有调节功能的水库、湖泊，可以沟通十二经脉之间的联系，并对十二经气血有蓄积、渗灌等调节作用，使十二正经气血的盛衰变化保持一定的稳定，从而保证人体脏腑气血的正常供应，保持健康状态。

从临床实践可以发现，十二正经与奇经八脉之间存在着较为密切的联系。当十二经运行出现大的障碍和紊乱时，人体气血运行会以奇经八脉作为主要运行途径。而正常情况下，十二正经在调节运行气血精微或能量过程中出现微小调控不足或缺失时，也需要奇经辅助对气血的调控。所以，奇经八脉对人体气血运行在日常状态下的调控非常重要，在特殊条件下其功能就更为显著。有关奇经八脉的认识与深入研究，对针灸甚至中医各科临床都将产生重要的影响。

（二）奇经八脉的特点

1. 奇经八脉均是从下向上循行的，但不是分布全身的，在上肢没有分布。
2. 奇经八脉没有相联系的脏腑。其通过与十二经脉之间的联系途径和其独有的络脉体系进行气血调节。
3. 奇经八脉不直接与脏腑相连通，但会通过与十二经脉之间的联系调节十二经脉相关的脏腑功能，从而影响全身脏腑器官的生理功能。
4. 奇经八脉不参加十二经脉循环流注，不受十二正经的约束。
5. 奇经八脉主要起协调作用，保持十二正经的正常运行。

（三）奇经八脉的内容

奇经八脉对十二经脉进行统帅、蓄灌和调节，从另一个角度和层次对十二经脉进行统筹和划分。如督脉总督诸阳；任脉总任诸阴；带脉约束纵行经脉；阳跷脉与足三阳经相通，阴跷脉与足三阴经相通；阳维脉与循行于体表的经脉相维系，阴维脉则在深层维系循行于体内的经脉；冲脉则"上自头，下自足，后自背，前自腹，内自溪谷，外自肌肉，阴阳表里无所不涉"（《类经》），可调节十二经脉，称为"十二经脉之海"。所以，奇经八脉扩大了十二正经循行及功能的范围，具有独特的临床价值。

1. 任脉

任脉行于腹面正中线，其脉多次与手足三阴经及阴维脉交会，能总任一身之阴经，故称"阴脉之海"。任脉起于胞中，与女子妊娠有关，故有"任主胞胎"

之说。另外，任脉具有募集身体代谢废物"浊阴"的功能，脏腑募穴有6个位于任脉之上，临床中对于脏器代谢物郁积的病变多取募穴。

2. 督脉

督脉行于背部正中，其脉多次与手足三阳经及阳维脉交会，能总督一身之阳经，故称"阳脉之海"。督脉行于脊里，上行入脑，并从脊里分出属肾，与脑、脊髓、肾有密切联系，所以督脉穴位在临床中运用广泛，对于脑血管病、脊髓病变、脑神经病变等均有确切的治疗效果。

3. 冲脉

冲脉与足少阴肾经并行，上至于头，下至于足，贯穿全身，成为气血的要冲，能调节十二经气血，故称"十二经脉之海"，又称"血海"。女子月经来潮及孕育功能皆以血为基础，冲脉起于胞中，分布广泛，故与女性月经有关。

4. 带脉

带脉起于季胁，斜向下行到带脉穴，绕身一周，如腰带，能约束纵行的诸脉。带脉与妇科病和腰痛有关。

5. 阴跷脉、阳跷脉

跷，有轻健跷捷之意。阴跷脉和阳跷脉具有濡养眼目及司眼睑开阖和下肢运动的功能。阴跷脉与足少阴经并行，阳跷脉与足太阳经并行，二脉具有沟通调节全身阴阳之气的作用。阳跷脉通过对足三阳经的气机调节而对躯体及肢体骨骼肌运动平衡起重要调节作用；阴跷脉通过调节足三阴经的气机运行而对内脏平滑肌的协调运动起调节控制作用。阴跷脉、阳跷脉在临床运用时的主治区别即源于上述理论，如治疗腰腿疼痛用外关、申脉，治疗言语障碍、吞咽障碍用通里、照海，治疗咽喉疼痛失音用列缺、照海。通过临床上获得速效的经验反推理论，阴跷脉对内脏平滑肌的运动具有调节作用，这一点在解决一些疑难病例方面具有非常重要的指导意义。

6. 阴维脉、阳维脉

维，有维系之意。阴维脉在循行过程中与足三阴经及任脉均有联系，穿行于诸阴经之间，其功能是"维络诸阴"，对阴经气血的盛衰具有调节作用；阳维脉在循行过程中与手足三阳经及督脉均有联系，穿行于诸阳经之间，其功能则是"维络诸阳"，对阳经气血盛衰具有调节作用。阴维脉、阳维脉在临床中具有广泛应用。

第三节 经络的主要功能

经脉的生理功能为通过经络循感传导"经气"的运动，沟通表里上下，联系脏腑器官；通行气血，濡养脏腑组织；感应传导；调节脏腑器官的功能活动。《灵枢·邪气脏腑病形》亦言"十二经脉，三百六十五络，其血气皆上于面而走空窍"，说明经脉是沟通人体上下内外，联系脏腑器官的系统；同时，气血借经脉运行周身，濡养组织，即经脉也是运行气血的通道。

一、沟通联系作用

人体由脏腑、形体、官窍和经络构成，它们虽然各自有不同的生理功能，但又共同组成了有机的整体。人体全身内外、上下、前后、左右之间的相互联系，脏腑、形体、官窍各种功能的协调统一，主要是依赖经络的沟通联系作用实现的。经络在人体内所发挥的沟通联系作用是多方位、多层次的，主要表现为以下几个方面。

（一）脏腑与体表的联系

内在脏腑与外周体表肢节的联系，主要是通过十二经脉的沟通作用来实现的。《灵枢·海论》说："夫十二经脉者，内属于脏腑，外络于肢节。"十二经脉中，手之三阴、三阳经脉循行于上肢内、外侧，足之三阴、三阳经脉循行于下肢内、外侧。每条经脉对内与脏腑发生特定的属络关系，对外联络筋肉、关节和皮肤，即十二经筋与十二皮部。外周体表的筋肉、皮肤组织及肢节等，通过十二经脉的内属外连而与内在脏腑相互沟通。这种联系表现有特定性和广泛性两个方面，即体表的一定部位和体内的不同脏腑之间的内外统一关系，以及周身体表肢节与体内脏腑的整体性联系。

（二）脏腑与官窍之间的联系

脏腑与官窍之间的联系也是通过经脉的沟通作用来实现的。十二经脉内属于脏腑，在循行分布过程中，又经过口、眼、耳、鼻、舌及二阴等官窍。如《灵枢·邪气脏腑病形》说："十二经脉，三百六十五络，其血气皆上于面而走空窍。"《类经·脏象类》所说"手少阴……系舌本""手厥阴循喉咙，出耳后""手足少阴太阴皆会于耳中""足少阴循喉咙，系舌本""足太阴……连舌本……散舌下""足厥阴……络于舌本，连目系"，指出十二经脉与耳、目、舌等官窍的密切联系。又如手阳明"挟口"，足阳明"挟口环唇"，足厥阴"环唇内"，手阳明"挟鼻孔"，足阳明"起于鼻"，手太阳"抵鼻"，足少阳"绕毛际"，足厥阴"入毛中，过阴器"，冲、任、督三脉均"下出会阴"等，使得内在脏腑通过经络与官窍相互沟通而成为一个整体。脏腑的生理功能和病理变化便可通过经络反应于相应的官窍。

（三）脏腑之间的联系

脏腑之间的联系也与经络的沟通联系密切相关。十二经脉中，每一经都分别属络一脏和一腑，这是脏腑相合理论的主要结构基础。如手太阴肺经属肺络大肠，手阳明大肠经属大肠络肺等。某些经脉除属络特定内脏外，还联系多个脏腑。如足少阴肾经，不但属肾络膀胱，还贯肝，入肺；足厥阴肝经，除属肝络胆外，还挟胃，注肺中等。也有多条经脉同入一脏的情况，如手太阴肺经属肺，足厥阴肝经注肺，足少阴肾经入肺，手少阴心经过肺等。此外，还有经别补正经之不足，如足阳明、足少阳及足太阳经的经别都通过心，这样就构成脏腑之间的多种联系。

（四）经络之间的联系

经络系统各部分之间也存在着密切联系。十二经脉有一定的衔接和流注规律，除了依次首尾相接、如环无端外，还有许多交叉和交会。如手足六条阳经与督脉会于大椎，手少阴经与足厥阴经皆连目系，手足少阳经与手太阳经在目外眦和耳中交会，足少阳经和手少阳经的支脉在面部相合等。在十二经脉之中，表里经、同名经和异名经之间都存在着经脉相互贯通，内部气血相互交流的关系，尤以表里经为突出。十二经脉中，六阴经与六阳经之间存在着阴阳表里相合关系，凡相表里的经脉，内属于脏则络于腑，内属于腑则络于脏；在外者必在上、下肢端相互交接沟通。加上十二经别、十二经的别络从内外加强了表里经之间的联系，使得表里经在不同层次上都能充分沟通，为脏腑表里相合理论奠定了结构基础。十二经脉和奇经八脉之间也是纵横交错、相互联系的。如足厥阴肝经在头顶与督脉和足太阳膀胱经交会于百会穴；足少阳胆经与阳跷脉会于项后；手足太阳经与足阳明经及阴阳跷脉会合于目内眦；足三阴经与阴维脉脉、冲脉均会于任脉；冲脉从气街起与足少阴肾经相并而上行；冲脉与任脉并于胸中，后通于督脉，任、督二脉又通会于十二经等。奇经八脉除与十二经脉多处交叉相连外，其本身也自有联系。如阴维脉、冲脉会于任脉，冲脉与任脉并于胸中，又向后与督脉相通等，都体现出奇经间的关联。再如阳维脉与督脉会于风府穴；冲、任、督三脉同起于胞中，"一源而三歧"等，其联系也是十分密切的。此外，还有无数络脉，其在经脉联系中的作用也是不容忽视的。

二、运输渗灌作用

经脉作为运行气血的主要通道，具有运行气血的作用。各脏腑形体官窍及经脉自身得到经脉的充分濡养，则能发挥各自的生理功能。故《灵枢·本脏》说："经脉者，所以行血气而营阴阳，濡筋骨，利关节者也。"《灵枢·脉度》说："阴脉荣其脏，阳脉荣其腑，如环之无端，莫知其纪，终而复始。其流溢之气，内溉脏腑，外濡腠理。"正是由于经脉的运输渗灌作用，才能使气血内溉脏腑，外濡腠理，而脏腑腠理在气血的不断循环灌注濡养下，生理功能得以正常发挥，则机体强健，自能抵御外邪的侵袭。王小宇等认为，痰作为代谢产物，通过经络由肺转输至大肠，说明经络不仅有运行气血的作用，还具有运输代谢产物的作用。

三、感应传导作用

感应传导是指经络系统具有感应及传导针灸或其他刺激等各种信息的作用。如对经穴刺激引起的感应及传导，通常称为"得气"，即局部有酸、麻、胀的感觉及沿经脉走向传导，就是经络感应传导作用的体现。经络的感应传导作用，是通过运行于经络之中的经气对信息的感受负载作用来实现的。经气是一身之气分布于经络者，具有感受、负载和传递信息的作用（是一身之气中介作用的体现）。通过经气对信息的感受和负载作用，各种治疗刺激可以随经气到达病所，起到调整疾病虚实的作用。故《灵枢·九针十二原》强调："刺之要，气至而有效。"

人的生命活动是一个极其复杂的过程，机体中每时每刻都有许多生命信息发出、交换和传递。这就必须依赖经络系统的感应传导作用，进行生命信息的传递，沟通各部分之间的联系。经络循行分布于人体各脏腑、形体、官窍，通上达下，出表入里，犹如机体的信息传导网络，不但能感受信息，而且能按信息的性质、特点、量度进行传导，分别将信息运载至有关的脏腑、形体、官窍，反应和调节其功能状态。这种信息传导既可以发生在各脏腑、形体、官窍之间，交换、协调人体生命活动的每个进程，又可发生于体表与内脏之间。如果肌表受到外界某种刺激（针刺、推拿等），这些信息就会由经络中的经气感受和负载，沿经络传送至内脏，根据信息性质和强度的不同，而产生或补或泻的作用。内脏功能活动或病理变化的信息，亦可由经络中的经气感受，并沿经脉、络脉、经筋、皮部等传达于体表，反映出不同的症状和体征，这是"有诸内必形诸外"的主要生理基础。

四、调节作用

经络系统通过气沟通联系，实现运输渗灌气血的作用及经气的感受和负载信息的作用，对各脏腑、形体、官窍的功能活动进行调节，使人体复杂的生理功能相互协调，维持阴阳相对平衡的状态。《灵枢·经脉》说："经脉者，所以能决死生，处百病，调虚实，不可不通。"经络的调节作用能使人体功能活动恢复平衡协调。实验证明，针刺有关经脉穴位，可以对脏腑功能产生调整作用，而且在病理情况下尤为明显。如针刺足阳明胃经的足三里穴，可调节胃的蠕动与分泌功能。当胃的功能低下时给予轻刺激，可使胃的收缩加强，胃液浓度增加；当胃处于亢奋状态时给予重刺激，则可引起抑制性效应。又如针刺手厥阴心包经的内关穴，既可使心动加速，在某些情况下，又可抑制心动，故该穴在临床上既可治心动过缓，又可治心动过速。可见，经脉的调节作用可表现出"适应原样效应"，即原来亢奋的，可以通过它的调节使之抑制；原来抑制的，又可通过它的调节而使之兴奋。这是一种良性的双向调节作用，在针灸、推拿等疗法中具有重要意义。

第二章

经络学的经典理论

第一节 经络理论的历史沿革

一、经络理论的起源

经络理论体系的形成经历了漫长的过程。"经络"是最早出现的中医学基本概念之一。现存有关经络的最早文献是长沙马王堆汉墓出土的"帛书"。据《阴阳十一脉灸经》《足臂十一脉灸经》记载，全身经脉循行都在体表，循行区域比较局限，也很少与内脏及其他经脉发生联系，彼时经络理论仅仅是雏形。经络理论的系统化和完整化是在《内经》成书时代，该时期关于经络的记述主要有十二经脉的体内外循行路线及其与脏腑之间的联络关系，十二经脉的病候及主治，十二经别、十二经筋、十二皮部、十五络脉的循行分布及病候，部分奇经的循行分布、病候和功能主治，十二经的标本根结，人体营卫气血在经络内外的运行规律，以及部分腧穴的名称、定位、主治、属经等。除此之外，《内经》中还强调经络腧穴切循、度量、探察、审视等内容。《难经》对《内经》所述的经络理论做了重要补充，强调元气在发挥经络功能方面所起的作用，发展了奇经八脉理论，对八会穴的认识也有进一步提升。晋代的针灸专著《针灸甲乙经》则详细论述了脏腑经络、脉诊理论、针灸方法及禁忌、病因病理、疾病证候及取穴和穴位特性等，其经络内容理论与实践一体，丰富而系统。

二、古代经络理论的发展

《内经》《难经》《针灸甲乙经》之后的历代中医文献不断对经络理论加以补充和完善。如晋代王叔和所著《脉经》认为,脏腑表里经各相交于上、中、下三焦,取其会穴可调治三焦病症;以脉诊和经络相结合的方法详述经脉病候,特别是补充了有关奇经八脉脉象及病候的内容,进一步充实了经络理论。元代滑伯仁著《十四经发挥》,将任、督二脉与十二经相提并论,合称"十四经",对气血在经脉中的循行原理加以新的发挥,并对十四经脉和奇经的循行、分布、病候及十四经的所属腧穴做了较为详细的论述。明代李时珍所著《奇经八脉考》考证了奇经的循行部位和有关腧穴,阐明奇经八脉与十二经脉脉气相通的途径,进一步论述了奇经的作用和病候。此外,明代张介宾所著《类经》,清代王清任所著《医林改错》等均从不同角度丰富了经络理论的内容。

三、近代经络理论的经历

(一)经络理论的停滞

随着鸦片战争的爆发,中国掀起西学东渐的高潮,西学也随之在中国迅速传播和发展,中医学受到很大冲击,原本封闭、独立的发展状态被打破。西药的快速疗效,以及现代医学手术、检查等先进科学技术手段的应用,令许多人对中医的科学性产生怀疑,在各种怀疑和批判声音中,比较有代表性的如民国时期余云岫所作《灵素商兑》。当时有些中医有识之士提出中西汇通之主张,虽然做了一些尝试,但仍未能找到出路,有些人还陷入了废医存药的误区,可见当时学界对中医理论体系已丧失信心。在这样的历史条件之下,经络理论不可避免地陷入停滞。

(二)经络理论的西化

随着现代医学传入规模的进一步扩大,加之从日本针灸译著中接受许多现代医学认识,民国时期的医家开始从神经角度解释经络的结构及其作用机制,还在腧穴定位中增加了神经、肌肉、血管等解剖内容。例如,日本学者所著《经穴篡要》和《解体针要》中,均将西方医学的神经解剖学引入针灸学,从而涌现出一大批运用自主神经理论和神经节刺激等研究方法探寻经络作用机制的学者。这种观点至今仍对针灸临床有影响力。自民国时期以后,针灸腧穴定位除了骨度分寸等内容之外，增加了现代医学局部解剖中有关肌肉、神经、血管的内容。著名针灸医家承淡安在其著作《中国针灸治疗学》中云："前人所著穴道，大都不详，穴道内容，更无记载。本书用科学方法整理之，每穴必注明解剖。"直到现今，中医高等院校所用统编教材依旧沿袭着这样的定位方法。

四、现代经络理论的研究状况

近几十年，由于相继发现经络敏感人及针刺麻醉等研究和临床成果，学者们开始研究经络感传问题，企图揭示经络的实质。学者们利用各种研究手段，从文献学、形态学、生理学、胚胎学、物理学等各个方面着手，提出多种探索性理论，如周围神经相关说、结缔组织相关说、特殊结构说、经络-皮层-内脏相关说、第三平衡系统论、神经体液相关说、经络实质二重反射说、细胞间信息传递说、经络生物全息论等关于经络实质的假说。有人从生物控制论的观点出发，认为经络与血管、淋巴系统相关，是人体的综合信息系统；有人根据经络分布和穴位疗效，探讨其与周围神经系统的关系，提出经络与神经、体液调节功能相关的假设；有人认为经络是中枢神经系统内特殊功能对人体局部的投射，由此解释针刺一个穴位引起一条感应通路的原因，提出类传导假设；也有人根据生物电现象提出经络的实质是人体内电通路的看法。但迄今为止，此类研究还不能从形态学上对经络的实质结构加以证实。

第二节　经络理论核心名词阐释

一、经络

《说文解字》曰"经，织也""络，絮也"。《灵枢·脉度》曰："经脉为里，支而横者为络，络之别者为孙。"从《灵枢》的描述可以看出，"经"和"络"运用于人体时，是在形容人体经脉的走向，不同形态的路径在功能上也是不同的：粗大的、纵行的、深层的、气血运行量多的是经；短的、细小的、横行的、运行层次较浅的是络。

二、五体

五体者,皮、脉、肉、筋、骨也。《灵枢·经脉》曰:"人始生,先成精,精成而脑髓生,骨为干,脉为营,筋为刚,肉为墙,皮肤坚而毛发长,谷入于胃,脉道以通,血气乃行。"五体是构成人体十二经脉的基本组织,具有特定的形态。这些基本组织及其所构成的特定的缝隙结构与脏腑、气血津液的运行之间存在着密切而广泛的联系。我们从古代经典文献的角度对五体的含义进行如下解释和界定。

(一)皮

皮即皮肤,覆盖于人体表面,上有许多汗孔。皮肤具有防御外邪、调节人体津液代谢与体温及一定的辅助呼吸的作用。皮肤表面满布沟嵴,隆起的称为"皮嵴",凹下的称为"皮沟",在人体关节附近则构成"皮纹"。

(二)脉

五体中的脉,专指血脉、血管,为血液运行的通道,又称"脉管""脉道"。《灵枢·经脉》记载"谷入于胃,脉道以通,血气乃行"中的"脉道"即指此。血脉在周身密布,构成血液循环网,营血运行其中,昼夜行五十营,为全身生理活动提供能量、营养,同时也是运输身体代谢废物的重要渠道。我们此处所探讨的"脉"的含义,主要指现代医学的血管和淋巴管。

(三)肉

肉即肌肉,也称"分肉"。此处所论述的"肉"特指现代医学所称的肌肉组织,色红而有弹性,不包括脂肪、浅筋膜等部分。肌肉居于皮下,附着于骨骼关节。肉束和肉束之间的缝隙是经脉气血流经输注的部位。肌肉具有保护内脏不受外邪、外力侵扰的作用,即所谓"肉为墙"。同时,肌肉具有运动收缩功能,亦可推动其中经气的运行,故《三国志·魏书·华佗传》中记载华佗语"人体欲得劳动……动摇则谷气得消,血脉流通,病不得生"。

(四)筋

《说文解字》对"筋"的释义为"肉之力也"。筋的含义非常广泛,主要指结缔组织的成分,包括筋膜、肌腱、韧带,还包括皮下组织、脂肪组织、关节囊、关节软骨及神经纤维的成分。筋的功能主要是连接和约束骨节、主持运动、保护内脏等,在经络结构中筋起到支撑、分隔的作用,所谓"筋为刚"。

（五）骨

骨即骨骼，指人或动物身体中坚硬的组织部分。汉字中凡有"骨"的字都与人或动物的骨骼有关，如骷、骼、髀、髓等。骨构成人体支架，并赋予人体基本形态，具有保护、支持和运动的作用。《素问·阴阳应象大论》曰："肾生骨髓。"《素问·痿论》曰："肾主身之骨髓。"肾主骨生髓的生理功能，实际上是肾精及肾气促进机体生长发育功能的具体体现。肾藏精，精生髓，髓居于骨中称"骨髓"，骨的生长发育有赖于骨髓的充盈及其所提供的营养。骨在经络结构中同样具有支撑、支干的作用，所谓"骨为干"之意。

三、节

《灵枢·九针十二原》曰："节之交，三百六十五会……所言节者，神气之所游行出入也，非皮肉筋骨也。"这里"节"的概念，是指经络气血所汇聚、输注的部位，恰好就是腧穴所在的位置。从结构上看，节分为很多种类，包括皮节、脉节、肉节、筋节、骨节，即所谓身体皮、脉、肉、筋、骨等基本组织在结构上的连接所形成的特殊形态，如在皮肤纹理、肌肉与肌腱移形处、骨与骨的交接处、脉的变形部位等。临床病例观察可见，腧穴所在之处多是节之所在，在这些部位切、取、循、摸而得的腧穴往往可以取得较好的针感，从而获得良好的疗效。

四、膜和膜原

膜，古与"募""幕"相通，是指皮与肉之间的薄衣状组织。但三者的本义有所不同。膜者，肉也，指皮与肉之间的组织；幕有阻隔、覆盖的含义；募有招募、结聚的含义。从字义上看，可以认为"膜"综合了这三个字的本义，泛指体内具有分隔、覆盖、聚集、联络功能的，居于皮肉之间的筋膜组织。

膜原，又称"募原"，称始于《内经》。《素问·疟论》载："其间日发者，由邪气内薄于五脏，横连募原也。其道远，其气深，其行迟，不能与卫气俱行，不得皆出，故间日乃作也。"《素问·举痛论》曰："寒气客于肠胃之间，膜原之下，血不得散，小络急引故痛，按之则血气散，故按之痛止。"《灵枢·岁露论》云："其内搏于五脏，横连募原，其道远，其气深，其行迟，不能日作，故次日乃稽积而作焉。"《灵枢·百病始生》曰："是故虚邪之中人也……留而不去，传舍于肠胃之外、募原之间，留著于脉，稽留而不去，息而成积。"

根据膜原（募原）在经络结构中的部位和功能，结合诸注家的释义，可以将其界定为狭义和广义两种。

（一）狭义膜原

狭义的膜原是一个部位的概念，其所在位置大致居于胸腹之内、脏器之间，正当膈下脘上，主要是指腹腔内分隔脏器的系膜，包括横膈膜、脏器之间的系膜、韧带和网膜等结构。六腑之一的"三焦"即包含于其中。

（二）广义膜原

广义膜原指由膜性组织（筋膜、脂膜）所连接而成的腔隙结构，不仅包括躯干内、脏腑间的膜性联系结构，还包括肢体、腠理、官窍之间存在的大量膜状结构。这种结构联系着机体内外所有的缝隙，分布广泛且纵横交错、内外相接，形成了一个有机整体，是经络结构形成的重要物质基础。

五、膏肓

《说文解字》曰"膏，肥也""肓，心下膈上"。《左传·成公十年》曰："疾不可为也！在肓之上，膏之下。攻之不可，达之不及，药不至焉，不可为也。"根据古籍记载，膏肓应有两层含义。一是指部位，即心脏和横膈膜之间，膏指心下，肓则是指横膈膜处；此处部位既深又非常重要，所谓"病入膏肓"的"膏肓"即指此处。二是指前述部位所具有的有形物质，即膏脂；此膏脂由五谷精微所化，为心火提供能量，亦可在心火作用下气化蒸发而随脏腑之间的经络缝隙灌渗，外输膀胱经，此功能在临床应于膏肓穴。

六、六经和六气

（一）六经

六经，即太阳经、阳明经、少阳经、太阴经、少阴经、厥阴经的合称。《素问·阴阳应象大论》曰："六经为川，肠胃为海。"《灵枢·百病始生》曰："六经不通，四肢则肢节痛，腰脊乃强。"其中"六经"皆是指此。

（二）六气

六气，即风、热、湿、火、燥、寒。《素问·天元纪大论》曰："厥阴之上，风气主之；少阴之上，热气主之；太阴之上，湿气主之；少阳之上，相火主之；阳明之上，燥气主之；太阳之上，寒气主之。"此述指出六经与六气相感，厥阴经承受自然界风气的作用，并使人体与之相适应；少阴经承受自然界热气的作用，并使人体与之相适应；太阴经承受自然界湿气的作用，并使人体与之相适应；少阳经承受自然界火气的作用，并使人体与之相适应；阳明经承受自然界燥气的作用，并使人体与之相适应；太阳经承受自然界寒气的作用，并使人体与之相适应。

人体通过经络系统的六经调节相应脏腑气化的状态，以适应自然界六气的变化。如果六气太过或不及，超过了六经的调节与平衡限度，人体不能适应，就会发生疾病，轻则经脉病，重则累及相应脏腑发病。

六气还代表着六经的各自禀性。有些病因属于内生之邪，虽然人体没有感受外界六气的侵扰，但在疾病发生、发展过程中也会体现出与自然界六气相类似的性状，这些都和六经各自禀性有关。六经各自对应的六气禀性，同样遵循上文《素问·天元纪大论》的总结。可见中医的"天人相应"理论有具体的现实基础。或曰，三阴三阳外化为天之六气则为风、寒、暑（热）、湿、燥、火，外化为人之经脉则为六经，外化为脏腑则为六脏（五脏加心包）、六腑。这六气、六经、六脏、六腑都在某些方面符合三阴三阳的运动变化规律，相互之间存在着相感、相通、相因的联系。

七、开、阖、枢

三阴与三阳之中有开、阖、枢的不同。《素问·阴阳离合论》曰："太阳为开，阳明为阖，少阳为枢。"此述是指太阳主阳气发于外，为三阳之表；阳明主阳气蓄于内，为三阳之里；少阳主阳气在半表半里，可出可入，如枢机。其又云："太阴为开，厥阴为阖，少阴为枢。"此述是指太阴主开，居阴分之表；厥阴主阖，居阴分之里；少阴主枢，居阴分之中。六经的开、阖、枢理论揭示了在有形的经络、脏腑之中还存在着无形的营卫气血的气化过程。

古人不仅运用三阴三阳理论来概括世间万物运行、发展、衰退的变化规律，也用其来说明人体脏腑经络的气化特点。在以五脏、六腑为核心，以经络的三阴三阳气血运行为表现形式的人体生命过程中，三阴三阳理论还对脏腑、经络、组织、器官的部位、功能及相互联系进行了高度总结，具体内容是以六经与六气、五脏、六腑相联系，以其在阴阳变化中浅深、升降、出入、大小、强弱的变化来概括各自的功能特点，以开、阖、枢的气机运行形式表明人体各组成部分之间的相互关系。

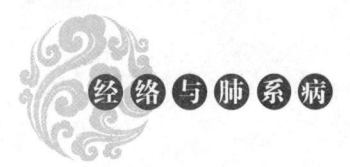

开、阖、枢理论具有很重要的价值，不仅可以帮助我们进一步理解经络医学对于人体基础结构的阐述，而且可以指导我们运用六经气化理论来理解人体生理、病理规律，进而指导中医临床各科的具体诊疗活动。

第三节 经络气化

经络通道中有丰富的物质流动，这是古人阐释经络概念的重要观点，也是经络功能产生的基础，因此，若单纯从解剖学角度认识经络，则绝不可能认识到经络实质的全部内容。概要而言，"经络"概念至少包含解剖、生理、病理等几个方面的内容。

经络的生理病理活动属于中医学"经络气化"的范畴。经络气化是中医学理论的一个重要概念，是指人体生理病理过程中，在阳气的推动下，体内各种精微物质在经络系统内所进行的转化运动。分而言之，"气化"即阳气与阴精之间相互作用的变化过程；而"经络"则表明了气化运动所依托的场所和途径。

由于经络在结构上"内属于脏腑，外络于肢节"，与五脏、六腑、五官、九窍及皮、脉、肉、筋、骨等人体组织结构紧密关联；在生理上，承担着"行血气而营阴阳""内溉五脏，外濡腠理"的功能，构成人体的气血津液等精微物质的输布及代谢产物的排泄等均在经络系统中完成。所以经络气化涉及人体之脏腑器官、内外组织、气血津液等全部内容。此外，经络气化还与外界环境存在着感应和互动。

一、经络气化的基本内容

经络气化是指在经络系统中发生的阳气与阴精的转化运动，或者说是在经络系统中发生的所有的物质与功能运动，包括津血等营养物质的输布、代谢废物的排泄、阳气的鼓动，以及阴阳的转化消长、对生命活动的各种反馈调节等。作为整个人体生命活动的重要组成部分，经络系统的气化运动是与脏腑的功能活动相承续、相协同的。经络与脏腑在结构和功能上的有机结合，一方面保证了整个人体（内而脏腑，外而皮肉）能够保持正常的生命活动，另一方面也为医生提供了相对稳定的、便利的、特异性的诊治途径。

经络气化的基本内容,即经络的基本生理,可以看作是脏腑生理在经络系统的延续和补充。具体而言在于两个方面,一是经络与脏腑气化相承续;二是经络与脏腑的分工和协同。

(一) 经络与脏腑相承

1. 气化相承

传统的比喻是将脏腑比作城市,将经络比作公路,认为脏腑从事生产,而经络负责运输。但是随着认识的深入及观念的变化,这种比喻已经不够恰当了。在新的物流观念下,所谓路网系统得到进一步的认识,管理和运营人员发现,路网系统不仅仅是运输的道路,它同时具有节点汇聚、分拣分流、节奏控制、二次整合乃至拆分包装,以及重要的信息反馈、流量调节等功能。传统观念对于经络系统(路网系统)的功能理解过于简单,忽视了它主动参与脏腑气化的功能作用。

五脏六腑各有所主,也各有所偏,无论其育精还是化气,必须依托经络系统才能有效地调和运营,然后布及周身。如命门化生元气,元气进一步参与全身的生命活动,而各经皆有元气,元气何来何往?命门和其他脏腑的互动,包括元气的聚散往来,显然不是在脏腑中完成的。各个脏腑之间,乃至全身各组织间,皆由经络关联,此经络系统不仅是联络通道,而且是不同气化运动调和加工的场所,所谓"经络气化和脏腑气化相承"。

在病理方面,人体受邪主要来自两个方面,一者来自外界感应,一者来自内生邪气。外感邪气先中皮毛经络,在其中驻留变化,进而内伤脏腑;内生邪气不但直中脏腑,而且外化伤及机体皮、脉、肉、筋、骨和其他脏腑器官。在病理变化过程中,经络系统不仅是邪气的通路,而且是邪气变化的场所,同时也是邪气与正气交争缠斗的场所。所以,无论外感、内生的异常之气,皆可由经络气化进行化解和调节。

2. 禀性相同

所谓厥阴者,手足厥阴经也,同时也指厥阴本经所关之肝与心包。余者同理。此六气禀性,乃是"脏腑-经络"一体之禀性,本经、本脏(腑)特性相同。所谓特性相同,即本经、本脏无论其生理上的运营,还是病理的外感内伤与自主调节,抑或气化特点是相同的。如肝脏为风气主之,肝脏本经足厥阴经的气化特点同样是风气主之。

再如太阴主湿。于脏腑论,指脾与肺主水湿运化;于经络论,则指手足太阴

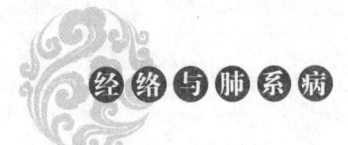

经络主水湿运化。脏腑和经络气化相承，本经、本脏气化禀性相同，二者是不可分割的。所以痰湿肿满及湿疹等病，不但可以内服汤药从脾肺论治，而且可以施以针灸从手足太阴经治疗。

（二）经络与脏腑气化分工

虽然脏腑与经络一体，二者气化相承，禀性相同，但脏腑与经络毕竟结构、位置不同，生理病理过程有所区别。脏腑与经络能够有机结合，互为补充，互相协调，恰恰在于二者各有所长，能够协调分工。

1. 经络与脏腑的气化区别

从位置来看，脏腑处于体腔之内，环境较单一；经络则内通脏腑而外络肢节，行于分肉之间，过关节而达肢端，其环境变化多样。从结构来看，脏腑结构基本独成一体，卓然分明；经络则依势成形，所谓缝隙渠道之结构，皆因周围的地理形势造就，深浅、宽窄、曲直多样，而且随着机体的生理病理变化，其结构也会发生改变。

经络与脏腑的气化区别基于二者在位置、结构上的区别。简言之，脏腑的生成功能显著，而经络的调节分布功能显著。因为经络的结构多样多变，有沟、渠、池、海、溪、谷之不同，因此能够随势而变，对其中的气血等物质及其运动进行缓急、增减、出入、补泻、聚散、分别等调节。各经特定腧穴如五输穴、交会穴等，便是经脉在不同位置和不同结构处特殊气化功能的体现，这些气化功能是脏腑所不具备或功能较弱的。

2. 经络与脏腑的气化分工

中医界有重脏腑而轻经络的思想，但从《内经》《伤寒杂病论》等经典中可知中医根基乃是"脏腑－经络"整体论。对于脏腑和经络的气化分别，总结而言是"五脏育精而主命，经络灌渗而主生"。

命者，先天受之于父母，后天保养其所成，乃传之于后代，其物质基础曰"精"；精者，化生于脏腑。这意味着保养性命，其物质的化生来自脏腑，这个工作是由脏腑完成的。

生者，进也，像草木生出土上，意味着人体生长、发育、衰老等变化，以及人体与自然感应、功能调节等动态，这个工作是由经络完成的。

3. 脏腑－经络的反馈与协调

经络不仅是脏腑的结构和功能外延，而且是脏腑的触觉外延。脏腑通过经络感应外界变化，可知天气冷暖燥湿，据此调节阴阳生化。

同时，经络作为脏腑的结构和功能外延，尤其作为渠道的特性，其压力变化、节奏变化等势必给脏腑以反馈。脏腑功能的亢盛和不足直接作用于经络，而经络将相应信息反馈给脏腑，不但警觉脏腑作出应对，经络亦参与其调节。

因此，无论与自然感应，还是内部协调，脏腑与经络二者之间存在丰富的信息往来。

二、经络气化的临床意义

经络医学强调回归"脏腑－经络"一体化的医学观念，不仅在基础理论的研讨中，而且在具体临床的应用上。在中医学发展的几千年中，因为受多种文化习俗的影响，经络气化被忽视，医生在临床诊断和治疗中，其思路和诊治方法大多局限于脏腑辨证。实则经络气化在疾病的诊断和治疗中有非常显著的价值，它不仅能够有效地诊断病证、判定预后，而且是非常实用和高效的治疗方法。

（一）用于诊断

1. 经络反应与其他证候同步

无论何种疾病，包括外感、内伤、外伤，在损伤人体的五脏六腑、九窍肢骸的同时，必然伤及或影响经络。经脉的经气逆乱超出其调节限度，即可出现疾病状态。可以说，凡是疾病，必然有经络参与其中。《灵枢·经脉》记载的各经"是动则病"即概括性地记述了经脉异常与临床病候之间的联系，并提出"脉之卒然动者，皆邪气居之，留于本末，不动则热，不坚则陷且空，不与众同，是以知其何脉之动也"。

所以经络医学强调在临床诊断和治疗疾病时，医生应当有意识地、更全面地诊察患者的经络状态。多年临床实践证实，患者的疾病必在特定经脉上存在显著的病症反应。医生在临床上将常规四诊和经络诊察的方法结合应用，可以准确地判定疾病在"脏腑－经络"的哪个层次，以及是哪条经脉、哪个脏腑、哪种性质的病理异常，为选经配穴和处方开药打好基础。

2. 经络的滞后与超前

临床所见的一般病患，经络异常和其他证候表现是基本同步的。但也存在一种情况，当疾病出现时，患者的经络并没有变化，而是经过一段时间后才出现异常。何种人群容易出现经络滞后的现象呢？一般是经络状态比较脆弱、经络反应比较迟钝的群体，如年老、体弱的患者。如果去养老院或慢性病医院诊察患者经络，这种情形出现的比例可能会高一些。

此外，还有一种情况是经络异常提前出现。医生做经络诊察时发现比较显著的异常，而患者并没有相应的其他证候，或者其他证候很轻微，没有引起重视。这在疾病预防和早期治疗中有极高价值。这种情况在身体比较好的人群（如运动员、军人等）中容易发生。

（二）用于治疗

经络气化是脏腑气化的承续和补充，二者之间紧密关联，互相呼应协调。因此，通过针灸、推拿等手段对经络气化进行调整，不但能够调节经络系统内的物质运动，而且能够对相应的脏腑产生显著的调节作用，包括补泻、升降、出入、敛散、通涩等方法，在经络系统中都能得到较好应用。

概要而言，经络气化在治疗上的应用可以从两个层次进行。①利用脏腑与经络（本脏、本经）的气化禀性，通过对经脉的治疗，调整脏腑与经络的气血阴阳。此即"选经"。如太阴主湿，所以选足太阴脾经和脾脏治疗水湿肿满的病证。无论针灸、推拿还是方药，在归经与归脏（腑）的选择上是相同的。②利用经脉上的特定腧穴，对气血阴阳做特定的治疗。如五输穴、背俞穴、交会穴等，它们各有特点，有的善于疏通，有的善于补益，有的善于清泻，有的善于沟通。

三、经络的疲劳和紊乱

经络的疲劳和紊乱是指患者的经络异常与其临床证候及所涉及脏腑的异常不衔接，不相对应。怎样判断患者是否属于经络疲劳或紊乱呢？一般经络疲劳或紊乱的患者都存在如下几个特点：第一，患者大多有久治不愈甚至治疗后病情越来越重的经历；第二，治疗时针感失常或数刺乃知，或刺之而气不至，或针刺后症状不减反而加重；第三，患者正气虚，对疾病的易感性很强，如反复感冒；第四，虽然患者有疾病症状，但经络诊察过程中未发现任何异常经络，或出现的经络异常与其症状不相符。

（一）经络疲劳和紊乱的原因

我们把多种因素引起的经络气血过度耗伤及经络功能减弱，称为"经络疲劳"现象。此种状态下的经络必先有自身的休息与恢复，才能发挥对其他系统的调整作用。如果医生在临床中不能意识到经络疲劳的问题，仍然对患者做更多更重的刺激，那么在经络疲劳的基础上还会引起经络系统的功能紊乱。

经络疲劳和紊乱的原因，可分为外源性和内源性两类。外源性的原因，常见的有过于频繁或强烈的针灸、推拿、刮痧刺激等，长期服用某些药物（如激素类药物），以及经常服用止痛药、抗抑郁药，或吸毒等。内源性的原因，一般由患者自身经络障碍所致，不知保养是最主要的原因。

（二）调整经络疲劳和紊乱的方法

认识经络的疲劳现象，有利于防止"变证"和"坏病"的出现，同时有利于提高临床疗效。如果经络系统已经显现疲劳，则不要急于治疗本病，应首先调整经络自身的状态，再缓而以图其本病。如《灵枢·刺节真邪》所云："故行水者，必待天温冰释冻解，而水可行，地可穿也。"经络的功能正常后，再用微针调其血气，则其势如高屋建瓴，疗效必然提高。针刺间隔时间的长短，应以经络功能状态为依据。功能状态良好，间隔的时间可以缩短，若经络已经处于疲劳状态，间隔时间则应延长，以使其恢复到最佳的功能状态。经络系统恢复后，再察患者经络，医者一般能发现其异常变化与症状相互对应，且针刺时也能出现针感了。

经络疲劳就要温养经络，可取四关、气海、神阙、关元、足三里、三阴交等穴，但不必每穴必选，而是按个体情况取穴。如果患者体内尚无热象、热毒，无实证，则可灸关元（或气海）、足三里。如女性患者有经络疲劳现象，可选四关配关元；男性患者可选四关配气海。

第三章

经络诊察方法

经络诊察属于中医学的物理诊断方法。在《内经》中就有关于经络诊察的记载，如《灵枢·刺节真邪》言"用针者，必先察其经络之实虚，切而循之，按而弹之，视其应动者，乃后取之而下之"，意思是针灸医生进行针刺之前必须先诊察经络的虚实。医者用手触摸经络（切），循推经络循行的缝隙，按压和弹拨分肉之间，通过指下的感觉察看经络有无异常变化，判断是否有异常的经络。通过经络诊察获取信息后，再加以分析处理，方可进行辨经、选经、选穴的治疗环节。《灵枢·根结》言"必审五脏变化之病，五脉之应，经络之实虚，皮之柔粗，而后取之也"，这也是在强调进行治疗之前必须先审视、切候脉动，循推和按压经络，了解经络之虚实和异常变化。《内经》中还在具体疾病的治疗条文中指出，治疗前要重视经络诊察，如治疗痹证，《灵枢·周痹》言"故刺痹者，必先切循其下之六经"。经络诊察的具体操作方法在《内经》中就已提出，《灵枢·经水》曰"审、切、循、扪、按，视其寒温盛衰而调之，是谓因适而为之真也"。因此可以将经络诊察的方法归纳为5种，即审、切、扪、按、循。实际上这五种方法在中医的四诊（望、闻、问、切）中均有涉及，而经络诊察与之最大的区别在于经络诊察主要是从经络的角度来进行的。

5种诊察方法简要总结如下。①审（视），即审视体表皮肤的色泽、脉络的异常。②切（候），即切触体表脉动部位的异常变化。③扪（抚），即医者以手掌鱼际处扪抚患者的额头、胸腹及后背、腰部等，以了解该部位的润泽、枯燥、寒热等。根据诊察所见，有异常的经络称为"异常经络"。④按（压），即医者用拇指或食指、中指按压腹部任脉、背俞穴、募穴、头部腧穴等，以了解深部肌肉、筋骨缝隙中的经络异常及患者的感觉。⑤循推，即医者用拇指指尖沿经脉向心方向循推经络所存在的缝隙，通常是从指（趾）端至手（足）本节、腕（踝）、小臂（小腿），抵肘（膝），以了解肌肉缝隙中经络的异常变化。

一、审（视）

审，即中医内科的望诊，也作"视诊"或"审视"。但在这里主要强调观察与经络有关的部位，其中最主要的是观察、比较体表的络脉及其颜色有无异常。临床经常审视的内容有以下几项。

（一）审视络脉

1. 审视浮络

络脉，是指从经脉横行别出位置较浅的分支，《灵枢·脉度》曰"经脉为里，支而横者为络"。在全身络脉中，浮行于浅表部位的称为"浮络"，即体表的浅表静脉。审视络脉就是依靠医者的眼睛来观察患者浅表静脉的变化，察看浅表静脉的形状、凸陷和色泽的改变，以判断病变的性质。如《灵枢·经脉》曰："凡诊络脉，脉色青则寒且痛，赤则有热。"

通常在临床上要审视体表多个部位的络脉，如鱼际、耳郭、肘膝关节周围、小儿指纹等。《灵枢·经脉》记载："胃中寒，手鱼之络多青矣；胃中有热，鱼际络赤；其暴黑者，留久痹也；其有赤、有黑、有青者，寒热气也；其青短者，少气也。"

在一些特殊的病理状态下，如扭伤或某些内脏损伤后，会在相关的经络上出现异常的浅表静脉。这种异常浅表静脉与周围正常静脉有非常明显的区别，也与曲张的静脉表现不同。异常静脉一般为非常细小的浮络，色泽暗紫，充盈，走行奇特（通常不规则），常分为短小的两段，位于病变部位或者与疾病相关的络脉上，大多在关节周围（如肘窝、腘窝）和额角脉络处。

2. 审视舌下络脉

舌下络脉是指舌下纵行的两根主静脉。正常情况下舌下静脉应是淡紫色，呈半充盈状态，基本不见分支，更不见周围毛细血管；但在疾病状态下，舌下静脉的色泽和充盈度会发生改变。通过舌下的经络有心经、心包经、脾经和肾经，因此舌下静脉可以反映心、心包、脾和肾的功能状态。如果此处出现异常，就表示心、心包、脾或肾的功能状态异常。

舌下静脉异常通常有如下两种情况。

第一，当舌下静脉呈现深紫色，且过度充盈，可提示心包经有郁热，或心经有火毒，或胃中有热。患者可见烦躁（躁动）、恶心、呕吐、胸痛、胸闷等症状。

第二，当舌下静脉色浅淡或呈现暗蓝，充盈度较差，出现干瘪，则提示脾肾亏虚。

（二）审视皮肤

审视皮肤，即审视经络循行部位的皮肤是否有瘀斑、瘀点、丘疹、皮疹、脱屑、色泽异常等表现。如脐部色泽苍白、塌陷，可能是贫血。有些疾病在发病时，患者体表相关病位会出现皮疹，包括丘疹、皮下出血点或瘾疹等。如哮喘，常在背部肺俞或风门处有异常色泽、皮疹等变化；有些胃病在膈俞、胃俞、脾俞有色泽、皮疹等异常变化；妇科病或痔疮，在腰骶部八髎处有色泽、皮疹等变化。

有些皮肤上的痈疽疮疖，也可以根据其发生部位，确定病变所属的脏腑、经络。正如明代申斗垣在《外科启玄》中所说："如有疮疡，可以即知经络所属脏腑也。"

二、切（候）

切，即切脉；候，即等待。切候诊法，通常简称"切诊"，是指切压全身体表经络脉动之处，等待一段时间，以了解经络的虚实状态，判断经络正常与否。

在先秦时期，医者要对患者体表许多脉动处进行切候，然而由于后世封建礼教的影响，不再允许医者对患者的全身进行诊察，只能切寸口脉。特别是在晋代王叔和完成《脉经》之后，后世医家就更加强调《内经》中的寸口，而独候寸口脉。切候寸口脉固然重要，也很方便，但后世逐渐演变成只切寸口脉，对全身其他脉动之处不再进行诊察。

在经络诊察中强调的是切十二经体表脉动之处。脉动处通常是与心脏有直接联系的血管，由于脉动处存在于身体各个部位，与心脏距离各不相同，其所在部位的结构不同，所以各自所反映的病况也不同。以下是临床常用的10个脉动处。

（一）额角脉动

额角脉动，即颞浅动脉额支，在额颞缝部。切候额角动脉"以候头气"，可以了解头部气血的供应情况，或气血旺盛、亢进，或气血不足。额角脉动处相当于头维、颔厌、悬颅、悬厘的部位，近少阳经的循行路线，同时这里也有阳明经和太阳经经过。额角脉动表现为亢进、有力、洪大、弦硬，则为实证，说明少阳气升有余、少阳火气上亢或肝阳上亢，临床常见于高血压、颅压高等；相反，若额角脉动较沉细弱，则为虚证，表示气虚，常见于颅压低、脑供血不足、低血压、低血糖等。昏厥、眩晕、偏头痛、面神经麻痹、三叉神经痛等患者，可以通过切候额角脉动以判断虚实。

（二）耳前脉动

耳前脉动，即颞浅动脉，位于下关前少许，在颧骨缝中后部。耳前脉动"以候面气"，即可以了解面部的气血供应状况。耳前脉动为手少阳三焦经脉气所行之处，对面神经麻痹、面部痉挛、三叉神经痛有诊断价值，而部分眼病与面颊病变也可以察此动脉。如耳前脉动有力洪大，表示面部气血旺盛，甚至可能壅阻，提示少阳经气旺盛或有余；如耳前脉动沉细弱，说明气血供应不足，少阳经气虚衰；如果耳前脉动患侧大于健侧，属于实证，反之则为虚证。

（三）颊部脉动

颊部脉动，即面动脉，位于下颌角前方大迎穴处。颊部脉动"以候齿气"，即可以了解口腔和牙齿的气血供应状况。

（四）人迎脉

人迎脉，即颈动脉，位于喉结旁，以候胃气。人迎脉为足阳明胃经脉气所行之处，胃气是后天之本，通过切人迎脉可以了解胃气的状况，也可以了解脑部的血液供应状况。

在临床上，切人迎脉动还可以判断人的生命是否能延续，为判断生死的一个重要窗口。此处脉的搏动幅度虽浅，但轻按仍有力，说明有根，胃气不绝，则患者尚可维系些许时日；若人迎脉动塌陷，搏动虚弱，轻按即无，说明无根，胃气已绝，则患者处于危险状态，极有可能出现昏迷，乃至死亡。这就是中医所说的"有胃气则生，无胃气则死"。人迎脉动处按压要轻，不要压得太深，过度按压会影响心脏的搏动节律。

（五）寸口脉

寸口脉，即桡动脉，位于桡骨头内侧。寸口脉为手太阴肺经脉气所行之处，因手太阴主一身之气，故寸口脉能反映全身的基本状况。

（六）腹部脉动

腹部脉动，即腹主动脉的搏动。腹主动脉位于腹的深部。部分形体消瘦者，可触及腹部脉动，其搏动较为柔和、平缓，此为正常。但一般人如果不是特别消瘦，腹部脉动是无法触及的，只有当腹部脉动的搏动受阻或受到周围器官异常挤压时才能浮现出来而被触及。

如果在脐左侧切候到腹部脉动，即左侧肓俞至天枢处出现搏动异常，搏动强烈，甚至有抵抗感，坚硬，一般反映肝胆异常。此外，女性的子宫、卵巢病变，也可在腹部左侧切候到异常搏动。如果在脐右侧切候到腹部脉动，即右侧肓俞至天枢处出现异常搏动，同时感到腹下面有坚硬感、硬结状，往往提示肺或大肠有问题。如果在脐上切候到腹部脉动，即水分至下脘处出现异常搏动，一般是脾胃的问题；脐上巨阙的动脉搏动则反映心的问题。如果在脐下切到腹部脉动，多为肾和膀胱的问题。

（七）冲门脉

冲门脉，即髂外动脉，位于腹股沟外侧。冲门脉是足太阴脾经脉气所行之处，切此可以了解脾经的气血状况。根据其所处位置，亦可以了解小腹、盆腔的气血供应状况。

（八）太溪脉

太溪脉，即胫后动脉，位于足内踝后方。太溪脉是足少阴肾经脉气所行之处，切此可以了解肾气是否旺盛。如太溪脉沉细或沉细弱，说明肾气虚弱。肾气虚的高血压患者或肾虚牙痛者往往表现太溪脉虚象。久病、重病后，切太溪脉可以了解脏气的强弱。如重病、年老久病而太溪脉软弱无力，肉陷无弹力，说明体质太弱，病情难愈。

（九）冲阳脉

冲阳脉，又称"趺阳脉"，即足背胫前动脉，位于足背处。冲阳脉是足阳明胃经脉气所行之处，切此可以了解胃气的盛衰。若冲阳脉不衰，说明胃气犹存，病虽重而生机未绝；若冲阳脉绝而不至，则胃气衰竭，乃为险候。

（十）太冲脉动

太冲脉动，即第一跖背动脉，在肝经太冲穴处，位于足背侧第一跖骨间隙的后方凹陷处，以候肝之疾。

三、扪（抚）

扪，也作"抚"，即医者用手掌（多为鱼际处）触贴患者的皮肤，以了解该部位及其深部的寒热、润燥状态。

（一）施用部位

扪法多在较为平坦或肌肉较为丰富的部位施用，包括额部、前胸部、胃脘部、腹部、背部。如胃脘部的巨阙、中脘、神阙，下腹部的气海、关元、中极，背部的肺俞、膏肓俞、脾俞、肾俞、八髎等部位。

（二）操作要求

施用扪法诊察时，医者的手掌要按住所诊察部位并保持一定时间，以体会手下的感觉是越来越冷，还是越来越热。或医者的手掌贴近患者的肌肤，以了解肌肤的润泽或干枯。

（三）诊断价值

扪法是通过医者手的感觉感知患者身体局部的温度、润泽度及皮肤弹性的变化来了解相关部位、脏腑、器官的寒热实虚，以判断疾病的性质及预后。

老年人及身体较虚弱者，气海部多有发凉感，说明此处气血运行较差。

扪背俞穴，以了解相应脏腑的虚实、寒热。如胃仓部位寒凉，多为胃寒；女性次髎部位的寒凉感结合小腹扪法，可以判断胞宫虚寒。

扪法可以诊察肌肤的润燥以候润枯，患者有汗或无汗，以及津液的损伤程度。

四、按（压）

按，也作"压"或"按压"，是根据部位用拇指或食、中、无名指按压、弹拨患者经络缝隙深层的肌肉、血管、肌腱、韧带、骨膜等部位（主要是肘、膝、腘、股、项等部位），了解其柔软、硬结、松弛、僵、短、缓、紧的状态，以判断各经的变化。

（一）施用部位

从广义上讲，腧穴都可以采用按法来了解穴下的情况。但按法主要施用在经络循行肌肉较丰满的部位，如胃脘、少腹、小腹等经络的循行线上。通过按压的弹性感知指下有无异常。如胃部有疾病时，要仔细按压胃脘部，察上脘、中脘、建里或下脘等部位，指下感觉有阻力，比较硬，或者特别松软，与周围组织的感觉不同，皆提示存在异常。

有些部位在循推时可以兼用按压法，如诊察督脉时循推和按压并用。

（二）操作要求

按法主要是感受按压部位的异常感觉或异物，异物的大小、质地、形状等。因此，按压操作要求缓缓用力，慢慢向下压，要有一定深度，静心体会指下的感觉。

（三）诊断意义

腹部是按法运用的重要部位。

1. 按压脐旁左侧

按压脐旁左侧，以候肝、胆，包括足厥阴肝经和足少阳胆经。如果在腹直肌的外侧缝隙按到结节、结络、结块等，皆反映这两条经脉异常。

2. 按压脐旁右侧

按压脐旁右侧，以候肺、大肠，包括手太阴肺经和手阳明大肠经。这个部位的结节或结块可以反映气管、呼吸道、大肠的病变。

3. 按压脐下 2 寸

按压脐下 2 寸（包括阴交、气海、石门），以候肾与膀胱。这个部位的异常，常见松软塌陷，而肿块比较少。其反映肾和膀胱的功能障碍，气化能力减弱，一般为肾气虚、肾阳不足。

4. 按压脐上

按压时，从神阙到鸠尾分两部分进行。

上脘到鸠尾：按之则痛或按之则舒，反映的是心和心包的病变。如有压痛，同时伴有憋气、胀满、痞满，就要辨别是心还是胃的问题。如果同时按压督脉的神道、灵台，或膀胱经的心俞、厥阴俞，有剧烈疼痛，可以考虑为心的病变。

从上脘到神阙：按压发现腹部肌肉紧张度增高，患者伴有痞满、发胀、疼痛，通常考虑是脾胃病。其中，在上脘和中脘之间一段出现异常，也需要排除心的问题。同样是在督脉进行诊察，如果筋缩、脊中异常，大部分属于胃的病变；当然，还可以配合按压胃俞、脾俞作为参考。

5. 按压脐中

按压脐中（包括脐上、下、左、右各 1 寸），以候心与小肠。脐部按压出现异常，主要反映心和小肠的相关经络问题，一般不直接对应脏器。

五、循推

循推法为医者用拇指指尖从患者指（趾）端沿着十二经脉循行路线的分肉向

肘、膝关节进行向心循推，以辨别皮下组织是否有异常，如松软、僵硬、结节、滞涩、光滑、结络、结块、粘连、分离等各种变化，患者也可能出现过敏性疼痛、胀满、迟钝等反应，据此判断经络是否异常。

（一）施用部位

循推法通常在肘、膝关节以下的十二经脉循行路线上进行操作，也可以在督脉、督脉两旁的络脉（相当于夹脊的部位）及背部足太阳膀胱经进行操作。

选择肘、膝以下的经络循推，是因为在肘、膝以下各经有单独的循行路径，极少交叉，没有重叠，各经的特异性强，而且这段的经络都在分肉之间，皮、脉、肉、筋、骨层次结构清晰；而胸腹和头面的经络，常有数条交叉、重叠，分肉不好区分。

（二）循推手法的操作要求

循推首先要注意，一定要沿着经络循行的肌肉缝隙从远端向心诊察。其次，循推不同于针对单独穴位的诊断操作，不可跳跃间断，而要在经络线上保持同样的压力缓缓移动，应均匀平稳地滑动。循推时要两手相互配合。术手为循推手，辅手为固定患者循推部位的手。

1. 术手的操作要求

术手是用来循推、触摸和在经络缝隙中滑动的手。操作时多用拇指指腹的前部或者拇指的桡侧缘。察经时要结合部位和患者具体情况进行，尽量避免不必要的过度刺激，不一定要察最深层。此外，在循推时医者的心理也非常重要，要排除杂念和外界干扰，要有触及经络异常变化的心理准备。

（1）循推时，术手要自然放松，避免拇指过度伸展。将全部注意力集中于拇指。循推的过程不仅是拇指在推，而是整个手、小臂、大臂都随之移动。

（2）循推时，拇指与皮肤要始终呈45°，务必使拇指在分肉之间滑动，而不是跳动。

（3）循推的力量要均匀，根据循推的层次运用指力，力量不能断续，也不能忽深忽浅。

（4）循推的速度要缓慢，不可过快。若循推速度过快，容易错过各种异常变化。经络诊察是一种认真的、仔细的物理诊断方法，不是一个粗糙的动作和手法。

（5）循推时要注意察经络上、中、下三个层次。①上层，即浅表层，基本位于皮下，在皮和脉节之间，虽然很浅，但却能触摸到经络异常变化，如脆络、结

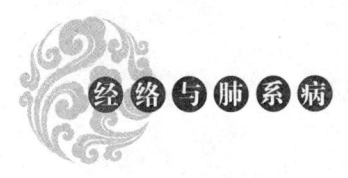

络和皮肤滞涩的变化。②中层，位于肉和筋节之间。③下层，位置最深，基本在筋与骨节之间，部分患者，尤其是女性，在小腿内侧部位下层会感到酸痛。

2. 辅手的操作要求

辅手与术手相互配合，是经络循推中的重要部分。辅手操作要求如下。

（1）握住患肢，保持肢体稳定。

（2）固定皮肤，避免皮肤在循推的过程中移动。尤其是皮肤松弛的患者，按压、固定其皮肤非常重要。

（三）循推中常见的经络异常变化

经络异常变化是指在经络诊察中，医者指下的异常感觉和触及有形的变化，如有结块、小颗粒、小细络等。虽然有些患者会有酸、痛、刺痛等主观感觉，但这种感觉并不能说明经络一定异常，因为有些患者比较敏感，压痛较多。

1. 结块

结块是肿块，是肌肉缝隙中较大范围的结块样肿大，边缘光滑，弹性较小，伴有肿胀或胀痛。结块多因经络缝隙里周边组织代谢物堆积或组织液滞留，经发酵或酶变堆积而成。手三阴经，特别是手太阴肺经、手厥阴心包经较为常见。

结块可出现在经脉的不同层次、部位。结块出现在肌腱膜说明可能有炎性病症。如在尺泽处有较大的结块，患者往往诉其咽喉部肿痛，可考虑咽炎、扁桃体炎。如结块出现在孔最、尺泽下，则要考虑气管病变，如慢性气管炎。如在肌肉较丰厚处出现结块，则提示相关的脏腑或经络有异常。

结块大小可以表明其相关器官异常范围的大小，软硬程度则说明患病时间的短长。如在手厥阴心包经的郄门穴出现硬结块说明心肌有病变，结块越大说明涉及的心肌范围越大，越硬说明病变时间越长。

2. 结节

结节形态比结块小，小者如大米，大者如绿豆。弹性相对较差，硬度较高。有的可移动，有的不可移动。一般来说，结节多为病久、病重的现象。

如果结块或结节成为连续状，称为"条索"，提示经络的变异涉及面比较广，病程也比较长。

如果结块、结节在深部较坚硬，边缘较尖锐，表现为病久不可逆转，预后不良。

3. 结络

结络表现为在经络中或纵或斜或横向较细小的条状物。在络穴分布的部位较为常见。结络的出现可能与该部位局部组织液变质有关。

需要注意的是,如果有外伤或局部扭伤,亦可出现结络,但结络处疼痛剧烈。如果是内因性病变产生的病理性结络,则结络处疼痛多不剧烈。

4. 脆络

脆络较结络更细、更短,指下有脆碎的感觉,有时呈放射状。脆络多在经络较浅的缝隙中(如大陵、神门、陷谷、冲阳、然谷、照海、水泉等浅表处)发现,多见于急性病症,在症状消失后也可消失。脆络出现的原因不详。

临床上某些心律不齐的患者症状发作时在神门穴处可以摸到脆络,经治疗,心律不齐消失后脆络也随之消失。

5. 局部肌肉紧张度增高

局部肌肉紧张度增高是指某一部位肌肉僵硬、胀痛,大多在肌肉丰厚处(如小臂、大臂、下肢肌肉丰厚处)出现,与肌肉的走行有关。严格来说,它不是经络异常,而是属于经筋病范围。局部肌肉紧张度增高往往提示该部位的皮部、肌肉、肌腱中气血瘀积或过度充盈,大多为寒、热、湿邪留滞而成。

6. 松软下陷

经络的腧穴区段呈现松软下陷的指感,大多为局部脱水、循环迟缓所致。

7. 滞涩

经络皮部出现滞涩的感觉,诊察时术者手下如同摸砂纸,往往提示经络气血流动不畅,或病久气虚。滞涩可出现在经络线上的某一段,也可出现在具体的部位、穴位。

8. 水泡样异常

经络缝隙中出现像水泡似的异常变化,一般出现在皮肤较薄的部位,深层难以触及。水泡样异常往往在腕关节、指(趾)骨部位(如太白、束骨、京骨、然谷、神门、列缺等处)发现,与结节相似,但比结节软,中间有空的感觉。

在经络诊察过程中发现特殊的形质改变,大多数在以上8种情况之内。但要注意,在经络诊察时所发现的一切异常必须与皮下脂肪瘤、神经纤维瘤及皮下瘢痕组织相区分。经络异常一般是双侧对称,且分布在经络路线上(缝隙里),而皮下脂肪瘤、神经纤维瘤、粉刺瘤和瘢痕等是单侧的、不规则的。

第四章

腧穴理论概述

腧穴是人体脏腑经络气血输注于体表的部位，它依附于经络而存在，位于经络缝隙中，具有复杂的解剖构造。对腧穴的认识关系到对经络的认识，也直接关系到对疾病治疗的认识。腧穴在结构和功能上有其独特特点，对腧穴结构、功能的探讨与理解可以有效地指导临床，提高疗效。

一、腧穴概念与腧穴结构

（一）腧穴的基本概念

腧穴是人体气血在体表汇聚、灌渗的重要部位，通过经络联系人体内部组织、器官、脏腑，反映它们的生理或病理变化，并能起到调节、恢复作用。

腧穴在《内经》《难经》《针灸甲乙经》中都称为"俞穴"（古代"腧"与"俞"通），亦有人称为"穴位""穴"，或"刺激点""反应点"。《灵枢·九针十二原》载："节之交，三百六十五会，知其要者，一言而终，不知其要，流散无穷。所言节者，神气之所游行出入也，非皮肉筋骨也。"可见古代医者已经认识到，在经络缝隙的循行中有交叉、汇聚、转输的特殊组织结构。所谓"节"，就是腧穴所在。

由此看来，腧穴并不是简单的一个点或位置，而是指人体组织衔接处，气血流注于皮、肉、脉、筋、骨并与其在体表下连接的特殊部位，这些特殊部位对气血运行的营养、速度、数量及内容起着极为重要的调整和平衡作用。

（二）腧穴结构

腧穴结构，是指腧穴的形态与功能。古人对腧穴结构的认识较早，元代窦汉卿在《通玄指要赋》中就提出了对腧穴结构的认识："原夫络别支殊，经交错综，或沟池溪谷以歧异，或山海丘陵而隙共。"此述指出腧穴所在部位有不同的结构特点，或有沟、池、溪、谷的特点，或有山、海、丘、陵的特点。进一步理解为"山、谷、丘、陵"描述的是物质形态，意指人体的皮、肉、脉、筋、骨所构成的特殊结构；而"溪、沟、池、海"，均有"氵"，似指人体组织液、血液、淋巴液等体液汇集之所。

具体分析，腧穴结构包括两部分：一是构成腧穴周边的皮、肉、脉、筋、骨等有形组织；二是腧穴所在的缝隙，包括缝隙中气血运行和代谢过程中的多种状态。二者决定了腧穴的各种特性与功能。

(三) 腧穴与五节

五节，即皮节、肉节、脉节、筋节、骨节。"节"指物体的分段或两段之间连接的部分，即节段之义。可以说，所有的腧穴均存在于节上，但同一个穴位在不同的深度所涉及的节的分布亦不同，有的腧穴处于单独的一个节上，有的则同时涉及几个不同的节。我们可以看到，凡是功能较强的腧穴都在涉及节较多的地方，多个不同的节对经络气血的运行有很强的调节、控制作用。这是古人对腧穴结构最基本的认识。

1. 皮节

皮节指皮与皮相接处，即皮纹处，如肘横纹、腕横纹等处。中医所说的"皮"指皮肤，包括表皮及皮下结缔组织，覆盖全身各处，保护人体器官及相应组织。皮与肺、大肠、膀胱相关。

2. 肉节

肉节指不同的肌束、肌群相连接的部位。中医所说的"肉"指肌肉中的红色部分。红色的肉紧绷或拉开后称为"肌"，松弛则称为"肉"。肌肉主要分布在四肢、躯干。肢体肌肉呈圆柱状轴向分布，缝隙单一；而躯干的肉多为扁平状，如胸背部的肌肉，交叉重叠较多，肌肉缝隙较为复杂。肉与脾胃相关。

3. 脉节

脉节指脉的分支处。脉是气血运行的主要部位，呈管状结构分布于人体躯干与肢体组织中，它是营养物质与代谢物质运行的道路，是经络中的气血供应系统和有形之邪排出系统。脉相当于现代医学的动脉、静脉、淋巴管。脉与心、小肠、肝相关。

4. 筋节

筋节指筋束之间或筋与筋之间的缝隙。筋是支持机体运动平衡的重要组织，是肌肉韧带的附着部分，分布在腕、踝关节等处。筋包括肌腱、韧带，亦包括一部分现代医学所说的神经。筋与肝、胆、胃相关。

5. 骨节

骨节指骨空、骨缝、骨沟或骨联结部位，这些部位往往有重要的腧穴。骨与肾、膀胱、胆相关。

腧穴与皮节、肉节、脉节、筋节、骨节中的一个或多个相关。临床需要注意的是，皮节在上，肉节在下，脉节再下，筋节更下，骨节在最深部；所以针刺皮节时要在浅层，脉节要深一点。在不同的节上，腧穴的气血运行有差别，而且同一个穴位在不同的深度，节的分布亦不同。因此，对腧穴结构的认识不能简单地认为是缝隙而已，也要认识到构成缝隙的相关结构，即五节中的哪一种，这对循摸腧穴、针刺手法等都非常重要。

（四）循摸腧穴

循摸腧穴是辨识和诊察腧穴结构的方法。在学习掌握了经络诊察、辨经、选经、选穴配穴后，腧穴循摸的准确与否就成为影响疗效至关重要的因素。长期以来，取穴着重骨度分寸，忽略了对腧穴的实际切循。其实，骨度只是一个普遍宽泛的定位标准，在临床面对具体的患者时，每个人都有其个体化的差异，仅仅根据骨度分寸是不能准确定位腧穴的，会弱化针灸的疗效。《灵枢·经水》明确指出："若夫八尺之士，皮肉在此，外可度量切循而得之。"所谓"切循"，是指医者必须用手摸到"分肉之间"的缝隙及其中各种特殊的结构。临床实践证明，经过准确循摸取得的腧穴，针感会明显提高，疗效也随之增加。

摸穴的具体操作：医者在确定腧穴大致位置后，用手指仔细感觉腧穴下的结构和气血运行状态，以准确定位腧穴。

因为所有的腧穴都在五节处，所以医者务必摸到皮、肉、脉、筋、骨等结构，要感觉到腧穴下的气血运行状态。所有的节在体表经络的缝隙里都可以循摸到，当经过大量的训练，医者指下能够明确分清这些不同节的结构特点时，摸穴就容易得多。要注意，有的穴位既在肉节，又在脉节，还在骨节。肉节是肉和肉之间的节；脉节往往在脉分叉的地方构成一个穴位；深一些的在筋节、骨节，甚至在骨缝里。

在进行腧穴切循时要凝神聚气，凭指下的触觉感知气血运行正常与否。切循到腧穴时,患者会出现特殊的感觉,如酸、麻、痛、胀等。经常做循摸训练,医者的手下感觉会更敏感,可以体会到患者腧穴的某些异常表现,如指下空虚感、滞涩感、弦紧感、松弛感等。另外,对腧穴的定位还需要患者配合,患者的主观感觉能够帮助医者判断腧穴的精细差异,以准确定位。

二、腧穴的功能与特性

(一)腧穴的功能

1. 气血输注的部位

腧穴是人体经络交叉、汇聚形成的特殊空隙,是"神气之所游行出入"的部位。这些特殊部位对气血运行的内容、速度、数量等有重要的调整和平衡作用。腧穴运输的物质包含营养物质和代谢物质,还有气血运行的动力,这种动力可以理解为物理现象中的势能及化学现象中的浓度差,在中医学概念中相当于"气",气推动着液体物质流动,形成"行于经隧,常营无已,终而复始"的营卫气血周流运行。"神气"是看不见的能量,能量流动可以平衡经络气血,从而消除疾病。当然,这种能量调整是有条件的,在一定范围内可以实现,但是当机体遭受超出可调整范围的损害时,经络、腧穴自身的调整就无能为力了。

2. 反映脏腑经络状态

在疾病状态下,腧穴又是反映脏腑经络状态的一个部位。经络通过灌渗作用供给周边组织器官所需的营养,同时将所过部位的代谢物质、毒素及其他废弃物通过灌渗而排泄出来。如果脏腑或经络出现灌渗障碍或气血不足,腧穴部位就会出现结节、结块、结络、空虚等异常变化,在相应的经络上亦会有反应。

3. 调节气血运行

临床上,腧穴是能够接受各种刺激,控制经络灌渗速度和数量,调节灌渗状态的部位。腧穴是缝隙中的特殊结构,可以使气血停留的时间延长,把周边的废弃物更多地吸进来,同时把其携带的营养物更多地渗透到周边组织。由于各个腧穴的结构不同,其对经络里的气血流动、灌渗所发挥的作用亦不同,从而对经络起到补、泻、和、疏等多种不同效用。

(二)腧穴的特性

1. 腧穴均位于经络缝隙中

凡是腧穴都位于经或络上。目前通行的362个标准穴,均位于十四经上;有

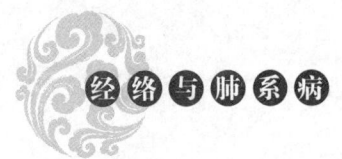

个别穴位在络脉上，多为阿是穴。

2. 腧穴大多在节上，五节分布有规律

由于人体肌肤筋骨有厚薄刚柔之异，所以腧穴的气血流注亦有高下浅深之差。如腕踝关节以下，肌肉较少，皮、脉、筋等节较多；而在四肢和腹部，肌肉相对多，脉、肉、筋等节较多；背部，特别是督脉，肉、筋、骨等节较多。

3. 腧穴位置因人而异，因人体状态而异

对人体来说，经络的走向和其皮、脉、肉、筋、骨的长短、大小、宽窄都有一定关系。不同个体的腧穴位置都不同，如举重运动员会宗穴的位置与普通人不一样。同一个人在不同病理状态下，腧穴位置也会发生某些改变。虽然腧穴在人体的部位是相对稳定的，但具体的位置还要通过循摸来确定。

4. 腧穴因所属经脉不同而功能不同

腧穴功能与其所在经脉及联系的脏腑有关。如手太阴肺经的腧穴对肺、气管有治疗作用，而足阳明胃经的腧穴大部分对吞咽、消化病症有较好的治疗作用。另外，因肺主呼吸，亦主皮毛，所以肺经的腧穴还能治疗一部分皮肤病。

5. 同一经脉的腧穴，其功能与所在部位有关

同一条经脉上的腧穴因其所在部位不同，功能也不相同。如太渊、尺泽均为肺经腧穴，但由于二者部位不同，所在五节不同，因此功能也不同。

三、特定穴

腧穴结构上的共性使得具有共同结构特点的腧穴也具有功能上的共性，因而形成了不同类别的腧穴，即特定穴。如在肢体上分别形成原穴、络穴、郄穴、五输穴等；在躯干上构成了募穴、背俞穴。特定穴因有相类似的结构，所以在诊断、治疗上也有类似的作用。

（一）原穴

1. 原穴的概念

原穴是所有腧穴中最早被认识且最重要的穴组。根据《内经》理论，其含义为本经与人体原气（又称"元气"）相连接的部位。古人认为其作用较突出，对人体原气的运行、数量、流量等有重要调控作用。因此其对人体健康的调护或疾病的治疗作用突出。《灵枢·九针十二原》指出"五脏有疾，当取之十二原"，说明五脏六腑有疾病时都可取原穴治疗。十二原穴的作用机制与原气、肾（命门）

及三焦的关系最为密切。

（1）原气来源于肾（或命门）　原气是生命之本源，具有三层含义：①原气是生命得以降生的源始，来源于父母，降生后则保存于肾（或命门），古人认为它是生命的初始形态；②原气是维持生命和调整生命节律的功能总源；③原气是生命继承繁衍之源，生命信息通过原气传递给下一代。

气化为精，得以储存，精藏于肾。中医所谓"肾主骨生髓"，又"脑为髓之海"，故原气所化之精（原精）与髓、脑、骨亦有关。脑－髓－骨－肾联合，乃是原精储存并保持活性的系统。

（2）三焦为原气之别使　原气依靠三焦向各个脏腑不断输注来发挥作用。

三焦是一个非常独特的腑，几千年来众多医家一直为其争论不休。《说文解字》说："焦，火所伤也。""焦"为会意字，上面是"隹"，短尾鸟；下面是"火"。从字形上看，就是把鸟放在火上烤；本义为物体经火烧而变黄或成炭，外边形成膜。由此推断，中医所说的"三焦"应当是一种膜性结构，遍及人体上、中、下三部。清代医家唐容川（唐宗海）在《血证论》中称三焦为"人身上下内外相联之油膜也"，认为肠外的网膜是三焦的主要组成。其实，在人体中，所有器官及器官外周的皮、脉、肉、筋、骨等组织，彼此之间都有膜相隔，有的膜与组织紧密联系，有的膜与组织之间有很多填充物。这种膜及其填充物的结构，相当于现代医学的结缔组织，在中医学中则属于"三焦"范畴。

从以上可知，三焦几乎包括人体内的大部分结缔组织。三焦虽无特定的形态，无管道结构，但其中却有丰富的物质运动，包括所有组织液所携带的成分。这些营养成分根据各个组织的需要而流动分配，从压力高的地方向压力低的地方灌渗。

原气在生命体中发挥作用，也是依靠三焦途径。具体而言，原气的物质基础与组织液有何关系，是否涉及现代医学尚未发现的物质和形态等，有待研究确认；但是原气的功能途径，一定是通过三焦，从密度高的地方向密度低的地方扩散。

原气和原精，处于不断相互转化的动态过程中。简而言之，气化为精，原精储藏于肾（或命门）；精化为气，原气通过三焦达到全身各经脉，再由经络系统灌溉全身。而医者能够影响原气，调理原气的入手处就是原穴。原穴是原气由三焦进入经脉时的输入口，是"原气"在各经经过、停留、输注、汇聚之处。

2.原穴的结构特点

（1）靠近动脉分支　人体有12个原穴，其中8个在腕、踝关节动脉分支处。如太渊、大陵、神门、太溪、太白、太冲、冲阳、合谷等，分布在人体动脉体表浅层而有动脉分支处，相当于脉节（但不在动脉上，而在动脉边缘）。这个部位的畅通与否对相关经脉的气血运行起决定作用，可以直接影响气血的供应。原穴还能缓解动脉的压力，调节血液流量、流速。

（2）靠近腕、踝关节　原穴大多位于腕、踝关节处，腕、踝关节的活动量、力度、频率都高于其他部位，消耗气血的量和频次也远远高于其他部位。但原穴在阴经和阳经的分布有差别。

手三阴经的原穴主要分布在腕关节周围。足三阴经的原穴，除太溪外，太冲和太白都在足部的远端。这是因为人类在进化过程中，直立行走后，踝关节的功能向前移动，足的平衡稳定主要依靠趾关节的协调运动，故足太阴经与足厥阴经的原穴出现了前移，位于第一跖趾关节。在下肢运动过程中，此部位恰恰是活动量最大，而且是调整脚步平衡的关键所在。

阳经的原穴分布与阴经有很大差别，分布较为复杂。阳经都是在人体阳面伸肌的部位，在肌肉丰满、筋聚之处，活动量及消耗能量较多。合谷、阳池、腕骨3个穴位，特别是合谷和腕骨，在肌肉相对丰满的部位。

3.原穴的功能特性

原穴对本经具有温阳益气的功效。因为原穴把原气从肾通过三焦引入本经，有温阳之功，温阳可助化气。"益气"，是对本经、本脏或本腑益气。原穴可使经气的运行增快、能量增加，使本经或联系的脏腑得到更多的营养补充。但由于经脉循行部位不同，所联系的脏或腑不同，其温阳益气作用又具有特异性，表现为各经原穴在主治上的差别。

阴经的原穴和五输穴中的输穴是同一个穴位，即"以输代原"；而阳经则单独有原穴。由于阴经与阳经的气化功能有差别，阴经以物质基础为主，包括原气、动力、能量，所以阴经原穴温阳益气，以补益为主；阳经的原穴则温阳行气，表现出"以行为补"的特点，即寓补于泻（清热）。

（二）五输穴

1.五输穴的概念

五输穴是指每条经在肘、膝关节以下的5个特定腧穴（左右共计120个），是针灸治疗常用的有效穴。在《灵枢》"九针十二原""本输""根结""卫气"等篇中系统地介绍了五输穴的内容；《难经》"六十二难"至"七十九难"则进一步解释了其应用方法。五输穴的提出是古人对脏腑、经络深刻认识的理论总结，临床亦证实了这些穴位有特殊治疗作用。其中最为重要的理论根据是"根结"与"标本"理论。

（1）"根结" 十二正经上的腧穴（主要指肘、膝关节以下的五输穴），由于所在部位的不同，反映疾病及所主治疾病也不同。根据这种认识，《灵枢·根结》中提出了各经的根、结概念。"根"是指各经的远端部位，是阴经、阳经相互交接的处所；根属经络的始发点，经气产生的部位。"结"是各经的近端部位，是多条经脉归结汇聚的处所。

《灵枢·动输》载："夫四末阴阳之会者，此气之大络也。"人体四肢末端（包括体表）是阴阳两气（即营、卫）相互接通转输之处（四末阴阳交会主要在五输穴的部位）。有了这种"接通转化"，人体的阳气才能产生和发挥作用。人体内脏吸收、输布的营养是阴气的来源，阴气由内脏向外、向四末流注；阳气则由四末向内（向心性）、向内脏流注。五输穴的出为井、溜为荥、注为输、行为经、入为合，都是从肢体最远端的腧穴所言，具有向心性的顺序，是依据阳气由四末向内、向上、向脏腑的规律排列的。从文献中"根结"的代表穴位的主治功能也能看出，根穴多主内脏疾病，结穴则对邻近病痛的治疗作用强。这也意味着各经的经气产生都是在较远心的部位。

（2）"标本" 这里的"标本"是指经络流注上的"标本"。在《灵枢·卫气》中，具体提出了标本的内容。十二经的"本"都在肘、膝关节以下，"标"则分别在头、胸、背部。如足太阳的本部为足跟上5寸，标部为目。"根结""标本"都反映了经络气血在人体的流注方向和部位，从而对远端穴位主治的选择性、特异性，以及头面、躯干穴位主治的邻近性（邻近的内脏器官、组织）、广泛性给予了理论上的说明。

综上所述，四肢远端的经络分布较疏，主治的选择性、特异性较强。五输穴理论提出了肘、膝关节以下60个腧穴主治的选择性和特异性及其规律，是对腧穴主治功能认识的总结和突破，对针灸临床有极大的指导意义。这一理论囊括了历代针灸家的众多宝贵配穴经验，并给予这些经验以理论上的说明和指导。

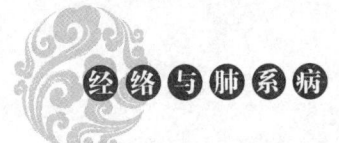

2. 五输穴的名称和五行属性

五输穴是十二经分别自指（趾）端起，至肘、膝关节顺序排列的5个腧穴（个别经线上间隔一两个腧穴），用井（出）、荥（溜）、输（注）、经（行）、合（入）来形容经气流注形式、深浅、部位和五行属性的不同。

3. 五输穴的结构特点

五输穴中井、荥、输、经、合的同类穴因所处位置而在解剖结构上有着相似性，如井穴都在肢端，荥穴都在本节，输穴都在掌、跖关节等；因而在病理反应及治疗作用上也有某些相似性，如井穴大多有宣泄的作用，合穴大多有调补的作用。

就某一条经来说，井、荥、输、经、合在解剖部位上及气血流注上有着密切的连续性，体现了经脉渐深、渐宽、由小到大的趋势；反映了气血在溪、谷、分肉、间隙充盈上的差异性。如井穴的气血灌渗相当于一滴一滴流动，缓慢进行，对于营养代谢、废物排出是非常彻底的；荥穴出溜如涓涓的溪水，虽仍然是一滴一滴流动，但它是连续性的"滴"；输穴也属连续流动，但势宽、量多，如同火车通过；经穴，如同大轮船在河流上行驶；合穴，相当于入海口，气血已经达到深部。这些差异导致五输穴在病理反应及治疗作用上也有差异。如井穴、荥穴多能疏导经络之气血；阳经输穴偏于疏导，阴经输穴偏于调节；经穴、合穴多能调节脏腑之气血。

4. 五输穴的临床应用

《难经·六十八难》谓："井主心下满，荥主身热，输主体重节痛，经主喘咳寒热，合主逆气而泄。"这一观点就是根据五输穴的治疗作用，结合五输穴理论而提出的。只有治疗作用和理论说明相结合，才有实践意义。

如"井主心下满"，是说当脏腑经气失于条达，出现了诸如心下满闷、闭塞等一类证候，可以选择相关经络的井穴治疗。因为井主"出"，是阴阳经气交接的部位，有疏通经气、宣导阴阳的作用，如气闭昏厥、指端麻木等症取井穴治疗。又如"经主喘咳寒热"，是说经穴有宣散病邪、祛邪扶正的作用。当脏腑的经气受外邪侵袭，出现了喘咳寒热一类证候，就可以选择该经的经穴。因为"经主行"，位于臂胫，外邪易于从此侵入经络，即《灵枢·邪气脏腑病形》所说"夫臂与胻，其阴皮薄，其肉淖泽，故俱受于风，独伤其阴"。

（1）井穴　井穴是阴阳经交会转换的部位、气血流注的终点或起点，主"心下满"。具体功用，可分为如下两类。

泻实祛滞（泻热解毒）：各个脏腑或经络有瘀滞、火毒、热邪郁结于内时，出现胸中痞满的实证、热证表现，即"心下满"。凡是经脉壅盛、邪实的证候（如烦满），以及经脉所过之处的热、肿、痛诸症（如咽喉肿痛、目痛等，有火邪），用井穴放血大多有效，对疼痛有明显的缓解作用。再如急性肩周炎，局部出现胀痛，待察经后，亦可选取相关异常经络的井穴放血。

宣瘀开结：凡是经脉中气血失畅、气机闭结的卒中、昏厥；或血少不荣、气虚不煦所致的肢体麻木、失用、乳汁不通、涩滞不畅等，取井穴少量放血、针刺、艾灸都有一定效果。

井穴不仅可治实证、热证、火毒，亦可治疗虚证。在井穴少量放血可引阳通络，使阳气宣发，这与实证、热证的大量放血以泻实、解毒作用是有区别的。灸井穴则有温阳通络的作用。

以前多强调阳经井穴的泻实、祛邪作用，而阴经井穴的行血、助气、补虚作用多被忽略。如涌泉治虚喘、喑不能言，隐白治妇人漏血不止、足寒不温等。通过临床实践发现，井穴放血量低于8滴，能引阳通络；放血量8～15滴，能祛滞；放血量15滴以上，能泻热。有时也根据血色来确定放血量，如血色淡清，说明血虚，不宜放血；血色深，说明有瘀血，则应该放血，直至血色变清淡为止。

井穴（除中冲、涌泉外）大都在指甲角的侧线往下至甲根部，大约在指甲角下0.1寸，但具体位置仍需要循摸。此部位皮下毛细血管丰富，因此放血效果较好。定穴时，可用甲压法，即医者用自己指甲的甲面压迫患者井穴范围，根据患者的酸痛等反应察井穴的具体位置。

（2）荥穴　荥穴的主治作用可以概括为清虚热、育阴血。"荥主身热"，是指荥穴可以治疗虚热、阴血不足而引发的"身热"等一类证候。如出现虚热、低热伴口干渴，可取相关经络之荥穴退热。"荥"形容小的涓溪，因此荥穴的气血、组织液较井穴稍有增加，但仍属细小。表证（外邪）早期，营卫不和，卫气郁闭，若营分较细小，则营少卫亢，故而出现寒热。此时取荥穴，调节经络气血，使营血充盈——充营解卫，是其解热的机制所在。因此，除治疗外感外，荥穴还能治疗阴虚发热。

（3）输穴　输穴有益气化湿之功。"输主体重节痛"，是指输穴主治经气不足、湿邪留滞引起的证候。临床凡是由气虚、水湿不化引起的肿满、倦怠、咳喘、溏泄、遗溺等证候，都可以选用输穴治疗。此外，阴经的输穴亦为其原穴，大多靠近脉动分支处，对本经的经气调节（调控其流速及流量）具有重要作用，因此有温阳益气之功。

（4）经穴　经穴有温经通络、疏散风寒的功效，凡是由风寒外邪侵袭经脉所引起的身寒不能自温、经血失畅、妇人月事不通、血痹、诸节作痛，以及风寒外感引起的咳嗽发热等，都可以使用经穴治疗。"经主喘咳寒热"，即指经穴治疗此类证候。

（5）合穴　合穴有调脏腑、益经气、调节本经气机的作用。凡是因邪客、不足、有余等致脏腑不和，经气升降失畅而出现胀满、逆气、结滞、泄泻等，使用合穴大多有一定治疗效果。"合主逆气而泄"，就是指合穴治疗此类证候。"逆气"，意为气本应下降，反而上逆；"泄"的意思是本应上升，反而下泄。总之，"逆气而泄"指气机的升降出入异常。

合穴位于膝、肘部位，其解剖结构较有深度，参与的五节较多。气血的流动，从井穴至合穴流动（阳气）乃气血由浅部到深部，从合穴至井穴流动（阴气）是从深部至浅部。因此合穴位于重要的转化部位，"合"的意思就是阴阳交合。

（三）络穴

1. 络穴的概念

对络穴的认识晚于原穴。《内经》中并没有系统讲述络穴，《针灸甲乙经》中才有较完整及系统的络穴理论。络穴的作用和临床应用发展得更晚，在唐宋后才对络穴的特殊作用加以论述，而到了元代，才对络穴的应用有了完善的总结。

络穴的概念最早是指表里经相连接的部位，一条经分出与其表里经相连接的络脉，分离部位就是络穴之所在，所以络穴能够治疗表里两经的疾病。如"手太阴之别，名曰列缺"，说明手太阴脉从此处分出络脉——列缺络，而分出的部位即列缺穴所在。

络脉不仅是指表里经相连接的部位，也指本经连接的所有细小的脉络。过去认为络脉只存在于体表部位，其实内脏也有络脉。络脉分布在全身内外，相当于一个网络。

2. 络穴特性

（1）结构特性　大部分络穴位于小臂或小腿。络脉从主经向外伸展，变为相对细小的络，以联络表里经。一部分络穴，如列缺、大钟、公孙、偏历、支正等位于"骨沟"处，相当于骨节的位置。外关、通里、内关则位于筋节处，飞扬、光明、丰隆、蠡沟位于肉节处。部分络穴因其位置较浅，浅刺或斜刺时即可得气，如偏历穴。络穴在定位时不仅要考虑其具体部位，还要根据个体及经络状态的不同，通过仔细循摸来定位。

（2）功能特性　络穴中的列缺、公孙、内关、外关亦为八脉交会穴，络穴可促使本经经气远达，布化于本经各络脉，使气血在其络脉中运行通畅，因此可以治疗本经的络病。由于络穴与表里两经相通，是阴阳两经相通的道路，本经的络与其相表里经的络形成一个交会互换之所。因此，络穴可以治疗相表里经脉和络脉之疾，有转输经气的作用。

（四）郄穴

1. 郄穴的概念

"郄"，古同"郤"，也作"隙"，古义有四：孔（隙）；裂（隙）；要路；接连。

结合郄穴所在部位和主治的共性，其义当以"要路""接连"为宜，意为该经脉循行中逢至肌肉筋脉薄、结、狭小的孔缝之处。所以郄穴有降逆、疏利、行气、止痛的治疗作用。

2. 郄穴的特性

（1）结构特点　部分郄穴位于肌肉丰厚的部位，如梁丘；部分郄穴位于肌肉移形为肌腱的地方，如孔最、郄门、温溜、中都和筑宾；部分郄穴所在部位肌肉不多，如阴郄、水泉。无论所在部位的肌肉丰满与否，其缝隙结构具有共同点，都是肌肉缝隙较狭窄的部位。郄穴的针感通常比较清晰而呈"细线状"沿经传导，与其狭窄深在的缝隙有关。

（2）郄穴的功能特点　由于各经的功能不同，各经郄穴的具体作用有所差别。有些具有降逆作用，有些具有疏通、通畅作用，还有一些郄穴突出行气之功，有的则表现为较强的止痛作用。但总体而言，郄穴皆有疏通作用，对经络气血的流量及流速有调整作用。

（五）背俞穴、募穴

背俞穴是脏腑之气输注于背腰部的部位，募穴是脏腑之气汇聚于胸腹部的部位。它们均分布于躯干部，与脏腑关系密切。古人对俞募穴的认识很早，在诊断和治疗脏腑病症方面积累了许多临床经验。滑伯仁《难经本义》说："阴阳经络，

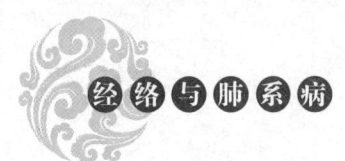

气相交贯,脏腑腹背,气相通应。"他认为脏腑之气与俞募穴是相互贯通的。因此,历代医家大都认为募穴主治功能与背俞穴相同,二者既可以单独使用,又可以配合运用,即谓之"俞募配穴"。同时诊察俞募穴也可作为协助诊断的一种方法,所谓"审募而察俞,察俞而诊募"。

1. 俞募穴的概念

"俞"是运行、输送之意,背俞穴为脏腑的经气在体表转运、输注的部位。《灵枢》记载了背俞穴的位置,以及取穴方法。《灵枢·背腧》云:"愿闻五脏之腧,出于背者。"《类经》曰:"五脏居于腹中,其脉气俱出于背之足太阳经,是为五脏之俞。"

"募"是汇集、聚结的意思。募穴始见于《素问·奇病论》,文曰:"故胆虚气上溢而口为之苦,治之以胆募俞。"《难经·六十七难》亦记载募穴,但无具体穴名。至《脉经》才明确了期门、日月、巨阙、关元、章门、太仓(中脘)、中府、天枢、京门、中极等10个募穴的名称和位置;《针灸甲乙经》补充了三焦募石门;后人又补充了心包募膻中。但对于俞募穴在功能特性上的差异及其机制,历史文献中并未阐明。

2. 俞募穴的分布规律

背俞穴分布于足太阳膀胱经第一侧线,按脏腑位置高低就近分布。

募穴的分布,有在本经者(肺募中府、胆募日月、肝募期门),有在他经者(肾募京门、脾募章门、大肠募天枢);其余都分布于任脉(心包募膻中、心募巨阙、胃募中脘、三焦募石门、小肠募关元、膀胱募中极)。

3. 背俞穴的结构和功能特点

古人在背部膀胱经第一侧线的许多穴位中,总结出12个对脏腑有比较突出治疗作用的穴位,并用"俞"来表示这类穴位的共性。

(1)背俞穴的结构特点 人体脏器都深藏体腔,内脏外部多包绕较多组织,胸腹腔除了有脊柱、胸骨作为支架保护内脏之外,外部还有多层肌肉、肌腱。在背部体表循摸,较难区分深层及浅层肌肉,因为二者存在交叉,所以背俞穴的具体位置较难摸准,不像四肢腧穴那样容易确定。

背部肌肉、经筋及络脉的分布都与脊柱有密切关系,甚至内脏位置与脊柱也有密切关系。内脏包括心、肺、胃、肾、脾、肝等,其在体内的位置相对稳定,都有韧带维系固定,古代称为"系",有联系、系带的意思。各个脏腑都分布有其各自的"系"，如"心系""肺系""肝系"等，意味着各脏有附着点与脊柱发生联系，以保持其相对稳定。

人体内脏的固定除了通过脊柱联系外，还通过内脏之间的相互联系得以实现。《内经》中经别、经络的循行，都涉及这种"系"。这种联系不是随意性的连接，它对各个脏腑之间的联系，以及脏腑的稳定性、保持内脏功能等，都有重要意义。若内脏缺少这种"系"，内脏便会缺乏稳定性；一旦这种联系出现问题，就会引发疾病。

脏腑与脊柱、胸背部的邻近关系，以及它们之间的"系"结构等，造成了比较特殊的气化通路。背俞穴是其对应脏腑的经气在体表转运、输注的部位，所以背俞穴是反映、治疗该脏腑经络六淫入客、阴亏液耗病证的重点穴位。

肢体穴位以"沟、渠、溪、谷"等结构为基础，具有各自不同的特点，但背俞穴与之不同，背俞穴的重点在于其与各自对应的脏腑非常邻近，有更直接与精确的沟通。脊柱是背俞穴与脏腑之间的重要关联。

（2）背俞穴的功能特点　由于背俞穴能使脏腑的阳气达于外，是卫阳出入运行的重要部位，所以背俞穴是治阳虚、气虚的重要穴位。背俞穴也是外邪入侵的部位，所以背俞穴可宣发卫阳之气，保证相应脏腑气化所需的阳气供应。《伤寒论》中所说"太阳病，项背强几几"，就是因外感伤寒，阳气闭郁不达于外，导致脏腑功能受到影响。

4.募穴的结构和功能特点

（1）募穴的结构特点　凡是募穴都与其所属脏腑邻近，但这与背俞穴的邻近有区别。背俞穴的邻近有上下关系，且都在足太阳膀胱经上。募穴的邻近则与其相关脏腑的直接位置有关。

募穴都在胸腹部，所在的位置靠近相关脏或腑，如中府与肺邻近，天枢与大肠邻近，中脘与胃邻近，章门与脾邻近，巨阙与心邻近，关元与小肠邻近，中极与膀胱邻近，京门与肾邻近，膻中与心包邻近，日月与胆邻近，期门与肝邻近。三焦受肾的影响，因此石门位于下焦。

胸腹部有较多层肌肉、筋膜和结缔组织，包括"膏"和"肓"。膏是致密结缔组织，肓是疏松结缔组织。因为前面的功能需要空间，如进行代谢或交换等，所以胸腹部的疏松结缔组织较多；而背部则致密结缔组织较多。募穴下的疏松结缔组织比较集中，包括淋巴、静脉。募穴往往靠近相关脏腑的淋巴管，与各个脏

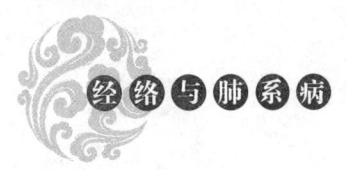

腑淋巴的汇集和大静脉的出入、回流有密切关系。淋巴和静脉的汇集提供了淋巴液、组织液聚集停留的条件，而人体大部分器官组织通过淋巴液、组织液得到滋养，也通过此途径将废物排出。

（2）募穴的功能特点　与脏腑邻近是募穴的主要结构特点，这个特点决定了它的特殊功能。募穴主要控制脏腑代谢物的交换，将代谢废物及时进行处理，疏泄转输到六腑排出，同时帮助将其正常的营养物输布至脏腑。所以募穴的功能既有补又有泻。

（六）八脉交会穴

1. 八脉交会穴的概念

八脉交会穴是指奇经八脉与十二正经经气在手、足交会的8个腧穴，是针灸临床中的常用腧穴。

2. 八脉交会穴的主治特性

八脉交会穴均位于十二正经上，经气由此与奇经八脉相通，因此其不仅能够治疗本经病症及表里经病症，而且对奇经八脉的证候有治疗作用。历代针灸家大多把八脉交会穴分为4组：内关、公孙；外关、足临泣；列缺、照海；后溪、申脉。

（七）下合穴

下合穴是指手、足三阳经的六腑之气下合于足三阳经的6个腧穴，故称"下合穴"。主要分布于下肢膝关节附近。

下合穴是治疗六腑病的重要穴位。《灵枢·邪气脏腑病形》曰："合治内腑。"如足三里治胃脘痛，下巨虚治泄泻，上巨虚治肠痈，阳陵泉治蛔厥，委阳、委中治三焦气化失常引起的癃闭、遗尿等。

（八）八会穴

"会"即聚会之意，八会穴为脏、腑、气、血、筋、脉、骨、髓的精气聚会的8个腧穴，故称"八会穴"，分布于躯干部和四肢部。

第五章

经病学理论与肺系病

第一节 经病学概论

一、经病理论的渊源及内涵

《素问·调经论》言:"五脏之道,皆出于经隧,以行血气,血气不和,百病乃变化而生。"隋代巢元方说:"人之经络,循环于身……若气血调和,不生虚实,邪不能伤。"以上所述说明经络循行全身有保卫肌体、防御病邪的作用。

病邪从经络传入人体的基本路径由外而内,由皮毛而及五脏。《素问·缪刺论》曰:"夫邪之客于形也,必先舍于皮毛,留而不去,入舍于孙脉,留而不去,入舍于络脉,留而不去,入舍于经脉,内连五脏,散于肠胃。阴阳俱感,五脏乃伤,此邪之从皮毛而入,极于五脏之次也。"此述言大凡病邪侵袭人体,必须首先侵入皮毛,如果逗留不去,就进入孙脉,再逗留不去,就进入络脉,继而进入经脉,并向内延及五脏,流散到肠胃。这时表里都受到邪气侵袭,五脏就要受伤。

二、经病的病因病机

经络作为人体的联络系统,最核心的生理功能包括联络作用和运行气血作用,两大功能的失常是经络病候形成的基础。在病理上,经络循感传导阻滞,经气不通,影响气血运行,不通则痛,甚至引发脏腑病变。或因素体亏虚,久病耗伤等致气血不充,脏腑失养,不荣则痛,引起病变。

(一)经病的病因

1. 外因

《素问·金匮真言论》载"黄帝问曰:天有八风,经有五风,何谓?岐伯对曰:八风发邪,以为经风,触五脏,邪气发病",说明因为病邪首先进入经脉,再通过经脉进一步深入,触动五脏,所以自然界虽有八风,人体经脉受邪却有五风的病变。《灵枢·痈疽》说"经脉流行不止,与天同度,与地合纪。故天宿失度,日月薄蚀;地经失纪,水道流溢,草荄不成,五谷不殖,径路不通,民不往来,巷聚邑居,则别离异处",指出气血运行于经脉,循环不止,它与天地的运动规律相一致。如果天体运行失其常度,就会出现异常自然现象,人体及经脉亦如此。《素问·生气通天论》说"其生五,其气三,数犯此者,则邪气伤人,此寿命之本也",说明如果人们不善于调养,经常违反自然界五行和三阴、三阳之气变化的规律,那么必然会有邪气伤害身体,这是能否长寿的根本原因。以上《内经》的论述都说明人体由外邪导致经脉气血变化而发病。

2. 内因

《灵枢·邪气脏腑病形》说"邪之中人……中人也,方乘虚时,及新用力,若饮食汗出,腠理开,而中于邪",指出正气虚时及用力劳动之后,或因吃饭而汗出,腠理开泄,容易被邪气所侵袭,说明正气亏虚是发病的内因。

因此,《内经》认为经脉发病是内因、外因综合作用的结果,但《内经》非常强调外邪导致经脉气血的变化。

(二)经病的病机

经病的病机主要体现在经络阴阳气血的盛衰变化。外邪侵袭人体会导致经络气血发生变化,正如《素问·离合真邪论》所说:"夫圣人之起度数,必应于天地,故天有宿度,地有经水,人有经脉。天地温和,则经水安静;天寒地冻,则经水凝泣;天暑地热,则经水沸溢;卒风暴起,则经水波涌而陇起。"经络气血发生改变通常有以下4种情况。

1. 经络气血偏盛和偏衰

《灵枢·经脉》说:"气盛则身以前皆热,其有余于胃,则消谷善饥,溺色黄。气不足则身以前皆寒栗,胃中寒则胀满。"这是足阳明胃经或实或虚引起的病变。

2. 经络气血逆乱

《素问·调经论》说:"血之与气并走于上,则为大厥。"此述是说经络气血突然上逆，而发为昏仆、不省人事的病证。《灵枢·五乱》说："清气在阴，浊气在阳，营气顺脉，卫气逆行，清浊相干，乱于胸中，是谓大悗。"此述说明清阳之气应上升，浊气应沉降，如果清气不升反居于下部，浊气不降反居于上部，就是经气逆乱。营气顺脉而行，而卫气运行却不循常规，这样清浊相扰，乱于胸中就叫"大悗"。

3. 经络气血郁滞

《素问·逆调论》说："络脉不得随经上下，故留经而不行。"《素问·痹论》说："病久入深，荣卫之行涩，经络时疏，故不通，皮肤不营，故为不仁。"这些论述说明经络郁滞多发生在络脉部分，常表现为局部的寒、痛、积、瘀诸证。

4. 经络衰竭

《素问·诊要经终论》说："太阳之脉，其终也戴眼、反折、瘈疭，其色白，绝汗乃出。"《难经·二十四难》说："手少阴气绝，则脉不通，脉不通，则血不流，血不流，则色泽去，故面黑如黧，此血先死。"以上所述说明了手少阴经衰竭的演变及其证候表现。

三、经病的辨证治疗

（一）经脉辨证

经脉辨证分为十二经脉辨证、十二经筋辨证和奇经八脉辨证。

1. 十二经脉辨证

十二经脉还有许多重要的连属部分，包括十二经别、十二经筋和十二皮部，如何将其纳入经脉辨证的体系之下，也需从循行分布、生理功能及病候特点等方面进行甄别。十二经别是十二正经离、入、出、合的别行部分，作为分行于体腔的支脉，它的主要作用在于加强表里两经的联系，加强与头面的联系，加强与所络属脏腑的联系，加强与心脏的联系。考察《灵枢·经脉》可以发现，该篇"是动病""所生病"病候通常由两类症状构成，即经脉循行浅表部位的异常症状、经脉连属脏腑病变的症状。对比《灵枢·经别》中十二经别的分布特点，经别辨证基本可用经脉辨证所涵盖，个别未包括的内容，如足太阳经别"别入于肛"等属于较特殊的情况，只需在研究症状构成时将肛肠病症加入足太阳经的辨证中即可，无须单列十二经别辨证。

2. 十二经筋辨证

十二经筋是十二经脉之气濡养筋肉骨节的体系，是附属于十二经脉的筋膜系统，经筋系统发生病变，主要表现为经筋部位的疼痛及运动功能异常。尽管《灵枢·经筋》提出治疗经筋病当"以痛为输"，但从辨证诊断的角度看，十二经筋的循行分布具有按照一定路径结、聚、散、络的特点，这个特点难以用十二经脉辨证、奇经八脉辨证及十五络脉辨证统之。此外，《灵枢·经筋》提出"以痛为输"，更多地是强调局部取穴对经筋病治疗的重要性，而根据经筋辨证取用远部穴位可弥补局部取穴的不足，故应单列十二经筋辨证。

3. 奇经八脉辨证

奇经八脉在循行分布、生理功能及病候特点等方面皆与十二经脉有所不同。如《灵枢·脉度》曰："跷脉者，少阴之别。起于然骨之后，上内踝之上，直上循阴股，入阴，上循胸里，入缺盆，上出人迎之前，入頄，属目内眦，合于太阳、阳跷而上行。气并相还则为濡目，气不荣则目不合。"此述认为跷脉尽管别出于足少阴肾经而上循阴股，却与肝经、脾经和肾经存在不同的循行及交接部位，并且主司濡目和目之开阖。《难经·二十七难》认为"脉有奇经八脉者，不拘于十二经"。由此可见，在经脉辨证中，奇经八脉辨证与十二经脉辨证应当是两个独立的体系。

（二）生理功能原则

生理功能原则是指根据中医学相关理论，确立每个证型症状构成的原则。如气虚证的基本症状为神疲、乏力、气短、懒言、自汗、脉虚、动则益甚，凡具备3条或3条以上者，可诊断为气虚证，症状构成依据则是气的生理功能。在确立了经络辨证体系的基本框架及基本证型之后，需要进一步确立各证型的基本症状构成，才能真正有助于临床辨证诊断。要确立经络辨证中每一个证型的基本症状，就必须依据经络的生理功能，即遵循经络的生理功能原则。这也是确立各个证型症状构成的基本依据。因此，在具体建构证型时应重视下列特点。

1. 症状构成的多元性

经脉"内属于脏腑，外络于肢节"，经络的联络作用决定了各个证型（特别是十二经脉病证和奇经八脉病证）在症状构成上具有多元性的特征。如《灵枢·经脉》所载脾经病候，"舌本强""强立，股膝内肿厥""足大指不用"等属于脾经循行部位异常的症状，"腹胀""得后与气则快然如衰""身体皆重""食不下""溏泄""水闭""黄疸"等属于本经所属脾脏异常的症状,"食则呕""胃脘痛""善噫"等属于表里经所属胃腑异常的症状。此外,"烦心""心下急痛"则属于脾经"注心中"心脏异常的症状。

可见,经络辨证的每一种证型可能包含循行部位症状、经脉所属脏器症状、表里经所属脏器症状、经脉交接所属脏器症状等,从构成上看有多元性特点。但是,在考虑经络病候构成的多元性时,也不能将其无限夸大,必须以经脉循行部位的症状为基础,这是临床选择经络辨证的前提,如果只有脏腑症状而无经脉循行部位症状时,应选择脏腑辨证或其他辨证。

2. 症状构成的特定性

经络的另一个重要功能是"运行气血",如《灵枢·本脏》曰"经脉者,所以行血气而营阴阳,濡筋骨,利关节者也"。经络的联络作用将人体联系成为一个整体,而运行气血作用则使脏腑、官窍、皮肉、筋骨得以濡润滋养,因而,经络阻滞、经气不足、血不养经等病变主要表现为疼痛、肿胀、麻木或功能障碍等特征,即经络病症状构成的特定性。如《灵枢·经脉》曰:"胃足阳明之脉……口㖞唇胗,颈肿喉痹,大腹水肿,膝膑肿痛,循膺、乳、气街、股、伏兔、骭外廉、足跗上皆痛,中指不用。"《素问·缪刺论》曰:"邪客于足少阴之络,令人卒心痛,暴胀,胸胁支满……邪客于手少阳之络,令人喉痹,舌卷,口干,心烦,臂外廉痛,手不及头。"《灵枢·经筋》曰:"经筋之病,寒则反折筋急,热则筋弛纵不收,阴痿不用。阳急则反折,阴急则俯不伸。"考察《内经》有关经络病候的记载,症状多有疼痛、肿胀、麻木或功能障碍等,说明这些症状在经络辨证中具有特征性意义。

第二节 选经方法

选经是选择可以在最短时间内改善症状的经脉进行治疗。一般来说,可以根据脏腑器官及组织直接所属、所过、所联系来选择治疗经脉,但这仅仅是选经的方法之一。它还包括根据经脉的间接联系而选择表里经、同名经、相生或相克经等选经方法。

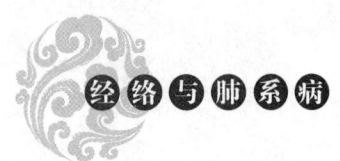

一、选择病变经脉作为治疗经脉

选择病变经脉（本经）作为治疗经脉是最容易理解的方法。

（一）选经条件

1. 病史短，病情轻，疾病单一，证候不复杂或较轻，其他脏腑功能正常，病变集中在本经。

2. 未患有其他疾病，或疾病没有牵连到其他经脉而只局限于本经。如某些部位的皮肤病，只涉及本经经络状态。

（二）临证

急性咳嗽等，若经络诊察发现以手太阴肺经异常为主，只需取手太阴肺经治疗即可。如患者有急性咽痛、咳嗽，经络诊察仅有手太阴肺经异常，可考虑取少商放血，再加针刺尺泽。目前临床常规治疗还会建议再加丰隆、大椎、曲池、足三里等穴，这样治疗原则上无大碍，但从长远看，加此组穴位对患者并无好处。因为患者的阳明经没有异常变化，针刺上组穴位可能会耗损阳明经的阳气，干扰阳明经的正常气化。长此以往，这种不加辨别的治疗刺激会造成经络不可预见的后果。

儿科常见疾病有两类：呼吸系统疾病、消化系统疾病。各经互相干扰较少，因此儿科病只取本经治疗。如便秘，只取足三里；若外感，只取大椎。取穴或选经较多往往效果不佳；取穴少，效果反而更好。

二、选择表里经作为治疗经脉

根据经络的气化状态进行选择，是表里经的选经原则。表里经的关系，不仅是经脉的表里联系，还包括脏腑的表里联系，腑为脏之阳，脏为腑之阴。但表里关系在选经时不是随意的，而是有相应选经条件的。总体而言，阴经偏于补虚、温阳、益气、养血；阳经偏于泻实、宣散、疏导。

在临床具体应用时，有以下3种表里经选经方法。

（一）阴病取阳

阴病取阳，即阴经有病选择相表里的阳经作为治疗经脉。《素问·阴阳应象大论》云："阳在外，阴之使也。"只有当脏（阴经）发生了过盛（实邪）的病候时，才能选择其所合的腑（阳经）泻实、宣散、疏导，使邪去而正安。所以，并不是阴经出现问题都适合取其相表里的阳经进行治疗。

1. 选经条件

脏（阴经）有实邪、热证，可选取有关阳经来泻实、清热。因为阳主外，阳经善于宣发、宣泄，偏于泻实、清热。若阴经出现虚证、寒证时，则选取病变本经来治疗。

2. 临证

风寒束表、肺闭不宣的手太阴肺经病变，可选取手阳明大肠经的曲池、偏历或大椎（督脉、手阳明大肠经交会穴）治疗。肝热郁结，可取足少阳胆经的足临泣、阳陵泉治疗。湿痰壅涩、脾失健运的疾病，可选取足阳明胃经的腧穴治疗。

（二）阳病取阴

阳病取阴，即阳经有病选择相表里的阴经作为治疗经脉。《素问·阴阳应象大论》云："阴在内，阳之守也。"体现了脏（阴经）为腑（阳经）气化功能的物质基础和来源。当腑（阳经）不足，出现虚寒证时，可选取有关的脏（阴经）来温阳、益气、补虚。

1. 选经条件

六腑虚损不足，可以选取相应的五脏来补益、强壮。具体而言，就是当阳经出现虚弱或寒证证候，或者阳经对机体病证的经络反应为虚弱或寒证现象时，可考虑选取相表里的阴经，以动员五脏的元气来供应虚损六腑的经气。

2. 临证

患者有胃胀、胃脘发凉等症状，而经络诊察发现足阳明胃经有松软塌陷的虚象，可选取其相表里的足太阴脾经作为治疗经脉。膀胱气虚遗溺，足太阳膀胱经出现异常，可选取足少阴肾经的太溪、阴谷进行治疗。再如感冒日久，进入中期，出现咽喉肿痛、声音嘶哑等症状，经络诊察发现手阳明大肠经有异常，可以判断病变经脉为阳明经。手阳明大肠经主津所生病，病久损耗阴津，耗津过久必然伤及肺阴，表现出阳明经虚象或肺阴不足的证候。这时可选择其相表里的阴经，即手太阴肺经作为治疗经脉，配穴尺泽、列缺。尺泽除了治疗咳嗽外，还可退外感之热，治疗咽喉肿痛、恶寒。

（三）阴阳经并取

由于阴阳经功能上相联系，部位邻近，在遇到复杂疾病时，经常两经同时选取（也应有主次之别）。如《针灸甲乙经·六经受病发伤寒热病》中对五脏热病

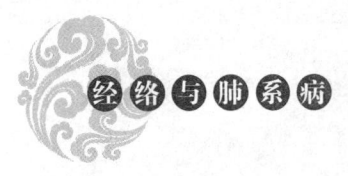

提出的选经法，就是每脏热病都并取阴阳两经刺之。

1. 选经条件

疾病情况复杂，既有正虚，又有邪实，可阴阳表里经并取。正气虚作为主要因素，以取阴经腧穴补虚、温阳、益气、养血为主，同时配伍相表里的阳经腧穴泻实、清热。邪气实作为主要因素，以取阳经腧穴泻实、清热为主，同时配伍相表里的阴经腧穴，在祛邪的同时给予扶正，补充元气。阴阳经并取的原则，必须涉及两条相表里的经脉，未涉及则不取，不必干涉未受邪的经脉。

2. 临证

阳经善于泻实、清热，阴经善于养阴益气，一虚一实，临证选经需要根据证候及经络状态决定。如慢性咳嗽，病变在手太阴肺经，急性发作时，表现为虚实夹杂，可在选择手太阴肺经合穴治疗的同时，配伍手阳明大肠经的络穴偏历，使阴经的热邪得以从阳经宣发。

由于疾病的复杂性及人体状态的不同，许多疾病都是虚实并存的，所以在针灸临床中往往遇到需要表里经并取的案例，但在具体选经时，应当结合证候结构和经络状态，一经为主、一经为辅进行表里配合。

三、选择同名经作为治疗经脉

十二经脉及其连属的脏腑，共同具有特定的生理功能和病理反应。十二经脉按照手足同名经分为六组，即手足太阴经、手足少阴经、手足厥阴经、手足太阳经、手足少阳经、手足阳明经。在膈上为手，在膈下为足。当判断证候属于某一经脉后，可选择与此经同名的经脉进行治疗。

（一）同名经气化的协同、增效

手足同名经在经络气化过程中具有显著的协同、增效作用。这是针灸临床选择同名经作为治疗经脉的重要依据。这六组经脉在人体生理功能的某些方面各有偏重，选经时要在辨经的基础上根据六经气化的具体功用进行选择。如手足太阴经主人体气机、水液的调节，手足阳明经主饮食的腐化、传导等，这种手足同名经在生理气化功能上的同一性是我们选择同名经的根据。如气机不利、水湿滞留的肿胀、喘满，可以选择手足太阴经；水火不济的失语，可以选择手足少阴经等。

在理解同名经气化作用协同性的基础上，我们还要了解在同名经协同气化过程中，手足两经所联系的脏腑不同，主治功能亦有差别，各有侧重。总体来说，上肢属阳，下肢属阴，手足同名经在气机运行上有着升降相合、相辅相成的协调作用。

1. 手足三阴经的气化作用

手三阴经（肺、心、心包）主降，偏于行气、行血，维持上焦心肺运行气血的生理功能。足三阴经（脾、肝、肾）主升，偏于育阴养血利湿，维持中、下二焦运化精微、贮藏精血的生理功能。二者升降相因，协调配合，保证了气、血、津液等精微物质的正常化生和输布。

2. 手足三阳经的气化作用

手三阳经（大肠、小肠、三焦）偏于升阳宣散，提供维持头、颈、肩、上肢活动的能量。足三阳经（胃、膀胱、胆）偏于降浊，传导和排泄糟粕、尿液等代谢废物，维持六腑通降的生理功能。这与《素问·阴阳应象大论》所说"清阳出上窍，浊阴出下窍""清阳实四肢，浊阴归六腑"的内容相符。六腑的下合穴均输注于足三阳经。手足三阳经之间升降配合、相互接续，保证了六腑传化功能的正常运转。

理解同名经气化过程中既协同增效，又同中有异、各有侧重的特点，有助于掌握同名经选经的条件，以准确选取治疗经脉。特别要注意的是，理解手足同名经气机升降，是为了更细微地了解在完成六经气化作用过程中手足经脉所起的不同作用，但不能机械地看待和运用。

（二）同名经选经方法

每组同名经所关联的脏腑不同，所在位置有别，主治上既有共性，亦有个性，构成了同名经功能的协同与特异的差别。这种认识在《内经》中有明确的论述，如《灵枢·终始》曰"病在上者下取之，病在下者高取之"。可以根据病情特点进行上、下、左、右同名经配合应用。具体方法分为以下两种。

1. 病在手经选足经，病在足经选手经

若病变经脉在手经或足经，临床只选择其同名足经或手经进行治疗。

（1）选经条件　当手经的病变是由其同名足经的气化功能不相接续而造成的时，只需取其同名足经进行治疗。同理，当足经的病变是由其同名手经的气化功能与其不相接续而造成的时，只需取其同名手经进行治疗。

（2）临证　如手阳明大肠经出现食管疾病或大肠壅滞病症，可选择足阳明胃经作为治疗经脉。因手阳明大肠经的传导失常是因足阳明胃经的降浊功能异常而

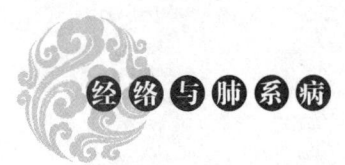

引起的，所以此时单取足阳明胃经治疗即可取效。选取足阳明胃经是取其偏于降浊的功能，只要足阳明胃经气机通畅，食管与大肠的壅滞、滞涩即能消散。

如手少阴心经出现心火亢盛上浮的证候，可选择足少阴肾经作为治疗经脉。因为手少阴的心火独亢是由肾水不能上行所致，所以单选足少阴肾经的太溪、阴谷即可增加肾阴上行，而使心火下降，心烦、失眠诸症可消。

2. 手足同名经同取

手经或足经属病变经脉，手足同名经并取。

（1）选经条件　同名经共同承担的某一个生理过程出现问题，或同属某种特定的病理过程，可以选择同名经来治疗。两经同选治疗的范围很广，比单纯取一条经的效果强。很多同名经配穴有协同、增效的作用。

（2）临证　如水湿运化障碍而致的喘咳胸满、足踝肿胀病患，常用手太阴肺经的尺泽、足太阴脾经的阴陵泉进行治疗。这是因为太阴经主三阴经的"开"，对于水液的运行和升降有衔接作用，手足太阴经相配能够起到疏通、化湿、健脾的作用，两经同时选穴配合具有很强的协同、增效作用。

四、根据五行生克制化关系选经

临床在治疗杂病时，经常发现两个以上脏腑（或两条以上经脉）病变，它们之间既不属于同名关系，又不属于表里关系，这就需要根据五行理论来考虑选经方法。中医学的五行理论，从本质上说是对脏腑之间各种关系的总结。这种关系有两类，即相生与相克。

根据五行生克制化关系选经，是通过疾病的发展、患者的证候结构来判断的。如脏腑病的心脾不足、脾肾阳虚、肝肾阴亏、肝胃不和；经络病的足太阳、足少阳寒湿，手阳明、手少阳寒痹，足厥阴、足少阴寒疝等，就要分别选择有关的两经或三经来治疗。在相生、相克经的选择中，我们要注意分析病变的两经有无主次和因果关系，要特别注意其临床实际，不可生搬硬套。

（一）相生关系

选择母经或子经。根据《难经》的"虚者补其母，实者泻其子"理论选穴，某一脏对另一脏起到支持及促进的作用，可选择与病经联系最密切的，有助于病经的脏或经恢复而对病经起支持、协助作用的母经或子经。

1. 虚者补其母

（1）选经条件　一定存在子经的虚象是由母经或母脏的自然不足、供应不足而导致的。这时可选择母经来补益，对该经产生一种辅助、补益的作用，增强其抵抗病邪的能力。如果子经的病症与母经无关，补母则无效；有些非但无效，还容易出现壅滞、胀满、不被吸收的"虚不受补，补不对路"的情况。

（2）临证　肺病日久，可以出现久咳不已、咳声低微、痰多稀白、气短乏力、食少纳呆、腹胀、便溏等证候，此为肺脾气虚之证，即应考虑是由脾（土）吸收不好而致肺（金）气亏虚。此时可以选择补足太阴脾经，即"虚者补其母"。这里选择补足太阴脾经的条件：①出现虚证，即能量不足，如"咳声低微、气短乏力""食少纳呆、腹胀、便溏"等肺脾气虚证候结构；②肺脾气虚是由谷气不足，后天生成的精微不足而造成的。以上两个条件缺一不可。

临床"虚者补其母"的选经方法应用范围广泛。如肾（水）虚之尿频、遗尿、下肢及颜面水肿，可取其母经肺（金）经治疗；肝（木）经异常可以通过补其母经肾（水）经以养肝；如肝（木）阳上亢引起的眩晕、耳鸣，可以通过调整其母经肾（水）经治疗。但如果是肺（金）肾（水）两虚证，肾虚单靠补肺经往往效果不佳，只有通过补肺（金）经之母脾（土）经增强肺气，才能发挥对肾（水）的支持作用。

2. 实者泻其子

（1）选经条件　由于某一脏的壅滞而引起母脏疏导不利，需要泻其子。通过疏导子经的壅滞，起到疏通母经的作用。

（2）临证　如出现肝实证，不直接泻肝（木），而泻肝木所生的心火。临床上，如果母子同为实火，需要母子同泻，如心肝火盛，针刺行间、大陵。

（二）相克关系

脏腑间正常的相互制约是维持生理平衡的重要条件，如果这种制约超出了正常范围，会造成相应脏腑功能异常的病理状态。这种相克关系包括相乘、相侮两种。

1. 相乘

相乘即相克太过，超过正常制约程度。如许多脾胃病患者可以出现肝经的症状，肝的症状与脾的症状并列或先后出现，此时可辨证为肝木乘脾土。可以通过疏肝或养肝阴以使肝气条达，不致肝气过旺，从而治疗脾病。临床通常用支沟、

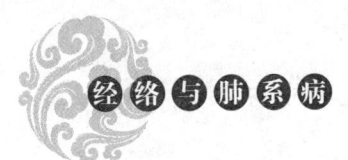

阳陵泉这组少阳经对穴，而不需取中脘、建里、足三里等健脾腧穴，原因就是脾的病症是由肝气太过旺盛导致的。反之，对于脾虚引起的肝旺，不必治肝，脾强盛起来肝自然就平复了，这时如果疏肝反而不好，即所谓"见肝之病，知肝传脾，当先实脾"之意。

2. 相侮

相侮指五行之间的反相克，就是由原来受制约的地位反过来去制约对方。如木反克金，金反克火，火反克水，水反克土，土反克木等。如因肝（木）旺引起肺（金）的病变，需要泻肝火以保肺阴。

第三节　肺经理论

一、肺经的含义

《灵枢·经脉》说："肺手太阴之脉，起于中焦，下络大肠，还循胃口，上膈属肺。从肺系，横出腋下，下循臑内，行少阴、心主之前，下肘中，循臂内上骨下廉，入寸口，上鱼，循鱼际，出大指之端。其支者，从腕后直出次指内廉，出其端。"

手太阴肺经是十二经脉之一。该经起自中焦（腹部），向下联络大肠，回过来沿着胃的上口贯穿膈肌，入属肺脏，从肺系（气管、喉咙）横行出胸壁外上方，走向腋下，沿上臂前外侧，至肘中后再沿前臂桡侧下行至寸口（桡动脉搏动处），又沿手掌大鱼际外缘出拇指桡侧端。其支脉从腕后桡骨茎突上方分出，经手背虎口部至食指桡侧端。脉气由此与手阳明大肠经相接。手太阴肺经病变，主要表现为胸部满闷，咳嗽，气喘，锁骨上窝痛，心胸烦满，小便频数，肩背、上肢前外侧发冷、麻木酸痛等症。

二、手太阴肺经的形成演变

对手太阴肺经的记载首见于马王堆汉墓出土的两种古经脉学佚书《足臂十一脉灸经》和《阴阳十一脉灸经》，从记载上来看，手太阴肺经当时被称为"臂泰（太）阴脉"，或"臂钜阴脉"。其循行是由肢端向心流注，为向心性循行。《帛书》所载其走向亦是从手至心中。而《灵枢·邪客》中的记载则是由心走手，由胸向肢端流注，为远心性循行。因此，这两种学说并存，亦是由《帛书》逐渐向《灵枢·经脉》过渡的发展过程。《内经》中也有手太阴从手向上循行的记述；《帛书》以手太阴至心中，所述的病候也为心的病变，《灵枢·经脉》以手太阴属肺，所录病候亦多与肺有关。可见这两种学说对当时的针灸临床都有极其重要的影响。

三、手太阴肺经腧穴的演变

《灵枢·本输》记载肺手太阴之脉只提到了该经的五输穴："肺出于少商，少商者……为井木；溜于鱼际……注于太渊……行于经渠……入于尺泽……手太阴经也。"此述提及井、荥、输、经、合穴共5个穴位。《黄帝内经明堂·手太阴卷》则在此基础上做了补充，记载了"中府、天府、侠白、尺泽、孔最、列缺、经渠、太渊、鱼际、少商"，共10个穴位。而《针灸甲乙经·手太阴及臂凡一十八穴》所载只9个穴位，"少商、鱼际、太渊、经渠、列缺、孔最、尺泽、侠白、天府"。更令人费解的是，《外台秘要》将中府、云门列入脾经。直至《铜人腧穴针灸图经·肺经卷》才将本经的腧穴纳入至今日的正常规范，在《黄帝内经明堂》10个穴位的基础上加入云门穴，成为完整的手太阴肺经11个经穴。

四、肺经的循行

按照《灵枢·经脉》所述，手太阴肺经的循行是起于上腹部的中焦，向下联络相表里的手阳明大肠经后，回转达胃口贲门，向上穿过膈肌连属于肺，从肺系（肺与喉咙相联系的部位）横行到腋下，沿上臂内侧，下行入肘窝中，又沿前臂内侧下入寸口，经过鱼际沿边缘出于拇指内侧端（少商穴处）。其支脉从列缺分出，沿食指内侧行至食指末端（商阳穴处），与手阳明大肠经相衔接，全身营卫之气的运行即从此开始顺经续下，循环往复，周流不息。

（一）手太阴肺经起于中焦之原因

胃为气血生化之源，胃属中焦，所以，我们也说中焦是气血生化之源。中焦何在？《难经·三十一难》言："中焦者，在胃中脘，不上不下，主腐熟水谷。"《铜人腧穴针灸图经》在对"肺经起于中焦"注释时更详细地指出："中焦者，在胃中脘，主腐熟水谷，水谷精微上注于肺，肺行荣卫，故十二经脉自此为始。"由

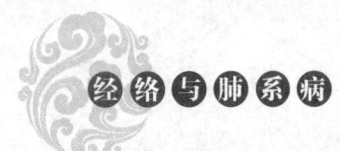

上述可知，中焦与胃接近，其部位当膈以下，脐以上，是腐熟水谷、化生气血的通道，包括在此部位内的某些脏器。既然气血之源在中焦，那么，作为十二经之始的肺经自然也起于中焦，这是没有疑问的。

（二）十二经脉流注起于肺经之原因

1. 生理角度

（1）肺是人体之气聚集的部位　肺是气体交换的场所，通过肺的呼吸作用，不断吸进清气，排出浊气，吐故纳新，实现机体与外界环境之间的气体交换，以维持人体的生命活动。人体十二经脉中运行的气血流注于肺，经肺的呼吸，进行体内外清浊之气的交换，然后再通过肺气宣降作用，将富有清气的血液通过百脉输送到全身。正是由于肺是气体交换的场所，将经脉中气血完成体内外清浊之气的交换，故十二经脉之气血运行始于手太阴肺经。

人体之气来源于先天之精所化生的先天之气（即元气）、水谷之精所化生的水谷之气和自然界的清气，后二者又合称为后天之气（即宗气），三者结而成一身之气。脾胃为生气之源，脾主运化，胃主受纳，共同完成对饮食水谷的消化吸收。脾气升转，将水谷之精上输心肺，化为血与津，水谷之精及其化生的血与津液皆可化气，统称为水谷之气，布散全身脏腑经脉，成为人体之气的主要来源，所以称脾胃为生气之源。肺为生气之主，主司宗气的生成，在气的生成过程中占有重要地位。《素问·五脏生成》言："诸气者，皆属于肺。"一方面，肺主呼吸之气，通过吸清呼浊的呼吸功能，将自然界的清气源源不断地吸入人体内，同时不断地呼出浊气，保证了体内之气的生成及代谢。另一方面，肺将吸入的清气与脾气上输水谷精微所化生的水谷之气结合起来，生成宗气。若肺主气的功能失常，则清气吸入减少，宗气生成不足，导致一身之气衰少。《素问·经脉别论》云："食气入胃，浊气归心，淫精于脉，脉气流经，经气归于肺，肺朝百脉。"《灵枢·营气》云："谷入于胃，乃传之肺，流溢于中，布散于外，精专者行于经隧，常营无已，终而复始，是谓天地之纪。"《灵枢·营卫生会》云："人受气于谷，谷入于胃，以传与肺，五脏六腑皆以受气。"其意即脾胃为生气之源，肺为生气之主。

（2）肺是津液输布的枢纽　《灵枢·营卫生会》指出："中焦亦并胃中，出上焦之后。此所受气者，泌糟粕，蒸津液，化其精微，上注于肺脉，乃化而为血，以奉生身，莫贵于此，故独得行于经隧，命曰营气。"此述说明水谷入胃以后，其精微之气通过中焦散发上行。这里值得注意的是，水谷精微之气上注于肺脉后，才化生为血。这与现代医学中肺吸入的氧气对血液的生成作用是相似的。《灵枢·决气》中"中焦受气取汁，变化而赤，是谓血"的论述也说明了这一点，中焦脾胃受纳运化饮食水谷，吸取其中的精微物质，即所谓的"汁"，其中包含化为营气的精微物质和有用的津液，二者进入脉中，变化而成红色的血液。营气和津液是血液化生的主要物质基础，而营气和津液都是由脾胃运化转输饮食水谷精微所产生的，故脾胃为血液生化之源。脾胃运化水谷精微所化生的营气和津液由脾向上升输于心、肺，与肺吸入的诸气相结合，贯注心脉，在心气的作用下变化而成红色血液。清代张志聪《侣山堂类辩·辩血》云："血乃中焦之汁……奉心化赤而为血。"《灵枢》中还有不少有关这方面的论述，如《灵枢·动输》说"胃为五脏六腑之海，其清气上注于肺，肺气从太阴而行之"。《灵枢·营卫生会》言"此所受气者，泌糟粕，蒸津液，化其精微，上注于肺脉，乃化而为血"，也指出了肺脏在血液化生中的重要作用。

全身的血脉统属于心，而血的运行又赖于气，尤其是宗气的推动，随着气的推动而运行全身。由于肺主一身之气，通过呼吸调节全身气机，所以血液的运行赖于肺气的敷布、推动和调节。也就是说，血液的运行是通过肺气的宣发这一主要动力，将精微物质输送于各经脉中，即"肺朝百脉"。上焦的"开发，宣五谷味，熏肤，充身，泽毛，若雾露之溉，是谓气"，就指的是肺的这种功能。气血的运行，心搏的力量和节律等皆与宗气有关。宗气充盛则脉搏徐缓，节律一致而有力；反之，则脉来躁急，节律不规则，或微弱无力。由于宗气的生成离不开肺脏的作用，生成之后积聚于胸中，胸中为肺脏之所在，而宗气又推动血液运行，气血借宗气推动而在十二经脉中运行全身，故十二经脉之气血运行始于手太阴肺经。

2. 病理角度

《灵枢·师传》曰"五脏六腑者，肺为之盖"，说明了手太阴肺经为诸经之首的重要性，故本经的病证常导致呼吸短促、气喘无力、咳嗽、胸闷、缺盆痛、肩背和上肢掌面桡侧痛冷，手心热、小便频数等症状。《足臂十一脉灸经》论述肺经病候"其病，心痛，心烦而噫（噫）"。《灵枢·经脉》的论述则较为概括："气盛有余，则肩背痛风寒，汗出中风，小便数而欠。气虚则肩背痛寒，少气不足以息，溺色变。"杨上善《黄帝内经太素》将此经文做了较为详尽的解释：

"气盛有余则肩背痛。（肺气盛，故上冲肩背痛也。）风寒汗出，中风不浹，数欠。（肺脉盛者则大肠脉盛，天有风寒之时，犹汗出脏中，身外汗少，故曰不浹，祖夹反，谓润洽也。有本作'汗出中风，小便数而欠'。阴阳之气上下相引，故多欠也。）气虚则肩背痛寒。（盛气冲满，肩背痛也，肩背元气虚而痛也，阳虚阴并，故肩背寒也。）少气不足以息，溺色变。（肺以主气，故肺虚少气不足息也，大肠脉虚令膀胱虚热，故溺色黄赤也。）"由此可以看出，肺经病的病机所导致的症状可以覆盖全身，使整个机体均受到不同程度的影响，所谓"众疾之首，在于肺卫"。

五、肺经的生理功能

肺经隶属于整个经脉系统，除具有经脉总的生理功能外，还具有其特定的功能。

（一）肺经是人体进行气体交换、宗气生成的主要通路，是肺主气、司呼吸功能的结构基础

《素问·五脏生成》说："诸气者，皆属于肺。"全身的气均由肺来主持和管理。肺主气包括主呼吸之气与主一身之气两个方面。

1. 肺主呼吸之气

肺主呼吸之气是指肺是行使呼吸功能的主要器官。人体一生中都在不断地进行新陈代谢。在物质代谢过程中，一方面要消耗大量的清气，同时又产生大量的浊气，清气需不断地进入体内，浊气需不断地排出体外，这些都要依靠肺的生理功能。肺既是主司呼吸运动的器官，又是气体交换的场所。通过肺的呼吸功能，人体从自然界吸入清气，又把体内的浊气排出体外，从而保证了新陈代谢的顺利进行。肺主气、司呼吸功能正常，除了肺本身的生理功能正常外，还与气道的通畅有关。气道是指气体进出体内外的通道，包括气管、支气管、咽喉等。气道通畅，也是维持呼吸正常的重要条件。从中医学角度讲，气道还应包括无形的肺经、肺络。因而，肺经的通畅与否也会直接影响肺所主的呼吸功能。

2. 肺主一身之气

肺主一身之气是指肺有主持、调节全身各脏腑、经络之气的作用。肺主一身之气这一功能主要体现在气的生成，特别是宗气的生成方面。宗气是由脾胃化生

的水谷精气与肺从自然界吸入的清气相结合，积于胸中而成。手太阴肺经起于中焦，下络大肠，还循胃口，说明脾胃所化生的水谷之气中的精微部分经由手太阴肺经上输于肺，从而与清气相合生成宗气。因此，肺经的通畅与否，直接影响到宗气能否生成。而宗气通过心脉布散到全身也要靠肺气的协助。所以肺通过宗气的生成与布散，起到主持一身之气的作用。肺主一身之气还体现在对全身的气机具有调节作用。宗气的生成以肺经为通路和场所，且肺经是其循行全身及发挥作用的起点。

（二）肺经是肺主宣发、肃降功能的主要通路

肺主宣发，即肺具有向上、向外升宣布散的生理功能。肺以肺经为主干通路，其主宣发功能主要体现在三方面：一是通过肺的气化，使体内浊气不断排出体外；二是使气血、津液输布至全身，以发挥滋养濡润所有脏腑器官的作用；三是宣发卫气，调节腠理之开阖，通过汗孔将代谢后的津液化为汗液排出体外。

肺主肃降，具有肃清、排出肺内毒邪与异物的作用。肺为娇脏，属清虚之器官，异物不容，毫毛必咳，肺内不能容有任何水湿痰浊和异物停留。肺以肺经为主要通路，其主肃降功能主要体现在三方面：一是吸入自然界清气；二是把肺吸入的自然界清气和脾转输来的水谷精微下行布散；三是肃清肺和呼吸道内的异物，以保持呼吸道的洁净。

肺气的宣发和肃降功能是肺的生理功能相辅相成的两个方面。在生理情况下，二者相互依存、相互配合、相互制约，使呼吸保持平稳状态。若肺经发生病变，气血阴阳失衡，则会导致肺宣发、肃降功能失职，出现肺系证候。

（三）肺经是肺通调水道功能的主要通路

人体的水液代谢在生理活动中具有十分重要的作用，它主要包括水分的摄入、在体内的转输利用和代谢后水液的排泄等几个环节，是在多个脏腑参与下共同完成的，肺是其中之一，故有"肺主行水""肺为水之上源"之说。肺调节水液代谢的作用称为"通调水道"，而肺经则是水道的主干部分。肺通调水道的功能主要体现在以下两个方面。一是肺主宣发，调节汗液的排泄。排泄汗液，是人体水液代谢的一部分。肺主宣发，将水谷精微和津液宣散于周身，特别是使布散到体表的津液通过汗孔以汗的方式排泄于体外。二是肺气肃降，使水道维持通畅。水道指体内水液运行、排泄的道路。水道的通行畅达，流通无阻，是维持水液代谢平衡的重要条件。肺经通畅则水道通调。

（四）肺经是肺朝百脉、主治节功能的主要通路和载体

在古代，全身之脉称为"百脉"，肺朝百脉，即全身血液都朝会于肺。肺朝百脉的生理意义在于：全身血液通过肺经流注于肺，通过肺的呼吸功能进行气体交换，然后再输布全身。肺主一身之气，调节全身之气机，而血液的正常运行亦赖于肺的敷布和调节，故有"血非气不运"之说。肺经是十二经脉气血循环流注的起点，在此血得气之推动而运行全身，周流不息。从现今观点认识，犹如血红蛋白得氧气之推动形成氧合血红蛋白，由肺静脉涌出，营养全身。

《素问·灵兰秘典论》说："肺者，相傅之官，治节出焉。"这是将肺比喻为辅佐一国之君的宰相，协助心君，调节全身。肺的治节作用主要体现在四个方面：一是肺主呼吸；二是肺有节律地呼吸运动，协调全身气机升降运动，使脏腑功能活动有节；三是辅佐心脏，推动和调节血液的运行；四是通过肺的宣发与肃降，治理和调节津液的输布、运行与排泄。因此，肺的主治节功能，实际上是代表着肺的主要生理功能。肺主治节功能的正常维持有赖于肺经的承载。

（五）肺经是肺与其他脏腑形体官窍联系的通路

心、肺同居上焦，心主血而肺主气，心主行血而肺主呼吸。心与肺的关系主要表现在血液运行与呼吸吐纳之间的协同调节关系。肺司呼吸而摄纳清气，脾主运化而化生谷气；肺主行水，脾主运化水液。肺与脾的关系主要表现在气的生成和水液代谢两个方面。肝主升发，肺主肃降。肝与肺的生理关系主要体现在人体气机升降的调节方面。病理状态下，肝、肺病变可相互影响。肺为水之上源，肾为主水之脏；肺主呼吸，肾主纳气；肺属金，肾属水，金水相生。肺与肾的关系主要表现在水液代谢、呼吸运动及阴阳互资三个方面。肺与大肠相表里，它们的生理联系主要体现在肺气肃降与大肠传导之间的相互为用。肺在体合皮，其华在毛，肺与皮毛相互为用。肺在窍为鼻，喉为肺之门户。而肺经恰恰就是肺与身体各个部位相联系的结构基础。

六、肺经主时

"肺经主时"概念的提出，是后世在《内经》理论基础上发展起来的，是对《内经》中有关时间因素及人体健康与疾病关系的进一步发展，其理论形成、发展于金元时期。当时受宋代明理学的影响及运气学说的发展与普及，针灸理论将干支象数与十二经脉流注次序相结合，并引入汉代京房易学中的纳甲说和纳支说，

用于针灸的施治过程中，逐渐形成了按照日时干支来推算针灸经脉和穴位的方法。运气学说及子午流注，将干支、运气作为诊断、治疗疾病的首要考虑因素，年、月、日、时的节律对人体有很大影响，这一观点得到极大的重视和发展。子午流注理论的正式形成是以金代何若愚所著《流注指微针赋》为标志，该书系统总结了《内经》中有关气血流注、天人相应、针刺需候气逢时等理论，首次提出了子午流注纳甲法的开穴和具体方法。《子午流注针经》是现存最早的子午流注专著，"子午流注"的名称即由此而来。

《灵枢·五乱》说："经脉十二者，以应十二月。十二月者，分为四时。"据子午流注理论推算，肺经主寅时。《素问·六节脏象论》说："肺者，气之本，魄之处也；其华在毛，其充在皮，为阳中之太阴，通于秋气。"故有"肺应秋"之说。

（一）肺应秋

《内经》构建"肺应秋"理论源于"五脏应四时，各有收受"的天人相应观。《素问·四气调神大论》曰："秋三月，此谓容平。天气以急，地气以明，早卧早起，与鸡俱兴，使志安宁，以缓秋刑，收敛神气，使秋气平，无外其志，使肺气清，此秋气之应，养收之道也。"此述指出肺通于秋气，与秋天的季节气候相通应。有学者认为，肺气旺于秋，肺病在秋季缓解；也有学者认为，肺气通于秋，秋季多见肺病。

（二）肺经主寅时

一日十二时辰，昼夜交替，阴阳消长，进行着有规律的变动，人体经脉气血循行流注的盛衰也随着时辰先后的节律性变更，与之相应。这正如滑伯仁所说："其气常以平旦为纪，以漏水下百刻，昼夜流行，与天同度，终而复始也。""平旦"指寅时，是一天的开始，此时气血出自中焦而流注肺经，经卯时、辰时等至丑时。寅代表着开始，以肺经配寅时，因此才有了肺经寅、大肠卯等的配属。《针灸大成》云："肺寅大卯胃辰宫，脾巳心午小未中，申胱酉肾心包戌，亥焦子胆丑肝通。"

子时（夜半）、午时（日中）、卯时（日出）、酉时（日入）这四个时辰也分别是阴阳气交的转折点。

经脉的循行是从肺经开始的，正月也是从寅时开始的，这就告诉我们，一年是从寅时开始的。人体的气机都讲顺其自然，从肺经开始，这个时候是阳气的开

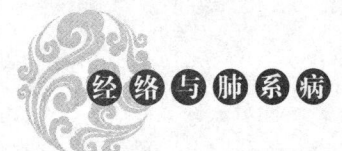

端,是人从静变为动的一个开始,也就是转化的过程,此时也是肺经产生宗气的时候,宗气走呼吸道行呼吸,并贯心脉以行血气。健康的人此时应该是深睡状态,即通过深度睡眠来完成生命由静而动的转化,身体虚弱的人或老年人此时会出现失眠或醒来,这是因为身体各部位对血的需求量增加,而大脑得到的血减少了,用中医的话说,就是只有"宣发"没有"肃降"了,大脑得不到血液的充分滋养,自然会失眠。

《内经》中关于一日的时间划分,有一种形式,即将一日分为四个时间段,并将其与四季相配合,即《灵枢·顺气一日分为四时》所说"朝则为春,日中为夏,日入为秋,夜半为冬",这实际上反映了一日之内的阴阳消长规律,按照此理论,日入为秋,其在脏则为肺。因此,从日节律的角度来看,肺经主时的概念还应当包括黄昏时分。

经脉流注与发病周期的关系,约言之有二。一是经气生旺之时发病,脏腑经络病作,正气借该经气血旺盛而与邪相争,正邪交争而发病。二是经气生旺、气血充盛之时,得天时正气之功,阴阳自和而病愈,观《伤寒论》六经病欲解时可知。同营卫运行、经脉流注具有时间节律一样,许多不寻常节律只有在人体有病时才出现,如支气管哮喘、慢性支气管炎等肺系疾病,多在寅时气血流注肺经时发作,五更泻多在卯时气血流注大肠经时发作。周仕雄研究发现,气道阻力及胸腔内气体容积和压力差均在凌晨5时出现高峰,与肺经气流注时间3—5时正相符合。

刘学观察发现,常见肺系病的发病在年周期与日周期节律上有明显变化。从年节律的角度,秋季为肺经之所主,此时肺系病的发病率明显增多,症状一般较重,且患者肺系病症状的轻重及预后转归与发作的程度和年龄的大小呈正相关;从日节律的角度看,凌晨3—5时(寅时)是子午流注中肺经所主的时间,凌晨至天亮疾病表现在肺脏为甚,此时肺系病患者的症状多明显加重,寅时是一个明显的时间节点,此时肺系病患者某些症状相对较甚,而且一般持续到天亮之时。这可以用来指导肺系病的预防、辨证诊治、治疗时机、养生调护,以及对危急症状的提前关注与及时处理,进一步深化了中医的预防保健思想。

七、肺经的病机转换

肺经有常有变,常则通,变则病,病则必有"病经"产生,"病经"生则经病成。在生理状态下,肺能够促进经中气血的双向流动;在病理状态下,肺之功能失常又可以影响肺经中气血的双向流动,产生相应的经脉病变。肺经病是以肺经气血运行不畅、气滞血瘀痹阻肺经、痰瘀胶结凝滞肺经、肺经失养损伤等为主要病理变化的一类疾病;病机以易滞易瘀、易入难出为特点;病证涉及中医"咳嗽""喘证""胸痹""肺胀"等范畴,临床常伴有咳嗽、气喘、胸部憋闷等症状,与毒邪、痰瘀直接相关,多由正虚邪盛,邪正交争,邪恋不去,邪毒蕴结于肺经所致。以下论述其病机转换。

(一)肺经气血运行不畅

"肺通天气",外邪侵袭首先犯肺,使肺气被束,肺失宣发肃降。或邪热犯肺,灼伤经脉,迫血妄行,血溢脉外而痹阻肺经;或伤于外感寒邪,经脉凝滞而痹阻,如《素问·举痛论》所言"寒气入经而稽迟,泣而不行,客于脉外则血少,客于脉中则气不通";或湿邪留滞,胸阳不振,肺经阻滞不畅而痹阻,如《素问·痹论》云"风寒湿三气杂至,合而为痹也"。以上原因均可导致肺经运行失畅,流动灌渗动力不足,气机运行失常,宣发肃降功能失调,从而产生一系列相关症状。

(二)气滞血瘀,痹阻肺经

《灵枢·脉度》云:"气之不得无行也,如水之流,如日月之行不休。"气在经脉中运行不息,若经运不畅,便会影响气的运行而产生气机郁滞;"气为血帅,气行则血行",气虚气滞,可致血气运行受阻,均可滞留为瘀;血瘀阻滞经脉,反过来也会加重气滞。《素问·痹论》"(痹)在于脉则血凝而不流",是血行不畅、留而为瘀之例证。气滞血瘀,痹阻肺经,是在肺经运行不畅基础上发展而来的,是由功能性病变转向器质性损伤的重要阶段,肺经痹阻引起肺功能失常,产生一系列气滞血瘀的症状。

(三)痰瘀胶结,凝结肺经

痰浊与瘀血互为因果,互生互化。痰浊黏滞易阻,经脉气血流注受阻,血滞为瘀;痰浊停聚于经脉内外,阻滞肺经气机,气滞则血瘀。瘀血阻滞经脉,致使脉中之津不能经心化赤为血而郁于经中,脉外之津亦不能还流于经内而聚于脉外,郁积日久,逐渐化为痰浊。同时血瘀于经脉内外,阻滞经脉气机,气不化津,津凝而产生痰浊。痰瘀互结,阻滞肺经,又成为新的病理因素,化为"凝痰败瘀,混处经络",蕴积成毒,败坏形体,加速气道狭窄,终致"痰夹瘀血,遂成窠囊"。痰瘀胶结,凝结肺经,是脏腑气血津液功能代谢失常的进一步表现,是多

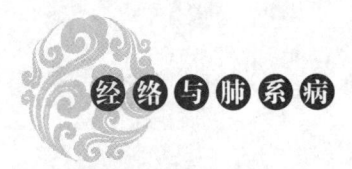

种病理因素相互胶着并作用于经脉的结果，是肺经病病势深伏而进行性发展的重要环节。

（四）肺经失养损伤

气血阴阳是肺经发挥其功能的物质基础，脉中气血充沛，输布渗灌正常，则脏腑得其濡养；各种原因损伤肺经，肺失所主，经脉不充，无力鼓动则痹阻。肺经痹阻日久，营卫功能失调，气血津液生化不足，气不足则血行迟缓，血不足则经脉愈发失于充养，经愈虚则邪愈滞，病气、病血加重，小疾积大。气滞津凝血停，痰浊、瘀血相搏，蕴结不解，邪气益盛，积而成毒，毒损脏腑，败坏肺经，至虚有隙，留邪更甚，险症环生，各种肺经病的最后转归均会出现此证型。

八、肺与其他脏腑的经络关系

人体是一个有机整体，肺与各脏腑、形体官窍之间关系密切，功能上相互为用，病变时相互影响，其理论基础除阴阳五行外，尚与经络循行密切相关，如《灵枢·经脉》言："肺手太阴之脉，起于中焦，下络大肠，还循胃口，上膈属肺，从肺系，横出腋下，下循臑内，行少阴、心主之前，下肘中"，手太阴肺经下络大肠，与手阳明大肠经互为表里，肺与大肠因络构成脏与腑的相合关系。经的支脉直接注入肺中，《灵枢·经脉》曰"肝足厥阴之脉……其支者，复从肝别贯膈，上注肺"，肺经与肝经密切联系。手太阴肺经"还循胃口"与胃有着密切联系，临床上肺、胃常互为影响，相兼为病。

（一）肺与大肠的经络关系

"肺与大肠相表里"源于《内经》，是中医学的经典理论。该理论是古人经过观察总结出来的。《灵枢·本输》纲领性地指出："肺合大肠，大肠者，传道之腑。"《中西汇通医经精义》指出："大肠所以能传导者，以其为肺之腑。肺气下达，故能传导。"《黄帝内经素问集注》指出："邪痹于大肠，故上则为中气喘争。"这些记载均反映了肺与大肠在功能上相互影响。肺与大肠"相通"为其联系的主要表现形式，正因为肺与大肠相通，痰才有可能从肺传入大肠，并由大肠排出体外。肺主宣发，是大肠得以濡润的基础，使大肠不致燥气太过；肺主肃降，是大肠传导功能的动力。肺藏魄，肛门又称"魄门"，为肺气下通之门户。

《素问·咳论》言："肺咳不已，则大肠受之。大肠咳状，咳而遗失。"唐代王冰注曰："肺与大肠合，又大肠脉入缺盆络肺，故肺咳不已，大肠受之。"肺经和大肠经相互络属，故肺脏疾病也可伴有腹痛、泄泻或大便燥结等大肠病变。《素问·五脏生成》认为："咳嗽上气，厥在胸中，过在手阳明、太阴。"《素问·缪刺论》记载："邪客于手阳明之络，令人气满胸中，喘息而支胠，胸中热。"明代马莳在注解《内经》肺经病候时说"是皆肺经所生之病耳，然又有诸病，或出本经，或由合经……正气不足，则为肩臂疼痛，寒冷，络行手阳明"，马莳依据经脉表里关系，阐释了肺经主病"肩臂痛寒"的病机。现代医学也验证了这一方面。王今达发现，许多肠道功能异常的患者常并发急性呼吸衰竭。冯学瑞采用直肠半结扎造模，导致大肠胀气、便实燥结和食糜郁滞，镜下发现肺脏有明显的病理变化，而其他脏器则未见异常。

《灵枢·经脉》曰："肺手太阴之脉，起于中焦，下络大肠，还循胃口，上膈属肺。"又曰："大肠手阳明之脉……下入缺盆，络肺，下膈，属大肠。"明代张介宾释曰："络，联络也……肺脉络于大肠，以肺与大肠为表里也。按：十二经相通，各有表里，凡在本经者皆曰属，以此通彼者皆曰络，故在手太阴则曰属肺络大肠，在手阳明则曰属大肠络肺。"另外，还有一种属络关系，《灵枢·经别》言"手阳明之正……走大肠，属于肺""手太阴之正……入走肺，散之太阳"，即肺与大肠的经别也联系其相应表里脏腑。《灵枢·经别》言："手阳明之正，从手循膺乳……属于肺……合于阳明也……此六合也。"《黄帝内经灵枢注证发微·经脉》曰："手太阴肺经之别穴，名曰列缺……入手阳明大肠经……乃别走阳明之穴，正以肺与大肠为表里也。"《类经·经络类》中记载："手太阴之络名列缺……此太阴之络别走阳明……以其相为表里，故互为注络以相通也，他经皆然。"

（二）肺与肝的经络关系

肺气以肃降为顺，肝气以升发为调，肺与肝一降一升，为全身气机升降之枢纽。肝主疏泄，肝气郁结或升动太过，影响肺气的宣发肃降，伤及肺气；而肺气已伤，又会使肝气升动太过，以至木叩金鸣。同样，肝失疏泄，可致脾胃失和，气机升降不利；而脾胃已伤，又可使木乘土壅。肝郁日久，阴水暗耗，累及肾水，水不济火，以致火邪郁于肺中而不能发散，终致咳嗽经久难愈。咳嗽日久，肺失宣降，影响及肝，肝失条达，疏泄不利；而肝疏泄不利，肝升太过，气机逆乱，导致疾病加剧，缠绵难愈。

足厥阴肝经在体内有一条支脉"从肝别贯膈，上注肺"，与手太阴肺经相贯

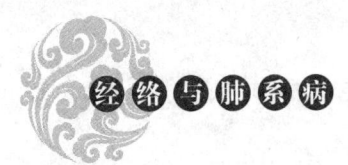

通，构成肺与肝的联系，为肝、肺之间的生理病理关系提供了充分的理论依据。故在临床上常见的小儿惊风、癫狂、高血压、肝气不舒等疾病取用肺经腧穴较其他穴取效更捷。

（三）肺与心的经络关系

贺金等认为"肺朝百脉"是对心肺关系的一个高度概括。《医学集成·心跳》云："心系于肺，肺为华盖，统摄大内，肺气静则心安，肺气扰则心跳。"中医学脏象理论认为，心主血脉，全身的血液必须在脉管中，在心气的推动下才能运行到全身，并进而运行到肺脏，在肺主气、司呼吸的作用下完成气体交换后，又在宗气的推动下运行到全身，因此"肺朝百脉"亦是对心肺关系的一个高度概括。同时，"肺朝百脉"理论与现代医学对循环系统的论述亦是不谋而合的。现代医学认为，全身脏腑组织器官的生理活动与氧气密切相关，而呼吸系统的主要功能就是通过肺循环吸入氧气，呼出二氧化碳，再通过体循环将氧气运输至全身各个组织，为其提供生化氧料，协助稳定酸碱平衡。

《灵枢·经脉》言："心手少阴之脉，起于心中，出属心系，下膈，络小肠……其直者，复从心系，却上肺，下出腋下，循臑内后廉，行手太阴、心主之后。"手少阴经从心中出来后，经心系上达肺部，心与肺经络相连，使得心肺间建立起信息通路。

手太阴肺经是十二正经的首起之经，亦是营气首先循行之经，它接源于来自中焦升华的营气，通过自身的运行然后传注到手阳明大肠经，再传至足阳明胃经，以后依次传注直至足厥阴肝经，最后仍由足厥阴肝经传注到手太阴肺经，构成营气在十二经脉循行流注于全身的通路。在沟通任、督二脉营气运行之时，手太阴肺经的另一分支起到了连接的作用。它是由手太阴肺经传注于任脉，从膺、颈部上行到口鼻，通连督脉，经巅顶向下循背脊，绕过阴部又接连任脉，上行到胸腹再与手太阴肺经衔接。这样，就构成了十四经的循行流注通路，同时也加强了各脏腑之间的联系。

（四）肺与脾的经络关系

肺主气、司呼吸，脾主运化而将水谷化为精微，肺吸入的自然界清气与脾运化的水谷之精气相合化为机体的生命之气，故有"肺为主气之枢，脾为生气之源"之说；肺又宣发布散脾胃生成的水谷精微；肺、脾同为水液代谢的重要脏器。《素问·经脉别论》所云"饮入于胃，游溢精气，上输于脾，脾气散精，上归于肺，通调水道，下输膀胱"，即说明了脾、肺在生理上的这种内在联系。饮食入胃以后，水谷精微游溢于脾，脾又将其上输于肺，肺行其宣降之能，气化之职，使清者上行，浊者下行，散布全身，营养脏腑，此皆为脾、肺的升降之功，以"肺气布散，脾气渗利，胃气蒸化"，发挥治理调节全身的功能以使水道通调，水湿不至于停滞潴留。若脾失健运，水液不化，聚湿生痰，为饮为肿，影响及肺则失其宣降而痰嗽喘咳。故有"脾为生痰之源，肺为贮痰之器"之说。也就是说，脾的运化功能与肺气的宣降功能是分不开的。在五行中，脾属土，肺属金，土能生金，肺脾相生，在病理上，肺气虚累及脾（子病犯母），脾气虚影响肺（母病及子），终致肺脾两虚之候。二者均可用培土生金之法，健脾生气以补益肺气。

肺主皮毛，脾主肌肉，皮肉相连，合为肌膜，以护人体；肺、脾同属太阴，同气相求。此外，手太阴肺经起于中焦，与脾胃关系密切，中府作为手太阴肺经与足太阴脾经的交会穴，也加强了肺、脾之间的联系。手太阴肺经旺在寅时，此时正是睡眠时间，所以治疗可以在同名经旺盛时进行，即上午9—11时脾经旺时采取一些治疗手段，会有意想不到的疗效。

（五）肺与肾的经络关系

肺、肾二脏的关系，在中医学中有大量论述。在脏腑理论中，肺、肾为母子之脏，金水相生，疾病过程中可以相互影响。肺主气，通调水道，为水之上源，肾主开阖，通过气化作用于膀胱，机体的水液代谢，通过肺的宣降作用，使水精四布，五经并行，通达全身各部，而其中之浊液则下输膀胱，在肾的气化作用下，变为尿液排出体外，从而保证了体液的正常代谢。肺主呼气，肾主纳气，二脏共同完成呼吸升降运动，即肺的呼吸功能需要肾的纳气作用来协助。肾脏对人体呼吸运动的作用体现在纳气功能上，主要靠肾阳的作用，肾中阳气充盛，则摄纳正常，呼吸调匀，肾气充盛，吸入之气才能经过肺的肃降下纳于肾，故有"肺为气之主，肾为气之根""呼出心与肺，吸入肾与肝"之谓。

病理上，若肺的宣降功能失调，不能将水液下输于肾与膀胱，或肾的气化作用不利，皆可导致水液代谢失常，出现咳嗽喘息不得卧、水肿等病症。若肾气虚衰，摄纳无权，或肺病日久，伤及肾气而致肾不纳气，皆可出现气喘，呼多吸少，动则尤甚等肾不纳气的症状。

肺、肾之阴液是互相滋养的，肾阴是全身阴液之根本，肾阴虚不能上滋肺金，可致肺阴虚；若肺阴亏虚，则不能正常宣布精微，亦能使肾阴亏虚，所以在临床

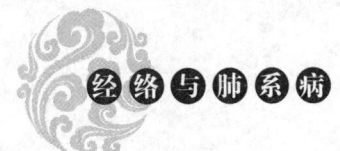

上，肺肾阴虚常并见，可以表现为颧红、盗汗、潮热、干咳喑哑、腰膝酸软。

肺、肾之间存在着直接的经络联系，这也是二者存在着密切关系的直接原因之一。少阴脉贯肾络肺，通过足少阴肾经将肺、肾二脏联系起来。一方面加强了二者生理功能上的联系，包括呼吸调节、水液代谢和通调水道的功能，更好地体现了子母之脏在功能上的互相配合；另一方面，肺与肾在病理上也是存在着密切的联系，《灵枢·经脉》中有"肾足少阴之脉……是动则病，饥不欲食，面如漆柴，咳唾则有血，喝喝而喘，坐而欲起"，足少阴肾经是动病的症状中有明显的肺系病症状，这是肺、肾二脏密切关系在病理上的体现。

在针灸的治疗理论中，肾经的一些穴位可以治疗肺系病的相关病证，《针灸大成·足少阴肾经》在论述肾经穴位的主症中，涌泉、然谷、太溪、大钟、照海、步廊、神封、灵墟、神藏、彧中、俞府等可以治疗肺系病常见的咳嗽上气、咳逆喘不得息、胸胁支满等症状。涌泉主"咳吐有血，渴而喘，坐欲起""咳嗽身热，喉闭舌急失音""喉痹，胸胁满闷"，然谷主"涎出喘呼少气""咳唾血，喉痹"，太溪主"久疟咳逆"，大钟主"胸胀喘息，胸满便难""喉中鸣，咳唾气逆，烦闷"，照海主"咽干"，步廊主"胸胁支满，痛引胸，鼻塞不利，呼吸少气，咳逆呕吐，不嗜食，喘息不得举臂"，神封主"胸满不得息，咳逆"，灵墟主"胸胁支满，痛引胸不得息，咳逆呕吐"，神藏主"咳逆喘不得息，胸满不嗜食"，彧中主"咳逆喘息不能食，胸胁支满，涎出多唾"，俞府主"咳逆上气，呕吐，喘嗽，腹胀不下食饮，胸中痛久喘"。

第四节　肺经病诊疗

一、肺经病常见病因

（一）外邪侵袭

1. 外感六淫

六淫之邪自外多从肌表、口鼻侵袭人体而发病。肺在上为华盖，且为娇脏。十二经脉敷布于肌表之间，使肌表成为卫外抗邪的第一道屏障。气血的循行起于手太阴肺经，故发病时肺经首当其冲。若外邪侵袭肌表，初见发热恶寒、头身疼痛等，因肺合皮毛，表邪不解，久之则内传于肺，出现咳嗽、胸闷、胸痛等症状。六淫邪气均可伤及肺经，引发肺系疾病，论述如下。①风：风邪是引起肺经病的主要外因。"风为百病之长""风者，百病之始也"，风为肺系病之先导。气候骤变，淋雨受凉，出汗后伤风易致风邪侵袭患病。风邪侵袭肺经，常见咳嗽、咽痒，或微恶寒，少痰或无痰，舌淡红，苔白，脉浮。②寒：寒为阴邪，易伤阳气，故易损肺阳。寒性凝滞收引，寒邪外侵，肺经拘紧，当发猝然咳嗽、喘憋或者诸症加重。③湿：湿邪侵及人体，留滞肺经，最易阻遏气机，肺经气机不畅，聚湿成痰。风寒之邪常与湿邪兼夹为病，湿夹风寒，三气杂至，闭阻气机，阻滞经脉，经脉气血涩滞，气滞血瘀，痰瘀内阻，肺经失用，咳、痰、喘诸症悉生。④燥、暑、火：燥、暑、火均属阳热之邪，易耗伤阴津，损及血脉。肺为娇脏，开窍于鼻，外邪易从口鼻而入伤及肺脉。燥邪伤肺经则干咳无痰、唇干鼻燥，甚则痰中带血丝。暑性炎热，易伤津气，清代叶天士《临证指南医案》说"暑由上受，先入肺络"，邪盛正虚，则传入肺经。火属温热之邪，火热伤肺经则见唇干鼻燥、咽喉肿痛、发热鼻衄诸症，火热生毒侵入血络，聚而生腐，发为脓疡。又因肺主皮毛，肺经风热，气血瘀而不行，可致痤疮。

2. 温、疫之气

（1）外感温邪　清代叶天士《温热论》说"温邪上受，首先犯肺"，指出温邪致病的侵入途径与伤寒不同，伤寒先犯肌表阳络，温邪则直袭肺络，并以络为传变途径，侵袭肺经。

（2）疫病之气　疫病之气是一类具有强烈传染性的病邪，自口鼻而入，侵袭人体。自鼻而入者，"肺气通于鼻""天气通于肺"，由呼吸道传染者伤及肺经，故临床常见发热、咳嗽、吐痰甚或痰中带血、肺实变等。

（二）内伤七情

七情是指人体喜、怒、忧、思、悲、恐、惊7种情志变化。七情致病，先自脏腑郁发，外形于肢体，故称"七情内伤"。气血是五脏和情志活动的物质基础。肺在志为悲忧，悲则气消，过度悲忧损伤肺气，导致精神萎靡，气短乏力。肺经气滞，则胸闷、憋喘；肺经气逆，肺失宣降，发为咳喘；经气郁滞，气机不畅，津液输布受阻，津聚成痰，痰湿阻滞；气失帅血，气滞血瘀，痹阻肺脉，变生重症。郁怒伤肝，肝气不舒，反侮肺金，肺脉受戕，发为咳嗽，甚则咯血。多思伤脾，母病及子，土不生金；惊恐伤肾，恐则气散，肾不纳气，子病及母。以上因

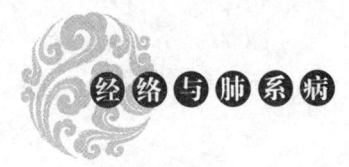

素均可加重肺系疾病。

（三）饮食不调，劳倦过度，气血不充，经失所养

饮食失节，损伤脾胃，气血生化乏源；劳则气耗，过逸则气血运行不畅，纳化呆滞。气血亏虚，肺经不充，肺脏失养，而致气短懒言，精神疲惫。

（四）痰瘀阻滞，经脉不通

痰湿、瘀血既是病理产物，又是继发性致病因素。经气郁滞，津血不能正常互化，输布代谢失常，津凝则为痰浊，津聚化为水湿。反聚为痰湿之邪，加之过食肥甘厚味壅滞脾运，化生痰湿。痰有有形、无形之分，有形之痰出于肺、咳于外；无形之痰阻滞于经脉，壅塞气机，阻滞气道，为病甚杂。痰浊黏滞易阻，经脉气血流注受阻，血滞为瘀；痰浊停聚于经脉内外，阻滞肺经气机，气滞则血瘀。瘀血阻滞脉道，致使经中之津不能经心化赤为血而郁于经中，经外之津亦不能还流于经内而聚于脉外，郁积日久，逐渐化生痰浊；同时血瘀于经脉内外，阻滞经脉气机，气不化津，津凝而产生痰浊。痰瘀胶结，阻滞肺经，又成为新的病理因素，致使肺经疾病缠绵难除。

（五）环境之毒

首先是环境污染，导致空气质量每况愈下，致使雾霾天气显著增多，空气中有害细颗粒物随呼吸进入肺脏，侵入肺经，传至全身，引发不适。其次是各种变应原。"邪之所凑，其气必虚"，肺经损伤，肺虚有隙，外来邪气即趁机体正气不足之虚，或从皮毛，或从口鼻，循络入经，引发伏邪，诱发肺经病，见于肺系过敏性疾病。再次是吸烟，吸烟可直接或间接引发慢性支气管炎、慢性阻塞性肺疾病甚至肺癌，已属众所周知。烟毒辛燥、入肺，直入肺络，后入肺经，久则耗气伤阴。烟毒因虚而留滞，瘀、痰、毒结聚肺经，痰瘀阻滞则肺胀、喘满；瘀血化水为肿为喘；毒瘀化火，灼伤血脉，则咯血频作；癌毒亢害晚期则阴虚内热，阴阳两虚，循经转移他脏则症见烦杂，变证多端。

二、肺经病病机分析

肺经作为整个经脉系统的一部分，承载着在经脉运行气血、营运阴阳、渗灌濡养、属络脏腑肢节的作用，同时肺经将脾胃的水谷精微物质运送至肺脏，化生气血。六淫外邪尤其风、寒、燥、热等邪气内侵，或是七情内伤，或是痰湿瘀血阻滞，或是久病伤及气阴，均可损伤肺经而导致肺经病的发生，产生经虚不荣、肺经郁滞、肺经绌急、毒邪滞经、肺经瘀阻、肺经损伤及络息成积等主要病理变化。

（一）经虚不荣

1. 肺经气虚

久病喘咳等耗伤肺气；禀赋不足，元气不充伤及肺气；营养不足或胎产之后失于调养导致气血化生不足累及肺气；或其他脏腑病变影响肺气，如酒色劳伤过度，重伤脾肾，耗损精血或忧思劳倦伤脾，脾虚肺弱，正气亏虚等均可导致肺经气虚。肺失宣肃，肺不主皮毛，而出现咳喘无力，少气短息，动则益甚，咳痰清稀，语声低怯，或自汗畏风，神疲体倦，面色淡白，舌淡苔白，脉弱等症。

2. 肺经阴虚

久病咳喘，气血亏耗，或燥热之邪犯肺，耗伤阴津，或热病后期阴津损伤以致肺阴不足。阴不足则虚热内生，阴不足则肺失滋润而不能肃降，阴不足则肺经失养，故可见干咳少痰或痰少黏稠，或痰中带血，声音嘶哑，口燥咽干，形体消瘦，潮热盗汗，心烦热，午后潮热，舌红少津，脉细数等症。

（二）肺经郁滞

1. 外邪侵袭，经气郁滞

（1）风寒束肺　气候寒冷，衣着单薄，或贪凉饮冷而致寒邪犯肺，肺为寒束则失于清肃，寒邪着于皮毛则卫表不和，故见咳嗽，咳痰清稀，轻微恶寒，轻度发热，无汗，舌苔白，脉浮紧等症。

（2）风热犯肺　外感风热，或寒郁化热，邪热上乘于肺，肺为清虚之脏，热邪蕴肺则肺失宣肃，故见咳嗽，喘逆，痰黄或黄白兼有，或痰有腥臭味，鼻塞流黄浊涕，身热，微恶风寒，口干咽痛，舌尖红苔薄黄，脉浮数等症。

（3）燥邪伤肺　多由秋季感受燥邪，耗伤肺津所致，亦有因风温诸邪伤津化燥伤及肺经而致干咳少痰，痰黏难咯，咳甚胸痛或喘咳唾白沫，鼻燥咽干或燥而鼻衄，唇舌欠润，舌干苔薄少津，脉细数，或兼有发热、恶风寒、头痛等表证。

2. 痰湿阻闭肺经

感受外邪，或久病咳喘，以致肺不布津，聚津为痰而阻滞肺经，或脾气亏虚，脾不输津，聚湿成痰，上渍肺经。痰阻肺经，肺宣肃失职，肺气上逆，故咳嗽多痰，痰液黏腻色白易于咯出，胸闷，甚则气喘痰鸣，胸胁疼痛，倚息不得卧，舌淡苔白腻，脉滑。

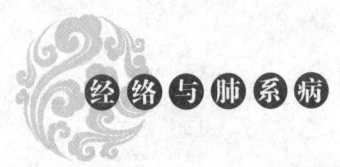

3. 热毒滞经

温热疫毒侵袭肺经；或平素嗜酒太过、恣食辛辣煎炸炙煿厚味，酿湿蒸痰化热熏灼肺经；或肺脏宿有痰热、他脏痰浊瘀热蕴结日久，上干肺经。以上因素均可导致寒战高热，咳嗽气急，气促胸满，喘息鼻煽，咳痰黄稠或铁锈色，或痰中带血，舌红苔黄，脉数。

4. 瘀阻肺经

经气郁滞（或虚滞）久病不愈或气虚运血无力导致气血津液输布障碍，津凝为痰，血滞为瘀，痰瘀阻滞经脉。肺朝百脉，全身经脉若被损伤，如金刃损伤，其痰浊瘀血均可随气血流行阻滞肺经。前者可见咳逆倚息不得卧，胸闷喘促，面色黧黑，心下痞坚，口唇发绀，面浮肢肿，舌紫暗苔白，后者可见急性肺络瘀塞症，类似今之肺栓塞，可突发胸痛，伴有呼吸喘促，口唇发绀，甚者猝死。

5. 肺经损伤

外感燥热之邪、温热疫毒，或是阴虚浮火，或是痨虫蚀肺，或是情志愤郁，均可损伤肺，或破损或伤断致气血流泄或阻断不通。症见咳嗽咳血，或痰中带有血丝，或痰血相兼，或纯血鲜红，间夹泡沫，或咳吐大量脓血痰，腥臭异常。

三、肺经经络诊察

（一）解剖定位

患者握拳，定好腕部桡侧腕屈肌腱和肱桡肌腱的位置，手太阴经前臂路线即位于桡侧腕屈肌腱与肱桡肌之间的缝隙处，腕部路线则正在桡动脉搏动处。

（二）循推操作方法

体位：医者与患者相向而坐，患者亦可取平卧位，医者坐于床边。

辅手：患者手心朝上，医者用辅手握住患者的腕关节，拇指按住皮肤。

循推操作：医者沿肱桡肌的尺侧缘（内侧）一直循推到肘部。在上部（肘以上）可用按压的手法。

手太阴经一般从太渊穴开始循推。经过列缺后，经络循行的缝隙变粗（为桡骨下缘的肱桡肌与桡侧腕屈肌之间的缝隙），边缘有肉。继续向上循推，此时可用食指探寻肱桡肌，确定肱桡肌后，沿着肱桡肌内侧（尺侧）缘缝隙向上循推至尺泽。手太阴经的循推，一般仅推至尺泽，但在特殊情况下亦可一直往上循推。同时可在肺的募穴和背俞穴采用按压的方法检查。

从太渊至列缺：此段位于腕关节处，肌肉较为浅薄，常可触及细小的变化，如松软、水泡、小结节、脆络、结络等。需要注意的是，列缺在桡骨茎突的近端处，而非阳明经上；从太渊沿桡骨茎突向上循推，至桡骨平坦骨面有一个小沟，医者手下触及的是一个凹陷，如同行走于下坡路，此处才是列缺。

从列缺至尺泽：组织变得较为丰满，从骨和肌腱的缝隙变成肌肉缝隙，常可触及更大的变化，如结节、结块、肌肉紧张度增高、松软塌陷等。

（三）常见经络异常

1. 审

如果在太渊至列缺段出现充血或丘疹，并伴有疼痛，一般为急性气管炎或支气管炎。腕横纹上5~7寸段皮下出现瘀点或红晕，临床上一般可见咳血，往往是支气管扩张所致。

2. 切

主要切寸口脉。寸口脉不仅对全身脏腑盛衰情况有诊断价值，同时也是判断肺经经气变化的一个重要信息窗口。有些医家通过对寸、关、尺脉搏的力度比较，来判断太阴经气运行是否正常，很有价值。

3. 循推

（1）太渊至列缺段如果没有丘疹，也无充血，只是感觉皮肤肌肉变薄且无弹性，如同肌肉贴附于骨上，不随循推移动，表现出滞涩感，一般提示慢性气管炎、咽部有器质性改变（如增生或瘢痕）、扁桃体肿大、甲状腺肿增生等问题。若太渊部位过于松软，弹性较差，患者感觉酸，此为肺气虚的表现，患者可有小便自控较差、尿频、气短、乏力、肿胀等症状。如太渊至经渠段出现脆络，往往提示心律不齐。

（2）经渠有细络、结节并伴有剧烈疼痛，一般提示外感表实证，通常会有身痛、发热等症状。

（3）列缺一般为酸痛。这个部位较窄，很少出现有形变化。临床可见刺痛，主要提示外感咳嗽。

（4）孔最段若有明显压痛（疼痛难忍），提示有肺热，往往会有咳血，一般是急性气管炎、支气管炎、肺炎、慢性感染、肺气管出血、咳血。如果出现结节（圆形或椭圆形，边缘光滑），特别是深部有硬结，则提示肺部（包括支气管等）有陈旧性病变，但已无症状。较浅的边缘光滑的结块，提示病情可逆。如果深部触到尖锐有棱角的结节或结块，往往提示肺部或气管可能存在恶性病变。肺部分切除的患者在孔最段容易出现较坚硬的肿块。

（5）尺泽段（尺泽上下）有结块或疼痛，往往提示咽炎或外感咳嗽，是肺经有实证和热证的表现。如果出现的结节肿大、光滑、不甚坚硬，提示有咽炎、气管炎或扁桃体炎，或外感咽肿。如果并不肿大，而是有坚硬的结块，提示气管里有结节、瘢痕、增生，如果患者最近无不适症状，往往可以判断之前有哮喘或者经常发作气管炎，造成气管有遗留瘢痕。如果疼痛剧烈，伴有肿块，提示急性炎症；有结块，按压时感到酸，往往提示慢性病。

（6）上臂段天府穴异常，提示肺热，患者常易流鼻血。

手太阴肺经和五脏六腑的联系极为广泛，因为肺主一身之气，许多疾病会在手太阴肺经上出现反应，导致肺经异常。所以诊察发现手太阴肺经异常，不要急于考虑是肺和气管的问题，这可能不限于肺经病。

四、肺经病常见的临床表现

《灵枢·经脉》说："是动则病，肺胀满，膨膨而喘咳，缺盆中痛，甚则交两手而瞀，此为臂厥。是主肺所生病者：咳，上气，喘渴，烦心，胸满，臑臂内前廉痛厥，掌中热。气盛有余，则肩背痛风寒，汗出中风，小便数而欠；气虚则肩背痛寒，少气不足以息，溺色变。"

手太阴肺经病证是手太阴肺经循行部位及相关脏腑的病证。主要临床表现：发热、恶寒，或汗出中风，肩背痛寒，缺盆中痛，肺胀，咳喘，胸部胀满，心烦，小便数而少，少气不足以息，手足心热。病机分析：风寒之邪侵袭体表，肺主皮毛，卫阳被遏，卫气抗邪，则发热、恶寒；风性疏泄，营不内守，则汗出；寒邪侵袭，肺经经气不利则肩背痛寒，缺盆中痛。肺失宣肃，肺气不利，则肺胀，咳喘；肺气郁阻，则胸部胀满；外邪内扰，则心烦；肺失宣肃，通调水道失职，则小便数而少；肺气虚，则少气不足以息；肺阴不足，则手足心热。

与肺经有关系的主要器官组织有肺、胃、大肠、皮毛等，如果肺经出现问题，这些器官组织也会相应发生病变。

（一）外经病

沿肺经循行路线的麻木、疼痛、发冷、酸胀等异常感觉，一般出现在锁骨上窝、上臂及前臂内侧上缘。手臂内侧面外侧线就是肺经，平时拍打稍有酸痛感。

如果某天拍打时发现酸痛难忍，则提示即将感冒。

（二）肺经病

本经经气异常会出现胸闷、咳嗽、气喘、气短、心烦不安等症状。浅表的症状一个是肺胀"膨膨而咳嗽"，即咳声嘹亮，这是轻症，比较容易治疗。另一个是"缺盆中痛"，缺盆穴位于肩前锁骨里面，许多经脉会从此穴经过喉咙上行于脑，所以疾病一步一步向上发展时就会显现在缺盆穴上，如肩酸痛等。而且肺与口鼻相通也会出现鼻塞、感冒、流涕、伤风怕冷等症状。

（三）肺在志为悲

当人哭得很伤心时就会感觉到气不够用，喘不过气，这就是悲伤过度导致肺气受损的现象。当肺气虚时，人对外界的刺激耐受性会降低，容易产生悲观、自卑、易哭泣、心理负担过重等情绪；肺气盛时，自卑心理会减少，容易走向另一极端，即自负。当然，如果引导正确，肺经经气亦可以调节情绪异常。常用方法有具有强身健体功效的导引，还有通过静守的方式疏通经脉气血，这种静守方式便是情绪上的淡泊，即心中平静。

（四）肺主皮毛

肺的外延部分为皮肤、汗腺、毫毛等器官组织，也就是一身的体表，是机体抵抗外邪的第一道屏障。肺气充足能调动卫气和津液温养润泽皮毛，则皮肤致密，毫毛光泽，人体抗病能力增强。反之，肺气虚，肺输精于皮毛的功能减弱，则会出现毛焦皮枯、过敏性皮肤、色斑，卫表不固导致的多汗、感冒等抗病能力低下现象。

五、肺经病的治疗原则和治疗方法

（一）治疗原则

肺经作为十二经脉的一部分，是运行气血、防御疾病、实现肺功能的通路和载体，又是病邪侵袭和疾病流转的中心环节，因此肺经通畅无滞、气血流行正常是维持肺脏乃至生命正常功能活动的基础。肺经病的病机特点如同所有经脉一样，为气血虚衰、气血逆乱、气血郁滞，而其病机实质则为"不荣"或"不通"。所以，肺经病治疗的根本目的在于保持肺经气血充养和通畅以恢复其正常功能，故以补养和疏通为治疗原则。临床上，在对因治疗的基础上要兼顾对经治疗。

经络以通为用，祛除经病之因以利经脉通畅，通补荣养以恢复气血流畅，皆

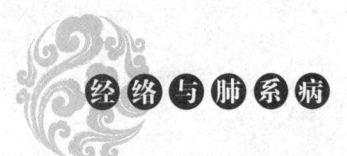

可调整经病病理状态,达到病愈之目的。正如《医学真传》所言:"通之之法各有不同,调气以和血,调血以和气,通也;下逆者使之上行,中结者使之旁达,亦通也;虚者助之使通,无非通之之法也。"

1. 对因治疗

因为肺经病成因不同,外有六淫、瘟疫之邪,内有痰湿阻滞、血瘀阻络、五志过极、气机郁滞或虚气留滞,久病久痛入经故有理气、益气、祛风、散寒、化痰、利湿、解毒通经等经病审因论治的方法,及时祛除经病病因即可达到通畅经脉的目的。在祛除病因的同时采用直接疏通经脉的治法疗效更好。

2. 对经治疗

针对肺经气血病理变化的不同,采用不同的治疗手段。经气虚者,以补气疏经为主;经血虚者,以养血通经为主;经气阻滞者,以理气行滞为主;经血瘀阻者,以活血化瘀为主。

(二)**治疗方法**

针对肺经病变的性质、部位的不同采取不同的治疗方法。首先应分清虚实,虚者宜补,实者宜泻;次辨寒热,寒者宜使用温性的药物或采用艾灸、温针灸等方法,热者宜运用寒凉之品或采用放血等疗法。对于肺经循行所过部位的筋肉骨骼疾病,宜采用推拿、拔罐等疏通经络的治疗方法;对于肺系疾病应采取中药治疗或穴位贴敷疗法。

十二经脉纵横交错,遍布周身,维系着机体气血的正常运行,它虽有各自经脉本经的证治作用,但亦普遍存在正经异治、交叉取穴的特殊功能。如手太阴肺经的穴位主要分布在上肢内侧,一小部分散布于肩、胸部。所以它亦有其分段论治的各自效能。按各段穴位的主治功用可区分为以下三部分。

中府至侠白:包括中府、云门、天府、侠白共4个穴位。主治胸中痛、胸中烦热、咳喘、肺炎、肺胀满、肩痛上肢不举、肺结核、目疾、心前区痛、咳嗽气短、干呕烦满、上臂内侧痛等疾病。这些穴位主治所在部位的疾病,起到了分段论治就近选穴的作用。

尺泽至列缺:包括尺泽、孔最和列缺3个穴位。主治支气管疾病、咽喉肿痛、小儿惊风、水肿、遗尿、小便频数、急性胃肠炎、肘关节痛、屈伸不利、咯血、失音、头项痛、面瘫、口噤不开、外感、半身不遂等。

经渠至少商:包括经渠、太渊、鱼际、少商共4个穴位。主要治疗咳血、气喘、热病汗不出或汗出不止、腕关节疼痛、失音、发热、烦渴、咽喉肿痛、中风昏迷、癫狂等症。

由此可见，手太阴肺经的穴位具有治疗其穴位所在部位的病症，同时仍不失其远道取穴特异性能的作用，如目疾取天府，急性胃肠炎取尺泽等。同样亦可见"肺朝百脉"的独特治疗范围，如中风昏迷、高热、癫狂等采用少商抢救，热病汗不出取孔最、鱼际等。由此可以看出"众疾之首，在于肺卫"的根据所在。

六、归肺经的药物

（一）归经的概念

归经是指药物对于机体某部分的选择性作用，即某药对某些脏腑经络有特殊的亲和作用，因而对这些部位的病变起着主要或特殊的治疗作用，药物的归经不同，其治疗作用也不同。归经指明了药物治病的适用范围，也就是说明了药效所在，包含了药物定性定位的概念。

（二）归肺经的含义

归肺经是指某些药物对肺脏和肺经有特殊的亲和作用，因而对肺脏和肺经的病变起着主要或特殊的治疗作用。《本草备要》说："凡药，酸属木入肝、苦属火入心、甘属土入脾、辛属金入肺、咸属水入肾，此五味之义也。凡药，青属木入肝、赤属火入心、黄属土入脾、白属金入肺、黑属水入肾，此五色之义也。"色白、味辛、气腥、性属金者，皆入手太阴肺经、手阳明大肠经（肺与大肠相表里，大肠为庚金，肺为辛金）。肺苦气上逆（火旺克金），急食苦以泻之；肺欲收，急食酸以收之；以酸补之，以辛泄之。归肺经的药物主要在化痰止咳平喘药和解表药中，清热药、理气药、补益药中也有部分药物归肺经。归肺经中药主要针对呼吸系统疾病中的咳嗽、气喘、痰多等症状进行治疗。一般味辛、色白的药物入肺经、大肠经。如当肺经咳喘时，当用桑白皮、地骨皮等肺经药来泻肺平喘；肺病久咳，痰湿稽留，损伤脾气，肺病及脾，脾肺两虚，治疗时则要肺脾兼顾，采用党参、白术、茯苓、陈皮、半夏等归肺、脾两经的药物来治疗，以补脾益肺，培土生金。

（三）归肺经药物的临床应用注意

在运用归经理论指导药物临床应用时，还必须与四气五味、升降浮沉学说结合起来，才能做到全面准确。例如，同是归肺经的药物，由于有四气的不同，其治疗作用也异，如紫苏温散肺经风寒，薄荷凉散肺经风热，干姜性热温肺化饮，黄芩性寒清肺泻火。同是归肺经的药物，由于五味的不同，作用亦殊，如乌梅酸收固涩、敛肺止咳，麻黄辛以发表、宣肺平喘，党参甘以补虚、补肺益气，陈皮苦以下气、止咳化痰，蛤蚧咸以补肾、益肺平喘。同是归肺经的药物，因其升降浮沉之性不同，作用迥异，如桔梗、麻黄药性升浮，故能开宣肺气、止咳平喘；杏仁、紫苏子药性沉降，故能降肺气、止咳平喘。

（四）归肺经中药的现代研究

付先军通过对归肺经中药性味、临床功效主治、现代药理作用分析，总结了归肺经中药在临床功效主治、现代药理作用方面的分布特点。性味方面，以寒凉药性为主；临床功效方面，以止咳、祛痰、平喘为最常见，主治的疾病部位主要包括肺、皮肤、咽喉、鼻等肺经系统所属部位；药理作用方面，抗菌、抗炎、抗肿瘤等药理作用在归肺经中药中最常见，其次是镇咳、平喘、祛痰，但以呼吸系统最常见。刘松林等以146种归肺经中药为样本进行研究，发现归肺经中药以苦寒、甘温为主，辛平次之。付先军等还以大样本量的归肺经中药整体化学成分作为研究对象，通过文献检索、化学信息统计等方法对归肺经中药的化学成分类别构成规律进行研究，得到归肺经中药化学成分类别构成的一般性规律，其中以萜类化合物出现频率最高，其次是生物碱类化合物和黄酮类化合物。

（五）归肺经的中药

归肺经的中药有很多，因四气五味不同又有其特定的功效，用于治疗不同的疾病。为此，将高学敏主编《中药学》中所有归肺经中药一一筛选，做了简单的归纳。

1. 解表药

发散风寒药：麻黄、桂枝、紫苏、生姜、香薷、荆芥、白芷、细辛、苍耳子、辛夷、葱白、鹅不食草、胡荽、柽柳。

发散风热药：薄荷、牛蒡子、蝉蜕、桑叶、菊花、升麻、淡豆豉、浮萍、木贼。

2. 清热药

清热泻火药：石膏、知母、芦根、天花粉、鸭跖草、栀子、谷精草。

清热燥湿药：黄芩、马尾连。

清热解毒药：金银花、连翘、穿心莲、青黛、拳参、鱼腥草、金荞麦、射干、山豆根、马勃、青果、锦灯笼、金果榄、木蝴蝶、半边莲、千里光、四季青。

清热凉血药：玄参。

清虚热药：地骨皮。

3. 泻下药

润下药：松子仁。

峻下逐水药：甘遂、京大戟、芫花、商陆、牵牛子。

4. 祛风湿药

祛风湿热药：防己、穿山龙、丝瓜络。

5. 化湿药

藿香、佩兰、厚朴、豆蔻。

6. 利水渗湿药

利水消肿药：薏苡仁、葫芦、泽漆。

利尿通淋药：车前子、滑石、通草、石韦、灯心草。

利湿退黄药：虎杖、珍珠草。

7. 温里药

干姜、丁香。

8. 理气药

陈皮、檀香、乌药、佛手、香橼、绿萼梅、薤白。

9. 消食药

莱菔子、鸡矢藤。

10. 止血药

凉血止血药：侧柏叶、白茅根。

收敛止血药：白及、紫珠、棕榈、炭藕节。

11. 活血化瘀药

活血止痛药：枫香脂。

活血疗伤药：儿茶。

12. 化痰止咳平喘药

温化寒痰药：半夏、天南星、白芥子、皂荚、旋覆花、白前、猫爪草。

清化热痰药：川贝母、浙贝母、瓜蒌、竹茹、竹沥、前胡、桔梗、胖大海、黄药子、海蛤壳、海浮石、瓦楞子、礞石。

止咳平喘药：苦杏仁、紫苏子、百部、紫菀、款冬花、马兜铃、枇杷叶、桑白皮、葶苈子、白果、矮地茶、洋金花、华山参、罗汉果、满山红、胡颓子叶。

13. 安神药

养心安神药：灵芝、合欢皮、远志。

14. 平肝息风药

息风止痉药：僵蚕。

15. 开窍药

冰片。

16. 补虚药

补气药：人参、西洋参、党参、太子参、黄芪、山药、甘草、刺五加、绞股蓝、红景天、沙棘、饴糖、蜂蜜。

补阳药：紫河车、蛤蚧、核桃仁、冬虫夏草、紫石英、蛤蟆油、羊红膻。

补血药：阿胶。

补阴药：北沙参、南沙参、百合、麦冬、天冬、玉竹、黄精、明党参。

17. 固涩药

固表止汗药：麻黄根。

敛肺涩肠药：五味子、乌梅、五倍子、罂粟壳、诃子。

18. 涌吐药

常山、白矾、土荆皮、大蒜。

19. 拔毒化腐生肌药

升药、砒石、硼砂。

从以上关于归肺经中药的总结中可以发现，不是所有归肺经中药都作用于肺，也不是所有对肺脏有治疗作用的中药都归肺经，它们因四气五味的不同而有着其特定的主流功效。

六、肺经腧穴

手太阴肺经腧穴主要用于治疗肺、胸、喉、头面和经脉循行部位的病症。

（一）中府（肺经募穴，手太阴经、足太阴经交会穴）

定位：在胸外侧部，云门下1寸，平第一肋间隙处，前正中线旁开6寸。

主治：咳嗽，气喘，肺胀满，胸痛，肩背痛。

配伍：配尺泽治咳嗽；配肩髎治肩痛。

刺灸法：向外斜刺或平刺 0.5～0.8 寸，不可向内深刺，以免伤及肺脏，引起气胸。

（二）云门

定位：在胸外侧部，肩胛骨喙突上方，锁骨下窝凹陷处，前正中线旁开 6 寸。

主治：咳嗽，气喘，胸痛，肩背痛，胸中烦痛。

配伍：配中府、隐白、期门、肺俞、魂门、大陵，主治胸中痛。

刺灸法：向外斜刺 0.5～0.8 寸，可灸。

（三）天府

定位：在臂内侧面，肱二头肌桡侧缘，腋前纹头下 3 寸处。

主治：气喘，鼻衄，瘿气，臂痛。

配伍：配曲池治臂痛。

刺灸法：直刺 0.5～1 寸。

（四）侠白

定位：在臂内侧面，肱二头肌桡侧缘，腋前纹头下 4 寸，或肘横纹上 5 寸处。

主治：咳嗽，气喘，干呕，烦满，臑痛。

配伍：配曲池、肩髎治肩臂痛。

刺灸法：直刺 0.5～1 寸。

（五）尺泽（肺经合穴）

定位：在肘横纹中，肱二头肌腱桡侧凹陷处。

主治：咳嗽，气喘，咳血，潮热，胸部胀满，咽喉肿痛，小儿惊风，吐泻，肘臂挛痛。

配伍：配太渊、经渠治咳嗽、气喘；配孔最治咳血、潮热；配曲池治肘臂挛痛。

刺灸法：直刺 0.8～1.2 寸；或点刺出血。

（六）孔最

定位：在前臂掌面桡侧，当尺泽与太渊连线上，腕横纹上 7 寸处。

主治：咳嗽，气喘，咳血，咽喉肿痛，肘臂挛痛，痔疾。

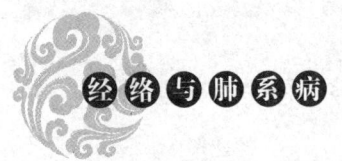

配伍：配肺俞、尺泽治咳嗽、气喘；配鱼际治咳血。

刺灸法：直刺0.5~1寸。

（七）列缺（肺经络穴，八脉交会穴，通任脉）

定位：在前臂桡侧缘，桡骨茎突上方，腕横纹上1.5寸，当肱桡肌与拇长展肌腱之间。

主治：伤风，头痛，项强，咳嗽，气喘，咽喉肿痛，口眼歪斜，齿痛。

配伍：配合谷治伤风、头痛、项强；配肺俞治咳嗽、气喘。

刺灸法：向上斜刺0.3~0.5寸。

（八）经渠（肺经经穴）

定位：在前臂掌面桡侧，桡骨茎突与桡动脉之间的凹陷处，腕横纹上1寸。

主治：咳嗽，气喘，胸痛，咽喉肿痛，手腕痛。

配伍：配肺俞、尺泽治咳嗽。

刺灸法：避开桡动脉，直刺0.3~0.5寸。

（九）太渊（肺经输穴、原穴，八会穴之脉会）

定位：在腕掌侧横纹桡侧，桡动脉搏动处。

主治：咳嗽，气喘，咳血，胸痛，咽喉肿痛，腕臂痛，无脉症。

配伍：配尺泽、鱼际、肺俞治咳嗽、咳血、胸痛；配人迎治无脉症。

刺灸法：避开桡动脉，直刺0.3~0.5寸。

（十）鱼际（肺经荥穴）

定位：在拇指本节（第一掌指关节）后凹陷处，约当第一掌骨中点桡侧，赤白肉际处。

主治：咳嗽，咳血，咽喉肿痛，失音，发热。

配伍：配孔最、尺泽治咳嗽、咳血；配少商治咽喉肿痛。

刺灸法：直刺0.5~0.8寸。

（十一）少商（肺经井穴）

定位：在拇指末节桡侧，指甲根角侧上方0.1寸。

主治：咽喉肿痛，咳嗽，鼻衄，发热，昏迷，癫狂。

配伍：配合谷治咽喉肿痛；配中冲治昏迷、发热。

刺灸法：浅刺0.1寸，或点刺出血。

七、手太阴肺经的治疗范围

根据"肺朝百脉"的理论，手太阴肺经不仅能治疗本经的疾病，而且对其他经络出现的一些病候同样有很好的治疗效果。古时候人们已对该经治疗的范围做过阐述。《灵枢·寒热病》言"振寒洒洒，鼓颔，不得汗出，腹胀烦悗，取手太阴"，《温病条辨·上焦篇》言"凡病温者，始于上焦，在手太阴"，《圣济总录·风卷》言"风热者，风邪热气，客于皮毛血脉，传入肺经也，令人头面熻熻发热，皮肤痛，咳嗽咽干"，《证治准绳·疡医》言"（肩脚疽、鼻疽）属手太阴肺经风热及上焦郁火所致"。这些论述记载了手太阴肺经在诸疾的发病机制、病因、病情发展、预后及治疗中的概况，应用于实践当中其效不凡。

其实，肺经的功效巨大，上可疏解肝经之郁结，中可运化脘腹之湿浊，下可补肾中之亏虚，并非一个"咳喘"症状可以涵盖的。咳喘病症很少由肺经直接引起，多是由其他脏波及。由肝火引起的称"木火刑金"，祛肝火即可；由肾虚引起的称"肾不纳气"，补肾气辄效；由脾虚引起的称"痰湿蕴肺"，健脾祛湿最佳。还有外感咳嗽，多由风寒引起，此时祛足太阳膀胱经之风寒可奏效。通常，导致咳喘的病会迁延不愈，古时便有"内科不治喘"之说，其实多是因见肺治肺，有痰化痰，宣来降去，不治根本，才成病疾。肺本是娇脏，最怕攻伐，所以"调诸脏即是治肺"实乃真知灼见。

八、肺经病的分型诊断

肺经病根据其病因病机的不同分为虚实两类，针对不同的情况列举出一些常用的归肺经中药。

（一）虚证

1. 肺经气虚证

症状：咳喘无力，少气短息，动则益甚，咳痰清稀，语声低怯，或自汗畏风，神疲体倦，面色淡白，舌淡苔白，脉弱等。

常用中药：人参、西洋参、党参、太子参、黄芪、山药等。

2. 肺经阴虚证

症状：干咳少痰或痰少黏稠，或痰中带血，声音嘶哑，口燥咽干，形体消瘦，潮热盗汗，心烦热，午后潮热，舌红少津，脉细数等。

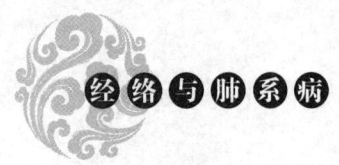

常用中药：北沙参、南沙参、百合、麦冬、天冬、玉竹等。

（二）实证

1. 风寒束肺证

症状：咳嗽，咳痰清稀，微微恶寒，轻度发热，无汗，舌苔白，脉浮紧等。

常用中药：麻黄、桂枝、紫苏、生姜、香薷、荆芥、白芷、细辛等。

2. 风热犯肺证

症状：咳嗽，喘逆，痰黄或黄白相间，或痰有腥臭味，鼻塞流黄浊涕，身热，微恶风寒，口干咽痛，舌尖红苔薄黄，脉浮数等。

常用中药：薄荷、牛蒡子、蝉蜕、桑叶、菊花、升麻、淡豆豉等。

3. 燥邪伤肺证

症状：干咳少痰，痰黏难咯，咳甚胸痛或喘，咳唾白沫，鼻燥咽干或燥而鼻衄，唇舌欠润，舌干苔薄少津，脉细数，或兼有发热、恶风寒、头痛等表证。

常用中药：石膏、知母、芦根、天花粉、栀子等。

4. 痰湿阻闭证

症状：咳嗽痰多，痰液黏腻色白易于咯出，胸闷，甚则气喘痰鸣，胸胁疼痛，倚息不得卧，舌淡苔白腻，脉滑。

常用中药：半夏、天南星、白芥子、皂荚、白前等。

5. 热毒滞经证

症状：寒战高热，咳嗽气急，气促胸满，喘息鼻煽，咳痰黄稠或铁锈色，或痰中带血，舌红苔黄，脉数。

常用中药：金银花、连翘、穿心莲、鱼腥草、射干、山豆根等。

第六章

络病学理论与肺系病

经络是经脉和络脉的统称，经脉是人体运行气血的主干，而络脉则是从经脉支横别出，逐层细分的网状系统。络脉无明确的循行路线，其络体细窄，末端连通，络中气血运行缓慢、双向流动，并呈面性弥散。按照分布部位的不同，络脉可分为阳络和阴络，阳络在外在表，阴络行内行里。按照功能的异同，络脉又分为气络和血络，其中，气络主运经气，血络主运津血。气络、血络相互伴行，行于表里内外，即阳络之中分气血，阴络之中亦分气血也。

而所谓络病，即是指疾病发展过程中，不同致病因素伤及络脉导致的络脉功能障碍及结构损伤的自身病变，以及致病因素和络脉病变引起的继发性脏腑组织病理变化。络病理论认为，络脉的病机特点为易滞易瘀、易入难出、易积成形。络病的基本病机有络气郁滞（虚滞）、络脉瘀阻、络脉绌急、络脉瘀塞、络息成积、热毒滞络、络脉损伤、络虚不荣八种。络病的主要临床表现有疼痛、麻木、痿废、青筋、出血等，其治疗应以通为用，具体包括辛味通络、虫药通络、藤药通络和络虚通补。

络脉的上述结构特点、生理功能和病机特点，决定了其在慢性复杂性疾病病机中的重要作用。尽管慢性复杂性疾病临床表现各异，但均有久病络伤、邪聚、痰瘀互结及慢性迁延、可急性加重的特征，其演变过程简述如下：阳络居外居表，若外邪侵袭，久居不去，则邪气循阳络→体络（筋骨、肌肉、关节处之络）→经脉→阴络→脏腑的顺序传变，初则表现为络中气血阴阳的偏盛偏衰或络脉功能的失调，久则邪气阻滞，络失滑利，津血停滞，成痰成瘀，痰瘀互结，邪气（或

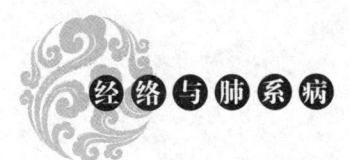

寒或热或湿或毒等）亦与痰瘀交结，导致病情复杂，缠绵难愈。进而络脉结构受损，自我调节能力及药物以络脉为通道祛邪的能力下降，痰瘀邪气浸渍络内、络中、络外，导致病情更为复杂，预后不良。若病起于中或内，则通过络脉"气血双向流通"的特性，邪气亦可外溢皮肤肌腠，内贯五脏六腑。另外，络脉"气血行缓"，正气相对经脉为不足，"至虚之处便是容邪之所"，加之其纵横成网，为邪气提供了良好的居处，这正是大多数慢性复杂性疾病具有慢性迁延、急性加重甚或有宿根的基础。

"久病入络""久病成瘀""怪病多痰"，痰瘀多互结，络病理论与痰瘀相关学说存在着一定的联系和区别。简单来讲，痰瘀互结证主要考虑津液和血液同时病变，而络病理论除了强调脉络中气血津液的病变外，更加强调络脉自身的病变及痰瘀（或他邪）互结的部位：既包括脉络腔内之"有形邪气"，又包括脉络管壁内之"混处之邪"。络病理论为痰瘀相关学说进一步扩大或明确了病位，痰瘀相关学说为络病理论指出了邪实方面的病机重点，二者结合，能够较为全面、准确地诠释慢性复杂性疾病的病机特点，已有学者指出，在慢性病的治疗中要注意痰、瘀及络脉的病变。

"络虚邪瘀"是慢性复杂性疾病的核心病机。其中，"络虚"是指在疾病发生、发展过程中，络中精气血津液的不足、络脉功能失调及络脉与络中精微物质相互作用减弱；"邪瘀"则是指在疾病演化过程中的寒、热、湿、痰、燥、毒等各种邪气与瘀血互结于络脉内外的病理状态，其中最为主要的是痰瘀互结于络，且"络虚""邪瘀"相互影响，共同左右慢性复杂性疾病的发展进程。

第一节　络病学说概论

络病学是研究中医络病学说及其临床运用的临床学科，络病学说是中医学术体系的独特组成部分，是研究络病发生、发展与诊断、治疗规律的应用理论，络病是广泛存在于多种内伤疑难杂病和外感重症中的病理状态，建立"络病证治"对形成系统完整的络病理论体系，提高上述难治性疾病的临床疗效具有独特的学术价值和重要的临床指导意义。络病理论肇始于《内经》，临床证治奠基于《伤寒杂病论》，至清代叶天士提出"久病入络""久痛入络"说，始形成重要的病机理论,成为中医络病学说发展的三个"里程碑"。但叶天士也批评当时"医不知络脉治法,所谓愈究愈穷矣"的现象。可惜的是,叶天士批评的现象在其身后并未引起充分重视,通络治疗虽屡有验案,不乏善陈,但并未形成系统完整的络病学说体系。近年来,应用中医络病学说治疗疑难病尤其是心脑血管疾病取得的显著临床疗效,特别是络病理论代表方药通心络胶囊的研制成功并广泛应用于临床,引起学术界的重视并形成近年中医学术研究的热点和焦点——创建络病学临床学科,加强络病发病学、病机学、诊断学、治疗学的研究,建立"络病证治"体系,对中医自身学术体系的发展,以及对现代多种难治性疾病临床疗效的提高具有重要的促进作用。

一、络病学的研究范围

络病学主要研究络病学说及其临床运用,络病学说是研究络病发生、发展及诊断、治疗规律的应用理论,络病是广泛存在于多种内伤疑难杂病和外感重症中的病理状态。系统研究络脉生理及络病发病学、病机学、诊断学、治疗学,运用现代科学技术手段阐明其科学内涵,建立"络病证治"新学术体系,从而提高多种现代难治性疾病的临床诊治水平,促进络病学临床学科的建立。

中医学不仅是一门临床应用医学,而且具有学术性极高的理论体系,任何学科的建设都要以基础理论及其应用研究为基础。中医学术理论的发展是具有其内在规律的,探寻络病学说发展的历史轨迹对我们更清晰地认识其学术内涵并把握其发展的历史趋向具有重要的借鉴意义,因此在络病学科建设中,系统回顾络病学说发生、发展的历史演变过程,梳理其学术理论形成与发展的脉络,在继承基础上创建新的络病学术体系是十分必要的。

络病学要重视络脉及络病的理论研究。中医经络学说认为,经络是运行全身气血,联络脏腑肢节,沟通上下内外的通路。经,指经脉,有路径的意思;络,指络脉,有网络的含义。经脉有一定的循行路线,而络脉则较经脉细小,纵横交错,网络全身。从经脉分出的支脉称为别络,从别络分出逐层细化的络脉称为系络、缠络和孙络,遍布全身,使循行于经脉中的气血由线状流注扩展为面性弥散,从而发挥对整个机体的渗灌濡养作用,构成生命机体功能活动的内环境。络脉有广义和狭义之分。广义的络脉包括从经脉支横别出、运行气血的所有络脉,络病学说之"络"系指广义络脉;从狭义的角度,络脉又分为经络之络和脉络之络,

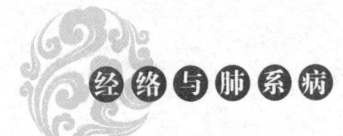

经络之络运行经气，脉络之络运行血液。络脉作为经络的组成部分，运行气血、络属脏腑等主要功能为二者的共性，但络脉作为从经脉支横别出，逐层细化的网络，不像十二经脉那样具有明确的起止循行路线及发病演变过程而易于被人们认识和把握，因此造成中医学术发展史上的重经轻络现象，这也是尽管在秦汉时期就有络脉及络病的论述，清代名医叶天士疾呼重视络病，而络病学说始终未能系统建立的原因所在。因此，加强络脉与络病病机演变特点及其诊断治疗规律的研究应当作为络病学研究的重要内容。"三维立体网络系统"正是就中医络病学说研究的理论框架而提出的，"络病证治"则是运用于临床的辨证论治体系。

中医学术理论研究的终极目的是提高临床疗效，对络病学说这样一种应用理论更是如此，特别是由于络病并非一个独立的病种，而是广泛存在于多种内伤疑难杂病和外感重症中的病理状态，其临床表现的复杂性和多样性更是为临床诊断和治疗带来了困难，因此要紧紧抓住络病的临床诊断和治疗用药规律开展研究，深入探讨络病的发病点、病机演变规律、临床表现、治疗原则和具体治法、治疗药物及其作用机制等，建立络病辨证治疗规范，逐步建立完善的"络病证治"体系；更应结合临床各科的疾病表现，探讨发生络病这一病理阶段的证候学特点，在疾病发展过程的纵坐标和产生络病的横坐标的结合点上探讨该病在络病状态下的治疗特殊性，并归纳总结各种疾病发生络病时治疗的普遍性，探索其异病同治的规律。

络病以络脉为依托而发生，容易找到和现代医学的结合点，在络病研究中要注意多学科相互融合和渗透，充分利用现代科学技术和实验数字语言来阐述络病学的科学内涵，加强对经络之络运行的经气之温煦濡养、防御卫护、信息传达、调节控制功能与现代医学神经内分泌免疫功能相关性的研究，对脉络之络运行血液与现代医学循环系统中小血管特别是微循环的相关性研究，加强络病的临床症状、体征及实验室检查的客观性研究，加强络病治疗及入络药物作用机制的研究，最终建立符合中西医学结合诊断治疗各种难治性疾病理论与规律的"络病证治"体系。

二、络病学说的形成与发展

追寻事物发展演变的历史轨迹是探讨事物本质及其历史趋势的重要方法。自从有了人类，便有了医事活动，医学理论是为了适应诊断与治疗疾病的需求而逐步建立发展起来的。络病学说伴随着经络学说而创建和发展，探寻络病学说发展的历史轨迹有助于我们更清晰地认识络病学说的科学内涵，进一步明确络病学说的研究方向。纵观两千余年络病学说发展史，共有三次大发展：一是成书于春秋战国时期的中医学奠基之作《内经》，首次明确提出"络"的概念，并奠定了络脉与络病的理论基础；二是中医学临床奠基之作《伤寒杂病论》，以"脏腑经络先后病脉证"作为外感热性病及内伤杂病的辨治总纲，首开辛温通络、虫药通络用药之先河，"络病证治"也微露端倪，启迪后人；三是清代名医叶天士疾呼"医不知络脉治法，所谓愈究愈穷矣"，其"久病入络""久痛入络"之名言及络病治法用药，将络病学说发展到一个新的高度。三次大发展可谓络病学说形成发展史上的三次"里程碑"。近年，应用中医络病学说治疗心脑血管病取得的显著疗效，使络病学说引起中西医学界的广泛关注和重视，成为研究的焦点和热点。

（一）《内经》奠定了络病学说的理论基础

中医学术理论创建的初期，便把经络学说作为中医学理论的核心内容之一。长沙马王堆汉墓出土文物显示，早在公元前500年左右中医学术理论形成早期，便有《足臂十一脉灸经》和《阴阳十一脉灸经》，但尚无络脉及络病的记载。春秋战国时期"诸子蜂起，百家争鸣"，学术思想空前活跃，也是中医学术快速发展和形成时期，公元前400年至公元前300年，出现了中医学理论奠基之作《内经》，首次明确提出"经络"的概念，并与脏腑相结合成为阐明人体生命现象及病变治疗的理论基石，络脉及络病也在《内经》中得到较为完整的阐述。

1.《内经》首次系统创立中医学的核心理论——经络学说

（1）《内经》经络学说形成历史背景和学术渊源　络病学说是伴随经络学说的发展而发展起来的，要了解络病学说发展的来龙去脉，就需要对经络学说的发展特别是经络学说形成阶段的发展状况有一个清晰的认识。关于经络的起源，在现存的文献中尚无明确记载。根据考古发现，新石器时代，古人已能够制作专门用于医疗的砭石，如1963年在内蒙古多伦多旗头道洼新石器时代遗址出土的一枚砭石，一端扁平，一端呈锥形，可用于针刺及切开痈肿；河南新郑县（现河南省新郑市）郑韩遗址出土的一枚玉质砭石，一端卵圆，可用于按摩。新石器时代的砭石、砭针的出现，为古人在长期的生产实践中医治伤痛，观察经络现象创造了条件，但此期未能发现论述经络的文献。一般认为春秋战国（公元前770年至公元前221年）以前漫长的岁月是经络学说形成的萌芽阶段。随着时代的发展，到

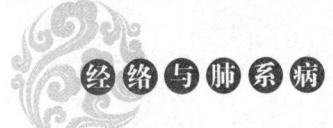

了春秋时期特别是战国至秦汉时期，医药学逐步从经验向理论深化，1972年至1974年在长沙马王堆汉墓出土的医学帛书中，有《足臂十一脉灸经》和《阴阳十一脉灸经》，均记载了"脉"的循行、主病和灸法。据考证，这两种医书成书于春秋战国前期，为《内经》以前的文献。可以推论，这两本医书所载"脉"的内容为经络学说的雏形。

（2）两合医书的主要内容

①名称和数目　《足臂十一脉灸经》将全身的脉分为两大类：以"足"命名的脉代表下肢脉，共6条，分别为足泰（太）阳脉、足少阳脉、足阳明脉、足少阴脉、足泰（太）阴脉、足厥阴脉；以"臂"命名的脉代表上肢脉，共5条，分别为臂泰（太）阴脉、臂少阴脉、臂泰（太）阳脉、臂少阳脉、臂阳明脉。足臂共11条脉。《阴阳十一脉灸经》亦将全身的脉分为两大类：代表下肢的脉直接用阴阳属性命名，共6条，分别为钜阳脉、少阳脉、阳明脉、少阴脉、大阴脉、厥阴脉；代表上肢的脉以"臂"或"肩""耳""齿"命名，共5条，分别为臂钜阴脉、臂少阴脉、肩脉、耳脉、齿脉。足臂共11条脉。这两种医书均缺少"臂厥阴脉"的名称，但从内容上看，实际上缺少《灵枢·经脉》"心手少阴之脉"的内容，或者说帛书中"臂少阴脉"的内容相当于《灵枢·经脉》"心包手厥阴之脉"的内容。

②排列和走向　《足臂十一脉灸经》是按足三阳、足三阴、臂三阳、臂二阴的顺序排列；《阴阳十一脉灸经》则是按足三阳、臂三阳、足三阴、臂二阴的顺序排列。各条经脉的走向：在《足臂十一脉灸经》中是由四肢末端起始，经上肢或下肢而止于头部或躯干部，即向心性方向；在《阴阳十一脉灸经》中，虽多是向心性走向，但有两条经脉却是离心性走向，这两条经脉是肩脉（相当于臂太阳脉）和（足）大（太）阴脉，其中，肩脉由头部起始，经上肢外侧，止于手部；（足）大（太）阴脉由少腹部起始，经下肢内侧，止于足部。

③交接和脏腑　在两部灸经中，脉与脉之间没有相互衔接的联系，因而也没有构成脉的全身循环系统。各脉只描述主下，没有分支的记载，也无内行线、外行线的区别，脉与脏腑的联系很少，《足臂十一脉灸经》只载有臂泰（太）阴脉"之（至）心"，足少阴脉"出肝"；《阴阳十一脉灸经》只载有（足）大（太）阴脉"彼（被）胃"，臂巨阴脉"入心中"，（足）少阴脉"系于肾"。

④病候和治法　两部灸经在描述了脉的循行走向后，均列举了有关脉的主病

病候。《足臂十一脉灸经》是用"其病：病……"的表达形式予以记载，如"足泰（太）阳脉……其病：病足小指废，膊痛……"；《阴阳十一脉灸经》（甲本）则分"是动则病"和"其所产病"，如"钜（太）阳脉……是动则病：潼（肿），头痛……其所产病：头痛、耳聋、项痛……"。在治法上只言灸法，未及针法，也无寒热虚实的不同治则。

从上述两部灸经所载内容看，虽已涉及经络学说的有关知识，但这些知识较为粗浅、简略，尚未形成较为完整和系统的经络学说。

战国至秦汉时期是中国历史上诸子百家学术争鸣，科技水平领先于世界的时期，当时的冶金、农业、天文、数学等都有了相当的发展，从而也促进了医学理论的形成与发展。古代哲人在当时的背景下，面对临床实践的需要，首先通过临床观察，以望、闻、问、切四诊为手段，对针灸等刺激的感心和传导、体表病理现象及当时解剖生理知识有了综合性的认识。然后，在此基础上，"仰以观于天文，俯以察于地理，是故知幽明之故"，将感性知识上升到理性认识。成书于战国至秦汉时期的中医学奠基之作《内经》是我国现存最早的一部中医学经典著作，分为《素问》《灵枢》两部分，其总结秦汉以前中医学的成就，全面而系统地论述了中医学、针灸学基本理论，尤其对经络的概念，经络系统的组成，经络的生理功能、病理变化及其与脏腑的关系等经络学说的重要内容做了较为详尽的论述。可以认为，《内经》的问世，既意味着中医学理论趋于成熟，又标志着经络学说基本形成，隶属经络学说的络脉理论及络病也在《内经》中得到较为完整的阐述。

2.《内经》首次系统论述了经络学说

（1）首次明确提出"经络"概念　从前述可知，在《内经》之前，"经络"统称为"脉"，《足臂十一脉灸经》《阴阳十一脉灸经》皆是如此。从现存古代医学文献查阅，"经络"一词最早见于《内经》，《灵枢·邪气脏腑病形》载"阴之与阳也，异名同类，上下相会，经络之相贯，如环无端"，对经络生理活动特点做了概括性描述。《灵枢·根结》载"必审五脏变化之病，五脉之应，经络之实虚，皮之柔粗，而后取之也"，以及《素问·调经论》载"五脏者，故得六腑与为表里，经络支节，各生虚实，其病所居，随而调之"，强调脏腑与经络相结合进行辨证治疗。后世医家认为，《内经》之"经络"是经脉与络脉的总称，"络脉"的概念在《内经》中首先提出。经络学说一经提出便成为中医学术理论体系的核心组成部分之一，受到广泛重视，正如《灵枢·经脉》所说"经脉者，所以

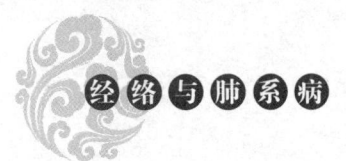

能决死生，处百病，调虚实，不可不通"。

（2）确定了经络系统的基本组成和循行路线　经络由经脉和络脉组成。经脉包括十二经脉、奇经八脉，以及附属于十二经脉的十二经别、十二经筋、十二皮部；络脉包括十五络脉和支横别出、逐层分支细化的孙络、浮络等。

《内经》在确定经络系统的组成时，重点突出了十二经脉的主要地位，对十二经脉的命名、在体表分布的规律、表里络属关系与脏腑器官的联络、循行走向与交接规律、循环流注规律等，均有详细的记载和系统的论述。

（3）阐述了经络的生理功能　《内经》借助于经络系统，形成了科学解释完整生命现象的医学理论，遍布全身的经络发挥着运行气血、络属脏腑肢节、抗御外邪侵袭、传导信息和调控阴阳的作用。

（4）阐述了经脉的病理变化　经脉的生理功能失调时，即会产生相应的病理变化。《内经》以"是动则病……"阐述经脉病证中因外邪侵犯触动经脉的"病"，以"所生病……"阐述内伤于脏而发病的"病"，并用经脉的虚实阐述经脉的病理变化，如《素问·调经论》所言"夫十二经脉皆生百病……经脉之病皆有虚实"。经脉为病邪从经脉到脏腑或脏腑之间相互传变的通道，成为中医学辨证论治的理论基础。

3.《内经》首次论述了络脉与络病，为络病学说奠定了理论基础

《内经》不仅在前人"十一脉"的基础上，增加完善为十二经脉，对其循行、起止路线有了更为明确的论述，而且首次提出"络"的概念，十二经脉的循行尚不能覆盖周身，引入"络"的概念后就使由经脉主干中运行的气血通过遍布全身无所不在的"络"布散弥漫到全身，从而可以更完整深刻地阐明生命现象，指导诊断治疗。

（1）提出了络脉的概念　《内经》首次明确提出"经络"概念，"络"字有网络之义，古亦称"落"。古代医家根据"天人相应"的观点，将水利学中的"经落"概念引入中医学领域。《灵枢·邪客》记载，"黄帝问于伯高曰：愿闻人之肢节，以应天地奈何？伯高答曰：天圆地方，人头圆足方以应之……地有十二经水，人有十二经脉"。十二经脉是取自然界十二经水之象而推出的。"经水"是指湖海江河之水，《灵枢·经水》提及的"十二经水"包括清水、渭水、海水、湖水、汝水、渑水、淮水、漯水、江水、河水、济水、漳水。在中医学理论初步形成的春秋战国时期，城市多沿"经水"而建，当时随着中国古代科技的发展，

水利工程已相当发达，在城市及其周围多修建有"落渠之写"，即与主河流相贯通的蓄水排水沟渠网络，"落"者，"络"也；"写"者，"泻"也。于是"经落"作为沟通联络的代名词被引入中医学领域，便产生"经络"的概念。《内经》"经络"之"络"乃指从经脉主干支横别出，逐级细化，遍布全身的络脉，即《灵枢·脉度》所言"经脉为里，支而横者为络，络之别者为孙"。《内经》把直接从经脉分出的络脉称为十五别络或大络，把最细小的络脉称为孙络，分布于体表的称为浮络。络脉把在经脉中线性运行的气血面性弥散到全身，成为布散气血津液、提供营养交换、络属脏腑百骸的网络结构。

（2）记载了络脉的循行和分布规律　络脉是从经脉支横别出的分支，如同树枝样逐层细化，形成遍布全身的网络结构。《灵枢·经脉》曰"经脉者，伏行分肉之间，深而不见……诸脉之浮而常见者，皆络脉也"，指出经脉是直行于分肉的主干，络脉是经脉的分支，直接从经脉分支的大络称作十五别络，从别络逐层细化直至孙络，形成布散于全身的络脉系统。

（3）论述了络脉的生理功能　络脉作为从经脉支横别出的网状分支，是经络系统和内在脏腑与外在肌腠直接相连的部分。络脉承递着经脉运行的气血，借助其逐级细化、网络全身的独特组织结构，实现气血向内在脏腑和外在肌腠的渗濡灌注。因此，从广义角度讲，运行气血也是络脉的基本功能，但由于其本身独特的生理组织结构，络脉除具有经络所共有的通行气血、沟通表里等作用之外，还具有渗濡灌注、沟通表里经脉、津血互渗的独特功能。

（4）记载了络脉的病理变化　络脉既是气血运行的通路，也是病邪侵袭人体的通道，由于络脉细小迂曲、血流缓慢，发病也不像经脉那样快速传变，而是呈现出以络脉不通为突出表现的病变特点。《内经》对此已做了论述，据《内经》所载，络脉的病理变化主要有络脉瘀阻、络脉绌急、络邪传经和络脉损伤。

（二）《伤寒杂病论》奠定了络病证治基础

东汉张仲景"勤求古训，博采众方，撰用《素问》《九卷》《八十一难》《阴阳大论》《胎胪药录》，并平脉辨证"，在充分吸收《内经》《难经》等论著学术思想的基础上撰《伤寒杂病论》，成为中医学临床证治的奠基之作。该书将经络学说、脏腑理论等与临床实践相结合，首创六经辨证和脏腑辨证，并建立了较为完整的理法方药辨治体系，络病证治思想也在书中初露端倪，其络病治疗方药为后世医家所推崇。由于《伤寒杂病论》在流传过程中被分辑为《伤寒论》和《金匮要略》，欲窥仲景临床证治学术体系当两书互参，故在正式讨论张仲景学术思想前有必要简要了解版本的流传情况。

据张仲景自序，《伤寒杂病论》原书十六卷，包括伤寒和杂病两部分，成书于东汉末年，其时军阀割据，战乱频仍，以致仲景逝后不久，该书即散乱于世。幸得晋人王叔和及时整理，名曰《张仲景方论》，其所著《脉经》也收录了《伤寒杂病论》大部分内容，并将书中伤寒部分重新编次，独立传世，书名《伤寒论》，此即仲景《伤寒杂病论》之"伤寒"部分。北宋仁宗时，翰林学士王洙在翰林院所存的残旧书简中发现了《金匮玉函要略方》，这是《伤寒杂病论》的节略本，共有三卷，上卷论伤寒，中卷论杂病，下卷记载方剂及妇科理论与处方。由于《伤寒论》已有比较完整的王叔和编次的单行本，故林亿等进行校订工作时就将上卷删去，只保留中、下两论杂病及妇人病部分，又把下卷的方剂部分，分别列在各种病证之下，编成上、中、下三卷。此外，还采集了各家方书中转载仲景治疗杂病的医方及后世医家的一些有效良方，分类附在每篇之末，并将此书命名为《金匮要略方论》，即后世简称的《金匮要略》。

张仲景《伤寒论》重点论述外感伤寒病的辨证论治，《金匮要略》侧重内科杂病证治，但欲窥仲景学术思想全貌，则应把本来是一部《伤寒杂病论》而被后世人为分开的《伤寒论》《金匮要略》合参共斟，才能得其更深刻的理论内蕴。关于《伤寒杂病论》的辨证论治总纲，已故著名中医专家潘澄先生认为，"脏腑经络先后病脉证"作为《金匮要略》首篇"大有概论或绪言风格，应列为两书（《金匮要略》与《伤寒论》）之冠，应是两书的总论"，我们认为这种分析是正确的。确实，仔细玩味、深入探析"脏腑经络先后病脉证"之篇名，深感仲景临床辨证论治的学术思想已涵盖在内。此篇着重阐发了"经络受邪入脏腑"等脏腑经络先后病的传变规律：脏腑经络是人体生理活动的中心，人体功能活动的异常也必然以脏腑经络为主，一脏有病（先病）可传入他脏（后病），经络受邪可传入脏腑，脏腑病变也可反映于经络。从篇名分析，"脏腑经络"是空间概念，概指人体内外深浅不同的病变部位，任何疾病的发生皆离不开脏腑经络；"先后"是时间概念，指疾病发生、发展的先后过程。由此可见，《伤寒杂病论》对疾病的认识符合现代科学的思维方法，从空间和时间统一的角度辩证地认识疾病的发生、发展过程。同时篇名也提示，张仲景在继承《内经》《难经》等前人学术理论的基础上，创立"脏腑辨证""六经辨证"，"络病证治"作为内伤疑难杂病的辨证论治方法也初见端倪，书中记载治疗络病的著名方药开创了后世络病治疗用药的先河。

（三）清代叶天士发展了络病学说

清代是中医学发展史上又一高潮，温病学派的崛起极大丰富了外感热性病治疗的理论与方药，对内伤疑难杂病治疗具有极高学术与临床价值的络病学说又受到重视和研究，并取得了重大发展。清初名医喻嘉言设专篇讨论络脉，《医门法律·络脉论》言"十二经生十二络，十二络生一百八十系络，系络生一百八十缠络，缠络生三万四千孙络……亦以络脉缠绊之也"。把由十二经分出的络脉逐层细化分为络、系络、缠络、孙络，并指出孙络之间有相互络合气血交换的缠绊，从而在《内经》基础上进一步明确了络脉的分层细化，其在人体的分布更广泛、更微细，无微不至，无处不在，对认识络脉及其在生命活动中的作用具有重要指导意义。

清代名医叶天士为温病大家，亦擅长内伤杂病，创建外感温热病卫气营血辨证，形成继张仲景《伤寒论》之后的重大学术发展，内伤杂病治疗则承《内经》络病之说，张仲景"络病证治"用药经验，提出"久病入络""久痛入络"之千古名论，从而标志着络病学说已成为中医学重要的病机概念。叶天士在张仲景虫药通络基础上，创立辛味通络、络虚通补等治法用药，使治络法药更为系统，其络病治疗常用于中风、痹证、癥积等内伤疑难杂病，其温病卫气营血辨证论治显然也汲取了络病学说的学术内涵，从而使络病学说成为指导内伤疑难杂病和外感重症辨证治疗的重要学术理论，使络病学说的发展取得了重大突破与进展。

由于叶天士并未有络病论治的专著，其学术思想散在于医案中，其中又以其门人弟子整理的《临证指南医案》最有代表性，该书收治病案2 562例，其中与络病治验有关者239案，占其总医案数的近1/10，若计案中实论络病而未明述其文者，尚远不止此数。可见，络病治疗在叶天士学术思想中占有非常重要的地位。以《临证指南医案》为依据，以病案为指归，梳理条贯，补直引发，抉其遗蕴，申其微义，则可见叶天士对于络病病机、证候、治法、用药皆有发挥，既承《内经》《难经》《伤寒杂病论》，又独出机杼，兹分述如下。

1. 提出"久病入络""久痛入络"观点，使络病成为内伤疑难杂病病机概念

叶天士指出"久病入络""久痛入络"，认为邪气袭人后，其传变途径"由

经脉继及络脉",又说"大凡经主气,络主血,久病血瘀""初为气结在经,久则血伤入络""经几年宿病,病必在络"。叶天士所论指出了多种内伤杂病随着病程的进展,病邪由经入络、由气及血、由功能性病变发展为器质性病变的慢性病理过程。叶天士又指出络脉的种种成因,如"血伤之络""瘀热入络""痰火阻络""内风袭络""阴邪聚络""寒邪入络"等,日久可导致疼痛、积、痹证等多种病证。通过叶天士所论可以看出,络脉病变是广泛存在于多种内伤疑难杂病病理演变过程中的病机状态,而且随着病程的延长,络病更痼结难解,治疗更为困难,因而深入探析叶天士"久病入络""久痛入络"病机学说的学术思想,对认识日久不愈的多种现代难治性疾病有着重要的指导意义。

2. 将络病理论用于温热病,创建卫气营血辨证体系

归纳叶天士所论,络病"久""暂"是相对概念,对病程较短的外感热性病而言,病邪在卫分气分不解,入营入血病程加长亦属"久"的概念。叶天士将其络病论治的思想延伸到外感温热病,从而创建了"卫气营血"辨证论治体系,形成《内经》《伤寒论》之后又一重大学术发展。叶天士阐述温热病的传变,大致分为卫、气、营、血四个阶段,所谓"肺主气属卫,心主血属营""卫之后方言气,营之后方言血",而这正是以"初病在气,久必入血"病机理论为基础的,即将初见的"气"分证和渐次出现的"血"分证更为精细地区分为卫、气、营、血证,这也说明温热病与杂病其病虽异,其理实同。如叶天士所说"温热时疠,上行气分,而渐及于血分",即温热病"初病在气,久必入血"。论暑热时说"暑热邪伤,初在气分,日多不解,渐入血分",说明暑热之邪亦多由气入血;论疫疠时说"吸入疫疠,三焦皆受,久则血分渐瘀",指出疫疠之邪久延也可由气及血。

叶天士所言"温邪上受,首先犯肺,逆传心包",阐述了外感温热病的传变途径,结合《临证指南医案·温热》病例所载可以窥见其以络病理论阐述这种传变过程的论述,如"吸入温邪,鼻通肺络,逆传心胞络中"。对气分热邪充斥三焦、由经入络、由气入血的传变过程,叶天士《叶氏医案存真》阐述:"夫热邪、湿邪,皆气也,由募原分布三焦,营卫不主循环,升降清浊失司,邪属无形,先着气分……但无形之邪久延必致有形,由气入血,一定理也。"

由上述可见,"卫气营血"辨证体系的建立是秦汉之后直至清代才出现的一次最重大的学术发展成果,正是叶天士在继承张仲景《伤寒论》"太阳温病""阳

明经证"基础上，引用络病由气入血的发病理论而形成的，足见络病理论的发扬光大对中医学术理论体系的发展具有不可估量的重大意义。

3. 记载络病表现

叶天士医案中记载了络病常见病证，如癥积、痹证、中风、虚劳、痛证等，同时记述了种种络病表现，归纳起来，《临证指南医案》所载络病表现主要有如下数种。

（1）动络 动者，变也，变动不居也。动络者，是说病本不在络脉，或因虚风，或因相火，或因咳逆，或因失血，或因外感客邪等，致络脉变动失常，这是一类他病为本，络病为标，正本则络自宁的疾病。"动络"一语，本为泛指，临证自当别其动络之由，其动细分，又可析为震动、扰动、妄动、空动、沸动、闪动。

①震络 震，振也。络本无疾，因受震动而致络脉伤损，是为震络，证因咳呛、呕吐而震动络脉，盖金震则鸣，土震则动，轻则伤损，重则呕血，如频咳震络者，症见咳痰带血，其中尤多见温邪震络，如风温咳嗽震动络中。以上虽并见咳痰带血，但与劳怯证治不同。亦有肝风内震胃络，证因阴虚阳盛，招致肝风内震胃络。症见肢痿不舒、唇麻、胁痛、易饥或得食稍安、呕涎，此乃肝胃同病，盖肝络胸胁，病久必及阴阳，左渐归右，临证当与虚风、内风相鉴别。

②扰络 扰，乱也。络因邪气扰动失常，是为扰络。证因外感客邪或相火妄动，思虑伤脾，厥阳扰络，多因体禀木火，嗔怒拂逆肝胆，相火扰动阳络。症见色苍能食，脘有积气，呛血、便血。如因暑热初受，沐浴扰动血络者，症见头胀身痛。如因思虑劳心，耗气损营，脾阳不升而扰动络血者，症见神烦心悸，头眩脘闷。如内风扰络，阳气上冒，阴不下及，症见清窍被蒙，状如中厥，舌喑不言。有因天癸久绝，脾胃久虚，营养不足，或用苦味辛散之剂，伤及胃系，则可扰动血络，症见暴崩欲脱。

③络血妄动 妄，谬也。证因阴虚热盛或火郁不宣，逼迫络血循行不轨，故曰络血妄动。如产后阴虚，复感暑热伤气，则可热迫血络妄动，症见经水连至，络血妄动，也常见于七窍衄血。

④络脉空动 空，虚也。证因营血亏损，络脉空蓄而不主内守，络血因虚而动，故曰络脉空动。常见于吐血、咳血之后，血止而新血未充，再度出血者。

⑤闪动络脉 闪，猛动也。络脉因过猛动作而致伤，故言闪动络脉。此属

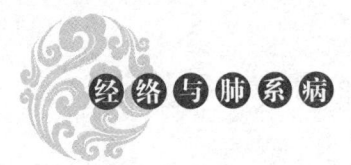

外伤。

（2）入络 入者，由外而内也，中之缓也。凡病不在络脉，证因他处患病而害及络脉络血者，是谓入络。凡宿疾久病，必皆入络，然亦有不待久病而入络者，故入络又有渐入、直入、攻入之分，入络与中络异义，盖入缓而中急也。

①邪风入络 证因感受外风，见于风痱、类中，如面瘫，症见口舌歪斜，此与中风门之中络异义，要在无偏枯发生，故言入不言中。

②木火入络 证因肝胆火盛，广犯中宫二肠以至肺金。症见腹胀溺赤、喉痛声嘶、痰中带血。木火者，概括肝胆之火，故不单言肝火或胆火。

③寒气入络 证因寒入络脉，络被气乘，填塞阻逆。症见右胁疼痛，有形攻心，呕吐清涎，周身寒凛，但痛止则症状寂然无踪。

④温邪入络 证因温病日久，气分热邪逆传深入营络，伤及血液。症见热虽暂止而反膝骨痛甚，剧则引发内风而致瘛疭痉厥，若邪逼心包络，则见神昏。

⑤暑邪入络 证与温邪入络同论，暑由上受，先入肺络，气分窒塞日久，热邪侵入营血，瘀热留络，在肺不解，可见瘀血。暑热深陷，可发痉厥，热逼心包，症见神昏。

⑥瘀热入络 证因脓疡日久不已，初则湿热在经，久则瘀热入络，症见神昏。

⑦饮气逆攻入络 证因病久络空，饮气逆攻入络。症见面色明亮，素有火邪，腹痛日久，左胁有形，痛绕腹中及胸背，食辛辣则痛止。

⑧悬饮充入胃络 证因悬饮久羔不愈，以致悬饮流入胃络。症见左胁疼痛，胃痛吞酸，痰多呛咳，谷味皆变，大便或溏或秘。

⑨疟邪入络 证因疟疾久不痊愈，邪入络脉，与气血凝结成形，变为疟母。症见久疟，左胁结聚成形。

⑩气攻入络 证因络血不注冲脉，冲脉经阻，气攻入络，聚而为瘕为作痛，络虚则胀，气阻则痛，冲脉隶属阳明。症见冲气上逆，胃脘则痛，呕吐清涎浊沫，或痛及少腹，重按既久，瘕气略散，因而痛势稍定。

⑪血伤入络 证因反复寒暑劳形，郁怒努力，久则阳气受伤，气钝血滞，日见瘀痹，血络损伤，此属伤力证。肺肝络于胸胁，故初病胸胁形高微突，胀痛无形，久则形坚似梗，盖初病气结在经，久则血伤入络。

⑫血结入络 证因脉络呆钝，气闭血瘀，郁而化热。积热熏灼，渐而络血痼

结而成痈，症见于内痈，如肺痈、肝痈、肠痈早期。

⑬败血入络　败血，废血也。证因产后恶露不清，败血流入经络。症见寒战发热，腹胀绞痛，腰肢不能转侧伸缩，小便涩少而痛。

（3）中络　风邪伤人，如矢之中的，寓其急而暴也。中络乃中风形证的专用名词，中风以外，言入而不言中。

（4）传络　传者，转也。邪气转移，是谓病传，病传有逆有顺，若肝传脾，络传经，营传卫，以及伤寒六经病传等，皆顺传之类也，反之皆谓逆传。络病论所注重而着力发明者，正是逆传之理法，如谓初病在经在气，久则入血入络，此为杂病温热逆传之总要。

（5）袭络　袭者，轻邪乘虚暗动也，特指风邪温热犯络轻证，以其邪轻，故言袭络而不言中络，其证时可短期恢复，或反复渐重。

①内风袭络　证因肝肾阴虚而致肝风内动及络，或热极生风及络，见于风痱、类中或小儿惊风。症见眩晕、仆倒、肢体瘫软，或麻木无力，或口眼㖞斜、舌强语涩，惊风则见肢体瘛动。

②热邪袭络　证因温病暑热时病，轻邪犯及心包，与温邪入络同论，唯证较轻。

③阳邪袭络　阳者，火热之类也。证因外伤火热而灼及络脉，见于灸毒火针烧灼之伤。症见循经之处痛胀，或致偏瘫。

（6）乘络　乘者，胜也。邪凌"我克"脏腑之络脉，故言乘袭胃之经络，与肝风震胃络同论，唯未大腑，阳明脉络应肢，故言乘络，证因络虚，"克我"之脏腑病邪横溢，而侵及络脉。

①肝风乘胃络　证因肝木内风壮火，乘袭胃之经络，与肝风震胃络同论，唯未入腑，阳明脉络应肢，绕出环口，故症见唇麻、肢节如痿。

②木火乘腑络　木火，肝胆火也。腑络，幽门二肠，即阳明也。证因木火伤及腑之脉络，症见肠红、腹微痛。

③阳动乘络　证因七情内伤，其病不在一脏。叶天士云："医药中七情致损，两千年来从未有一方包罗者。然约旨，总以阴阳迭偏为定评，凡动皆阳，当宗静以生阴是议，阳乘于络，脏阴不安。"所谓"阳"者，概指全体偏阳动阴，症见神志恍惚，有似癫痫，心主不宁。

④阳气乘络　阳气者，动气也。证因失血后阴血亏损，阴不内守，偏阳动气

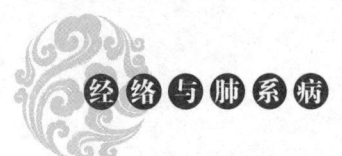

而乘冲任之络。症见腹胀，气攻则动如梭，此与阳动乘络同类，唯在气动与否。

⑤阳乘络　证因素有内风旋动，病久络脉空虚，一遇情志郁勃拂逆，则厥阳热风攻乘胃络。症见久患头眩麻木，膝胫冷，痛从下起，痛引背胁，时发呕不能进食，此与肝风内震类同，唯呕逆发作有时，是其异。

⑥虚冷乘络　证因阳气久虚络空，冷气乘于阳明。症见当脐微痛，手按则痛止，此与寒邪入络同类，唯此轻彼重。

（7）犯络　犯者，以下害上也。犯与乘同类，唯乘则克其所胜，犯则以下逆上。

①肝风上犯阳络　证因阳升化风，肝风上害清阳阻窍。症见太阳穴痛甚，牙关紧闭，环口牵动，咽喉如有物阻，咽痹不纳汤水。

②肝阳直犯胃络　证因老年郁勃，阴液大亏，肝阳上犯胃络，渐及气分结而成格，见于噎膈初期。症见心下痛，久而不愈，食入不畅。

（8）流络　流，游也。证因病邪游走或由上就下而侵入络脉，其中又有水饮、风湿、火热之分。

①风湿流络　半身以上属阳，风湿雨露从上而受，流入经络，与气血交混，遂为痹痛。症见四肢游走肿痛。

②火热流络　多见外科流丹、流火等证。

（9）聚络　聚者，气集也。集则有形，散则无形，邪气集络，往来不定，故名聚络。常见于膨胀疝气、气逆胃痛。

①浊阴聚络　浊者，肝肾二肠污秽之气也。下焦属阴，故言浊阴。证因浊阴之气聚于厥、少二阴之络。症见脐旁动气，少腹结疝，睾丸偏坠。

②浊气聚络　证因肝病络虚，浊气乘虚集于胁腹。症见少腹滞胀，胁腹鸣盛而痛，矢气下泄则安。

（10）阻络　阻，隔也，或气或血，或痰或饮，隔则络脉气血不通，故曰阻络。

①痰火阻络　证因上虚下盛，肥人多痰，或痰饮上泛，内风日炽化热，湿热郁滞，痰火交结阻于脉络。症见痰盛气乱，肢麻不仁，舌歪言謇。

②气阻络　气逆也。证因情志郁滞，嗔怒烦劳，致使气逆阻于络中，多见于七气、情志诸病。症见眩晕，口唇或肢体麻木，重则厥倒，状如中风而实非中风。

③瘀血阻络　凡聚血、瘀血、结血、败血、恶血等，留聚络脉，皆可使其阻

滞不通。

（11）灼络　灼亦燔也，热之甚也。证为阴液大虚，阳亢火燔，络脉因之灼伤，故言灼络。症见络部红肿剧痛，重则络伤出血。

①阳亢灼络　证因伤血，营阴不得涵护，以致阳亢燔灼。如灼及少阳络脉，症见少阳络脉经由之所，左乳旁胁中剧痛，汗出，心嘈能食，络血上菀。

②痹热灼络　证因风湿蕴积，温渐化热，阳动化风，灼及经络，以致气血交阻为痹。症见脉数右大，痹痛游走，肉腠浮肿。

（12）蒸络　蒸者，湿热化气浮动也。证因脏阴受伤，脾失统输，温热化气而熏蒸络脉，故言蒸。

①虚热蒸络　证因心脾脏阴受伤，脉虚则生内热，脾虚则发湿痰，湿热化气，熏蒸络脉。症见络血不宁，食少痰多见红，色泽少华。

②郁热蒸络　证因忧郁，郁久化热，热乘湿土，湿热化气，蒸迫络脉，血为上溢。症见脉左弦右濡，吐出血块，血后饮食如昔。

③痹热蒸络　证因风湿化热，蒸于经络，以致郁闭津液，不得升降，营卫不肯宣通。症见周身痹痛，舌干咽燥。

（13）伤络　伤者，创也。因络虚而热乘孔隙，或瘀滞结血，或相火潘炎，或用药苦辛热燥，均致络脉受创，破而血溢。大抵伤络皆有血溢血渗之症。

①血去伤络　此为络脉失养而受伤。证因失血之后新血未充，或营阴大亏，阳气蒸腾而伤络。症见脉左关动跃如浮，喉燥脘痛，胸胁微痛，吐血之后胃气逆而欲络血再动。

②积聚伤络　证因结聚有形，脉络闭塞不通，久羔络失所养，血络必伤。症见疼痛绀紫，或少腹疝痛，或溃疡不复。

③劫阴伤络　证因用药不当，如过用辛温苦燥，劫营阴而伤络。

（14）络虚　络虚之证甚广，人多知其实而昧其虚。如举世皆执"通则不痛，痛则不通"，动辄以活血化瘀为法。叶天士曰："夫痛则不通，通字须究气血阴阳，便是看诊要旨矣。"他提出"络虚则痛"诚振聋发聩之名言。《素问·举痛论》早有"血虚则痛"之明训，唯人多忽之，而叶天士能独具慧眼，又谓"最虚之处，便是容邪之处"，又云"络虚则热""络虚则痿""络虚则胀""络虚聚气""络虚招风"等，并发前人所未发。络虚之患，轻重不一，依其程度，又可析为脉络不旺、失养、间断、空隙、空乏、交空等。

（15）络血不宁　络血不宁，亦称络血不安、络血不表。此为泛指出血诸疾，盖络血表则内守，动则沸溢，其动之因，各不相同。络血沸溢，又有上下内外、轻重缓急之分。络血上溢，亦称络血上沸、络血上升、络血上泛、络血沸起，症见咳血、吐血。络血上泛、络血沸起，症见咳血、吐血。络血下溢，亦称络血内溢，症见便血、尿血、崩漏、体内留血，是为离络之血。血出络外，名曰络血离位。络血不宁，亦可见于斑疹，此络血离位而未溢出体外者。络血不宁，大要必分虚实，如络热则血沸，气逆则血升，络虚则血泛，络空则血渗，络伤则血漏，阳扰则血众。

（16）脉络逆并　逆并，是谓两种逆气并存于脉络之中，此是络气为病，尤重于气攻入络，如嗔怒动肝乘胃，肝胃之气均有升无降，两逆气并攻络。症见胃痛拒按，胁中拘急，少腹瘕聚，冲气上逆，上呕下胀。

（17）脉络渐弛　犹言渐废。脉络气血俱不主事，故言脉络渐弛，如阳明脉络渐弛，证因肾关枢机已废，二肠阳明失司，所进水谷，脾胃不主运行，酿温坠下，可见泄泻腐臭，小便不利，下肢足跗浮肿。

（18）络脉混处　混处者，谓邪非一种，混杂盘踞络中，有败瘀死血凝痰混处者，有湿热混处者，有风热湿混处者，有风寒混处者，以上种种，络病常见，其证多端，证候随邪气不同而异，大凡混处之邪，治疗较为复杂，多为重证痼疾。

4. 发展络病治法用药

叶天士在继承张仲景络病用药的基础上，发展了络病治法及用药。针对"诸家不分经络""医不知络脉治法，所谓愈究愈穷"的状况，叶天士提出经络当分别论治，并创立诸多治络之法。叶天士认为，治疗络病需分寒热、虚实、浅深，如《临证指南医案》指出"络中气血，虚实寒热，稍有留邪，皆能致痛"。而通络之法，又有许多类型，临床应辩证地运用通络之法。因为络病常致瘀凝，故有医者认为活血理气为治疗络病之大法，但叶天士认为"理气逐血，总之未能讲究络病工夫"，故不能千篇一律地使用活血通络药，应将通络法与单纯活血化瘀法区别开来。叶天士根据《内经》"辛甘发散为阳"利用辛味药的宣通行散作用疏通痹阻不通的络脉，提出"络以辛为泄"的著名观点，创辛味通络之大法治疗络病，对后世极具影响。具体而言，属实者宜攻之，有辛温通络、辛润通络、辛香通络、虫蚁通络的不同；属虚者，叶天士提出"大凡络虚，通补最宜"，又有辛甘通补与滋润通补的区别。

第二节 肺络理论

一、肺络的实质及功能

从分布关系及组织结构分析，肺络是由肺经支横别出的分支，从肺经分出后，又逐层细分，形成由别络至孙络的各级分支组成的网络系统，布散于肺和肺系，这其中气络类同于肺内支气管树，如同气管再分为左、右支气管后进入两肺，经反复分支，逐次分为肺叶支气管、肺段支气管、亚肺段支气管、细支气管、呼吸性支气管、肺泡管、肺泡囊和肺泡。肺内支气管分支达24级，管径越分越细，如同树木分枝；而血络类似于肺内微循环网络（如肺内动、静脉等），与肺段支气管相伴而行或走行于肺段之间。肺络经肺经主干分支细化出来的网络系统又发生着不同层次的横向联系，特别是网络的末端——孙络及孙络之间的"缠绊"，从气络角度讲，与肺内终末细支气管以下分支具有呼吸功能的呼吸性细支气管、肺泡管、肺泡囊和肺泡非常类似。从血络角度讲，与肺内微循环网络之间的迂回通路、直捷通路、动静脉短路具有高度相似性。

从生理功能分析，肺络涵盖了气管、支气管功能：肺络作为肺主气、司呼吸的通路，其作用与现代医学气管、支气管的通气和换气功能高度一致。肺络作为肺脏的有机组成，为气体交换的场所，这与肺内终末细支气管以下分支呼吸性细支气管、肺泡管、肺泡囊和肺泡在生理功能上也是相似的。肺络涵盖了肺内微循环系统的功能：肺内毛细血管既可以吸收各器官转化的物质（宗气）入血液，又可将这些物质分送到各组织并带走组织中的二氧化碳和其他代谢产物（浊气），这一功能也是交换气体的重要环节，因而毛细血管也是气体交换的重要场所。毛细血管的网状分布特性及弥散途径也为气体交换提供了重要途径。毛细血管及毛细淋巴管的通透性功能，既保证了组织的物质交换，又在调节体内水液代谢方面起着非常重要的作用。这种通透性既能保证供给组织充分的物质和水分，又能带走组织的代谢产物和多余水分，通过不同途径而排出体外，保证了体内代谢平衡。这种作用机制正好符合肺主通调水道的作用特点，同时肺主通调水道的作用需要在多个脏腑（脾、肾等）的共同作用下才可完成，与微循环系统通透性受神经、

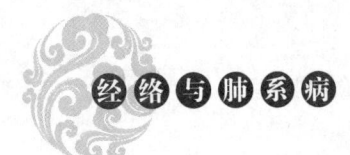

体液、脏腑局部的自动调节功能及组织液压和渗透压等诸多因素的影响是相似的。

从肺的防御功能分析，中医学认为肺主一身之气，宣散卫气，顾护肌表，司开阖，防止外邪侵袭机体。肺的生理特性是清肃，即清洁、肃清，也就是肺气从太阴而行，上走息道，司呼吸，具有肃清其本身和呼吸道内异物，以保持呼吸道洁净、通畅的特性。《灵枢·本脏》称"卫气者，所以温分肉，充皮肤，肥腠理，司开阖者也"，明代孙一奎在《医旨绪余·宗气营气卫气》中指出"卫气者，为言护卫周身，温分肉，肥腠理，不使外邪侵犯也"，说明卫气具有免疫抗病、抵御外来病原侵袭的作用。卫气循行依托于脉络，如《研经言·原营卫》称"故荣行脉中，附丽于血；卫行脉外，附丽于津"，营气、卫气即脉络之气阴阳属性的体现。《石山医案》言："营中亦自有卫也。""营行脉中，不能行于脉外……卫行脉外，不能入于脉中。"营卫循脉络相偕而行，内外相贯，阴阳相随，运行于周身，无处不到。可见肺的防御功能与肺主卫气和肺的宣降功能有密切关系。卫气乃脉络之气，肺卫循行依托肺络，肺之宣降功能以肺络为通道，因此，肺络在肺的防御功能上发挥了重要作用。现代研究认为，呼吸道具有防御功能。一方面是非免疫性防御功能，如呼吸道黏膜上皮细胞清洁功能、气管支气管黏膜下层分泌功能及呼吸道生理结构有利于保持呼吸道通畅的功能等；另一方面是免疫性防御功能，如呼吸道的补体系统、中性粒细胞和肺巨噬细胞、溶酶菌、乳铁蛋白、干扰素及蛋白分解抑制酶等是呼吸道的非特异性免疫防御因素，以及由抗体和免疫淋巴细胞所介导的特异性免疫防御功能。而产生抗体的场所，现认为是与支气管相关联的淋巴组织。另外，肺血管的内皮细胞也可能转化为具有吞噬能力的细胞。可见呼吸道内气管、支气管、血管、淋巴管等都参与了呼吸道的免疫防御反应。由以上分析可以认为，肺络在肺的防御功能上与现代医学认为呼吸道具有防御功能的认识具有高度一致性。

肺络病理机制：肺络有常有变，常则通，变则病，病则必有"病络"产生，"病络"生则络病成。在生理状态下，肺能够促进络中血气的双向流动，在病理状态下，肺之功能失常又可以影响络中血气的双向流动，产生相应的络脉病变。肺络病是以肺络运行不畅，气滞血瘀痹阻肺络、痰瘀交结凝结肺络、肺络失养损伤等为主要病理变化的一类疾病；病机以易滞易瘀、易入难出为特点；病证涉及中医"咳嗽""喘证""胸痹""肺胀"等范畴，临床常伴有咳嗽、气喘、胸部憋闷等症状，与毒邪、痰瘀直接相关，多因正虚邪盛，邪正交争，邪恋不去，邪毒蕴结于肺络所致。其病理表现包括以下方面。①肺络运行不畅。"肺通天气"，外邪侵袭首先犯肺，使肺气被束，肺失宣发肃降。或邪热犯肺，灼伤脉络，迫血妄行，血溢脉外而痹阻肺络；或伤于外感寒邪，经脉凝滞而痹阻，如《素问·举痛论》所言"寒气入经而稽迟，泣而不行，客于脉外则血少，客于脉中则气不通"；或湿邪留滞，胸阳不展，肺络阻滞不畅而痹阻，如《素问·痹论》云"风寒湿三气杂至，合而为痹也"。以上原因均可导致肺络运行失畅，流动灌渗动力不足，气机运行失常，宣发肃降功能失调，从而产生一系列相关症状。②气滞血瘀，痹阻肺络。《灵枢·脉度》云"气之不得无行也，如水之流，如日月之行不休"。气在络中运行不息，若络运不畅，便会影响气的运行而产生气机郁滞；"气为血帅，气行则血行"，气虚气滞，可致血气运行受阻，均可滞留为瘀；血瘀阻滞络脉，反过来也会加重气滞。《素问·痹论》"痹……在于脉则血凝而不流"，是血行不畅，留而为瘀之例证。气滞血瘀痹阻肺络是在肺络运行不畅基础上发展而来的，是由功能性病变转向器质性损伤的重要阶段，肺络痹阻引起肺的功能失常，产生一系列气滞血瘀的症状。③痰瘀交结，凝结肺络。痰浊与瘀血互为因果，互生互化。痰浊黏滞易阻，络中气血的流注受阻，血滞为瘀；痰浊停聚于脉络内外，阻滞肺络气机，气滞则血瘀。瘀血阻滞络道，致使络中之津不能经心化赤为血而郁于络中，络外之津亦不能还流于络内而聚于脉外，郁积日久，逐渐化生痰浊；同时血瘀于络脉内外，阻滞络中气机，气不化津，津凝而产生痰浊。痰瘀互结，阻滞肺络，又成为新的病理因素，化为"凝痰败瘀，混处经络"，蕴积成毒，败坏形体，加速气道狭窄，终致"痰夹瘀血，遂成窠囊"。痰瘀交结，凝结肺络，是脏腑气血津液功能代谢失常的进一步表现，是多种病理因素相互胶着并作用于络脉的结果，是肺络病病势深伏而进行性发展的重要环节。④肺络失养损伤。气血阴阳是肺络发挥其功能的物质基础，络中气血充沛，输布渗灌正常，则脏腑得其濡养；各种原因损伤肺络，肺失所主，络脉不充，无力鼓动则痹阻。肺络痹阻日久，营卫功能失调，气血津液化生不足，气不足则血行迟缓，血不足则络脉愈发失于充养，络愈虚、邪愈滞，病气、病血加重，小疾积大。气滞津凝血停，痰浊、瘀血相搏，蕴结不解，邪气益盛，积而成毒，毒损脏腑，败坏肺络，至虚有隙，留邪更甚，险症环生，各种肺络病的最后转归均会出现此证型。

二、基于肺络理论的疾病治疗

肺络病常见病因首先是外邪侵袭，六淫之邪自外侵袭人体，阳络循行于皮肤或在外可视的黏膜部位，十二经脉气血敷布于肌表之间，特别是营卫之气由络以通，使肌表成为卫外抗邪的第一道屏障，发病时则首当其冲。六淫邪气、温疫之气、内伤七情、痰瘀阻络、环境之毒均可伤及肺络，引发肺系疾病，论述如下。

（一）外感六淫

1. 风

风为阳邪，其性轻扬，伤及皮部阳络，影响卫气"温分肉，充皮肤，肥腠理，司开阖"的功能，易使人体腠理疏泄而张开，气液外泄，常见头昏、头痛、恶风、发热等症，汉代张仲景《伤寒论·辨太阳病脉证并治法上》曰"太阳病，发热，汗出，恶风，脉缓者，名为中风"，成为张仲景外感热病六经辨证太阳病的主要证型之一。风邪侵袭肺络，常见咳嗽、咽痒，或微恶寒，少痰或无痰，舌淡红，苔白，脉浮。

2. 寒

寒为阴邪，易伤阳气，寒邪外袭体表，先犯阳络，卫气郁遏，营卫失调，可见发热恶寒、头项强痛、身疼腰痛等症，故《伤寒论·辨太阳病脉证并治法上》言"太阳病，或已发热，或未发热，必恶寒，体痛，呕逆，脉阴阳俱紧者，名为伤寒"。寒性凝滞收引，寒邪外侵，肺络拘紧，当发猝然咳嗽、喘憋或诸症加重。

3. 湿

湿邪侵袭人体，留滞肺络，最易阻遏气机，肺络气机不畅，聚湿成痰。风寒之邪常与湿邪缠夹为病，湿夹风寒，三气杂至，闭阻气机，阻滞络脉，络中气血涩滞，气滞血瘀，痰瘀阻络，肺络失用，咳、痰、喘诸症悉生。

4. 燥、暑、火

燥、暑、火均属阳热之邪，易耗伤阴津，损及血络。肺为娇脏，开窍于鼻，外邪易从口鼻而入伤及肺络。燥邪伤肺络则干咳无痰、唇干鼻燥，甚则痰带血丝。暑性炎热，易伤津气，清代叶天士《临证指南医案》说"暑邪上受，先入肺络"，指出暑邪的传变规律，虽先犯肺络而易于逆传心包络，热毒滞络，熏蒸脑络，瘀阻脉络，则耗血动血。火属温热之邪，火热伤肺络则见唇干鼻燥、咽喉肿痛、发热鼻衄诸症，火热生毒侵入血络，聚而生腐发为脓疡。

（二）温疫之气

1. 外感温邪

清代叶天士《温热论》说"温邪上受，首先犯肺"，指出温邪致病的侵入途径与伤寒不同，伤寒先犯肌表阳络，温邪则直袭肺络，并以络为传变途径，正如《临证指南医案·温热门》所言"吸入温邪，鼻通肺络，逆传心胞络中"，不仅指出了温病是通过呼吸道传染的外感热性病，而且明确了易于逆传心包络的特殊演变规律。

2. 疫病之气

疫病之气是一类具有强烈传染性的病邪，自口鼻而入侵袭人体。自鼻而入者，"肺气通于鼻""天气通于肺"，由呼吸道传染者伤及肺络，故临床常见发热、咳嗽、吐痰甚或痰中带血、肺实变等。

（三）内伤七情

七情致病，先自脏腑郁发，外形于肢体，故称七情内伤。悲忧伤肺，肺络气滞则胸闷、憋喘等；肺络气滞，气机逆乱，肺失宣降，发为咳喘；络气郁滞，气机不畅，津液输布受阻，津聚成痰，痰湿阻络；气失帅血，气滞血瘀，痹阻肺络，变生重症。郁怒伤肝，肝气不舒，反侮肺金，肺络受戕，发为咳嗽，甚则咯血。多思伤脾，母病及子，土不生金；惊恐伤肾，恐则气散，肾不纳气，子病及母，均可加重肺系疾病。

（四）痰瘀阻络

痰湿、瘀血既是病理产物，又是继发性致病因素。络气郁滞，津血不能正常互换，输布代谢失常，津凝则为痰浊，津聚化为水湿。反聚为痰湿之邪，加之过食肥甘厚味阻滞脾运，化生痰湿。痰有有形、无形之分，有形之痰出于肺，咳于外，无形之痰阻滞于络脉，壅塞气机，阻滞络道，为病甚杂。痰浊黏滞易阻，络中气血流注受阻，血滞为瘀；痰浊停聚于脉络内外，阻滞肺络气机，气滞则血瘀。瘀血阻滞络道，致使络中之津不能经心化赤为血而郁于络中，络外之津亦不能还流于络内而聚于脉外，郁积日久，逐渐化生痰浊；同时血瘀于络脉内外，阻滞络中气机，气不化津，津凝而产生痰浊。痰瘀交结，阻滞肺络，又成为新的病理因素，致使肺络疾病缠绵难除。

（五）环境之毒

首先是各种变应原。"邪之所凑，其气必虚"，肺络损伤，肺虚有隙，外来邪

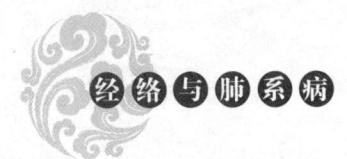

气即乘机体正气不足之虚，或从皮毛，或从口鼻，循经入络，引发伏邪，诱发肺络病，见于肺系过敏性疾病。其次是吸烟。吸烟可直接或间接引发慢性支气管炎、慢性阻塞性肺疾病甚至肺癌，已是众所周知。烟毒辛燥、入肺，直入肺络，久则耗气伤阴。烟毒因虚而留滞，瘀、痰、毒结聚肺络，痰瘀阻络则肺胀，喘满；瘀血化水为肿为喘；毒瘀化火，灼伤血络，则咯血频作；癌毒亢害晚期则阴虚内热，阴阳两虚，转移他脏则症见烦杂，变证多端。

呼吸系统疾病在病位、病因病机、病理机转等各方面均与肺络密切相关，可以说肺络病为各种呼吸系统疾病的病机状态，以肺络理论结合八纲辨证、气血津液辨证、脏腑辨证、经络病症探讨肺络相关性疾病的治疗用药规律，对于提高肺系难治性疾病的临床疗效具有重要的指导意义。

肺络相关性疾病有很大一部分是由感受外邪而引起的，或因感受外邪所诱发加重，如外邪束表、卫阳郁遏、肺失宣降或邪入于里、壅遏肺气、宣降失常均可导致咳、痰、喘，值此之证，需以祛除病邪为先，切不可置病邪于不顾，纯用止咳、祛痰、平喘之剂，如此则非但不能达到目的，还可能闭门留寇。外感风寒多用荆芥、紫苏叶、防风，若感寒较重则麻黄、桂枝亦可；外感风热则常用桑叶、菊花、金银花、连翘、牛蒡子；燥邪犯肺则可选桑叶、玉竹、石斛；火热为患则用桑白皮、地骨皮、黄芩、知母、石膏以清泻肺热。在祛除病因的同时，勿要忽视病机，处方用药时需要调畅气机。

从症状看，咳、痰、喘多并见，止咳祛痰平喘常联合用药或者选择兼具以上功能的药物。三症大多同时存在，并能相互影响使病情加重。咳嗽对呼吸道是一种机械刺激，可引起支气管黏膜充血、分泌物增加而产生痰液，也能导致支气管痉挛、通气受阻而发生哮喘；痰不仅可刺激呼吸道黏膜感受器而引起咳嗽，而且还可以阻塞细支气管而导致或加重哮喘；支气管痉挛、黏膜水肿则主要引起喘，但同时因呼气不畅而通气阻力增加，刺激肺牵张感受器可引发咳嗽，且支气管狭窄还容易造成痰液潴留。因此，临床治疗呼吸系统疾病时，常采用联合用药方式，使其相互作用、相互促进以提高疗效。如射干麻黄汤，用紫菀、款冬花止咳，麻黄平喘，射干祛痰，而共奏止咳、祛痰、平喘之效。

肺与大肠相表里，治当脏腑同治。肺与大肠通过经脉的互为络属而构成表里关系，二者在生理病理上密切相关，肺主宣发肃降，大肠得以濡润通降；大肠腑气得通，气机逆乱得以平息，痰饮积滞得以降泻，有利于肺之宣肃功能恢复。因此，在治疗肺系疾病时常常伍用莱菔子、槟榔等，以通腑降气，以利于肺气肃降，有时候需伍用大黄等泻下导滞之品，协助机体给病邪以出路，使邪祛而病除。

病久入深，其治在络。《临证指南医案》中多处提及"初病在经，久痛入络，以经主气，络主血……"，各种肺系难治性疾病（如肺纤维化、慢性阻塞性肺疾病、支气管扩张、肺癌等疾病）多由各种病邪内舍入肺，扰乱气机，入于肺络，导致肺络痹阻，因而成病。从肺的生理特点而言，肺朝百脉，主治节，全身络脉病变易累及于肺而导致肺络病变，即所谓"久病入络"。肺络丛生，瘀血痰浊及由之产生的微型癥瘕痹阻肺络。运用肺络理论指导肺系难治性疾病的治疗目前已越来越受到关注，并取得了可靠的临床疗效。首先络以通为用，中医学认为，凡通脉者必先养血，虽然"通之之法，各有不同"，但是针对肺络已伤的疾病，益气养血活络应是首要之举。通肺活血主要应用黄芪、当归、丹参、郁金、旋覆花等药，黄芪可补益肺气，传统药学认为黄芪"补五脏诸虚"，在这里还取其"能通调血脉，流行经络"的作用。当归有通利血脉兼养血之功，黄芪、当归二者合用益气活血效果明显。丹参、郁金、旋覆花活血通络、宣肺开痹。现代药理学研究还表明，黄芪、当归皆可调节免疫功能，黄芪、丹参还有改善肺功能的作用。

第三节　肺络病诊疗

一、肺络病的病因

（一）外因

外感六淫是指引起人体发病的，来自自然界的风、寒、暑、湿、燥、火 6 种外感病邪的总称。其主要包括两种情况：第一，六淫邪气较重，如非其时而有其气，六气发生太过或不及，以及气候变化过于急骤等，超过了大多数人的适应能力而发病；第二，机体正气亏虚，即便正常的气候变化也使其发病，此时的六气对于发病的人来说，亦称为六淫。刘力红发挥古义，据《素问·六节脏象论》"五日谓之候，三候谓之气，六气谓之时，四时谓之岁，而各从其主治焉"，认为"肺主治节""肺主气"的"节"和"气"乃节气之义，指出肺乃调节人体适应气候变化，完成天人合一的最主要脏腑，故肺伤易外感；又肺为华盖，主皮毛，

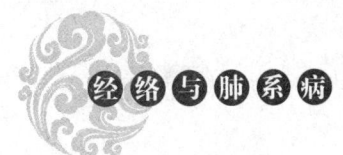

乃人体之藩篱，开窍于鼻，六淫又多从皮毛、口鼻侵入人体，故外感多伤肺。肺络作为肺脏功能和结构的组成部分，其病变受外感六淫的影响很大，风寒可束络，风热能犯络，风燥易伤络，风湿多困络，暑温常中络。

1. 风

风性轻扬开泄，易袭阳位，而肺之阳络居外，在上为盖，正为阳位，故风邪易袭肺之阳络，正如《素问·太阴阳明论》所云"伤于风者，上先受之"。阳络中也分气络、血络，气络在外，运行卫气与津液，血络在中，运行营气与血液。肺阳络之气络运行卫气以"温分肉，充皮肤，肥腠理，司开阖"，运行津液以润泽皮毛，今风邪袭络，首伤肺之无形气络，气络失调，卫气不足以温分肉，故恶风；正邪交争，故发热；风性轻扬开泄，气络津液外泄，故汗出、流涕、生痰成饮等；风性主动，风邪所致的气络失调又可致有形之气络绌急，气络收缩，故肺气上逆，或为喘或为咳。单纯的风邪为患一般只伤及气络层次，但亦可见由气络失调而致血络不通的情况，如头痛、鼻塞等症状。而且风为百病之长，流行四时，其致病往往兼夹他邪，如风寒、风热、风燥、风湿、风温等，此时除有风邪的致病特点外，亦表现出所兼夹邪气的致病特点。

2. 燥、湿

肺属金，通于秋气，其性喜润恶燥，为娇脏，燥邪易伤肺及络。燥性干涩，易伤津液，肺络为肺脏布津之通道，燥邪来犯，多以伤气络为主，津枯络伤，则出现一派"燥胜则干"的临床表现，如口、鼻、咽喉、肺之气络（气管、支气管等）、皮肤、大便干燥、干咳、口渴等，正如刘完素（刘河间）所言"诸涩枯涸，干劲皱揭，皆属于燥"。与燥邪相对的外感邪气则是湿邪，《景岳全书·湿证》曰"湿之为病，有出于天气者，雨雾之属是也，多伤人脏气"，湿为阴邪，最易阻滞气机，损伤阳气，湿邪伤及肺络，一致气络气滞津停为痰，一致络中阳气不足，肺失行水，水聚为湿，与外湿相合为患，可出现痰多、水肿等临床表现。湿性重浊、黏滞，消去不易，其性趋下，易袭阴位，故常避藏于肺络之最低处，而此处则是气血生化的主要场所，故湿邪对气络、血络均有所伤，极易影响肺络之吐故纳新、气血生化、流通营卫和布散津液之生理功能。

3. 寒、热（暑、温、疫、毒）

寒邪袭表，正邪交争，故可见发热；寒性凝滞、收引，寒邪客肺，有形肺络拘紧挛缩，或气络舒缩无度，为喘为咳；或血络绌急不通，为瘀为痛，《素问·举痛论》云"寒气客于脉外则脉寒,脉寒则缩蜷,缩蜷则脉细急,细急则外引小络,故卒然而痛"。气络、血络拘紧挛缩,影响肺络之吐纳清浊、气血生化和流通气血之生理功能,故日久可见气虚、血虚、血瘀证候;寒为阴邪,伤人阳气,又肺络细急,卫气、津液输送有碍,寒性凝滞,闭塞腠理,故寒邪客于肺络可见恶寒、无汗、痰白清晰等。寒邪为患,气络、血络均可伤及,尤善伤血络,所谓"寒伤营"是也。热、暑、温邪皆属阳邪,与寒邪性反,其邪炎上,易伤津耗气,入心扰神,动血成痈等,邪气可燔灼肺之气络、血络,变证最多。叶天士言"暑由上受,先入肺络""温邪上受,首先犯肺""吸入温邪,鼻通肺络,逆传心胞络中"。寒邪犯肺,十之八九从皮毛而入,温热邪气袭肺,十之八九从口鼻而入,热邪袭表可见外感风热见证(此属卫分证),若温热邪气从口鼻侵袭肺络,则邪气炽张而气络局限,故迅速伤及气络之卫气津液及自身管腔(此属气分证,上焦病证),并延及血络(此属营血分证),出现热、渴、汗出、脉洪大或耗血动血之象;又通于口鼻的有形气络与肺之阴络相偕,加之温热之性走窜,邪气可直中阴络,肺之阴络连于心,散于胃,行于三焦,故温热之邪可延肺络逆传心包(营血分证、上焦病证),或传于中焦、下焦而见中焦、下焦病证。络脉生理情况下能够连接脏腑组织官窍,运行气血津液以濡养灌溉,病理情况下却是邪气避藏和疾病传变的通路。而肺络除了具有上述特点外,其生理特性和功能又决定了其成为疾病传变的重要通道,而疾病依据哪种传变方式传变,与感邪性质有极大的关系,寒邪多以肺络为始,从六经传变之道,热邪则多以肺络为枢,行卫气营血和三焦传变之法。

另外,疠气(具有传染性的外感邪气)侵袭人体,发病急骤,来势凶猛,变化多端,病中可迅速出现高热、扰神、动血之象,亦多属热毒之邪侵袭。至于香烟烟雾、职业粉尘、化学物质、变应原及某些药物,如博来霉素、苯妥英钠等,亦可损伤肺络。

(二)内因

外因伤肺之阳络,进而随邪正盛衰而进退,内因则多先发于肺之阴络,传于经脏或沿络感传。内因主要包括内伤七情、饮食失宜、劳逸失度三个方面。

1. 内伤七情

生理情况下,喜、怒、忧、思、悲、恐、惊是人体对外界环境的正常的心理反应,称为"七情",当情志刺激过于强烈或持久,超出了人体正常的适应能

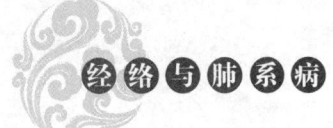

力,或脏腑虚弱不能适应轻微的情志刺激,使得七情成为影响疾病发生、发展的重要因素,此时称为"内伤七情"。内伤七情首伤脏腑气机,终日戚戚于得失,费尽心机,而所思不遂,气机郁结;或者暴富发达,乐极气散,神不内敛;或者不悟生死,不明洒脱,过于执着人世悲欢离合,忧思不堪;又或者生性懦弱,终日惕惕,魂不守舍等。以上因素皆可导致人体气机逆乱。正如《素问·举痛论》所云:"百病生于气也,怒则气上,喜则气缓,悲则气消,恐则气下……惊则气乱……思则气结。"肺与悲应,悲则气消,肺络失充则其性能失宣而致肺系各种病证;又肺主气,司呼吸,气机逆乱则劫肺络之气,致肺络失调,可影响呼吸的深浅、频率和气血生化的质量、效率;肺络连于心,心藏神,《类经》中说"心为五脏六腑之大主,而总统魂魄,兼该意志,故忧动于心则肺应,思动于心则脾应,怒动于心则肝应,恐动于心则肾应,此所以五志惟心所使也",故情志伤脏,先伤心,后伤相应之脏。可见,内伤七情不仅可以直接伤及肺络,亦可通过经络连属间接累及肺络。

2. 饮食失宜

饮食不节,过饥则气血生化乏源,土不生金,肺络失养;过饱则气机阻滞,肺络壅塞。偏嗜肥甘厚味,辛辣炙煿,或饮酒成性,或素体脾虚,则痰湿、痰热内生,浸淫肺络,或发为咳,为哮,为喘,为痈。《医碥·哮喘》曰"哮者……得之食味酸咸太过……渗透气管,痰入结聚,一遇风寒,气郁痰壅即发",《仁斋直指方论》说"惟夫邪气伏藏,痴涎浮涌,呼不得呼,吸不得吸,于是上气促急",《张氏医通·肺痈》说"或挟湿热痰涎垢腻,蒸淫肺窍,皆能致此"。亦有饮食不洁,或进食海膻发物,污秽毒邪经脾转输至肺,肺络受损者,其毒邪尚可继续经肺络布散体表,扩大病变范围。

3. 劳逸失度

肺主气,司呼吸,乃宗气生成之源,劳力过度则耗气,气虚则络伤;房劳过度则肾虚,肾虚精气不足则沿络脉子盗母气,致肺肾两虚;过逸则气机不畅,肺络舒缩失宜,吐纳功能不全,清气不得吸入,浊气不得排出,且阳气不振,肺络不得卫气之充盈,易招内外之邪侵入,如《医学三字经·咳嗽》曰"肺为脏腑之华盖,呼之则虚,吸之则满,只受得本脏之正气,受不得外来之客气,客气干之则呛而咳矣;亦只受得脏腑之清气,受不得脏腑之病气,病气干之,亦呛而咳矣"。

（三）不内外因

外感内伤致病，机体会产生痰、瘀、结石等病理产物，这些病理产物又会成为新的病因，造成机体进一步的损害，影响疾病的转归，称为病理产物性病因。另外，先天不足、寄生虫等致病因素皆可损伤脏腑气血，形成各种病证，本书则将其和病理产物性病因统归于不内外因。下面详论痰瘀病因与肺络病变的关系。中医学"久病多瘀""百病多由痰作祟""久病入络"理论给予我们启示，痰、瘀、痰瘀互结和络病是否相兼为病或互为因果。外感六淫伤及阳络渐入阴，内伤饮食、劳倦、七情伤及阴络发于阳，络脉或虚或滞，其功能受损，生痰致瘀。如张明泉等认为，气络能够调控小动脉平滑肌的收缩松弛变化，这种控制过程与微循环血流有互相耦合的作用，故络脉病变可致小动脉平滑肌痉挛或持续收缩，造成血流瘀阻，痰瘀骤聚。所伤络脉之邪还可直接伤及络中气血津液，变生痰瘀，如寒凝血涩为瘀，津停为痰，热破血行或煎熬津血为瘀为痰等。痰瘀既成，可损伤络脉的结构和功能，进而促进痰瘀的形成，造成恶性循环。可见，络病和痰瘀病因相关，互为因果，故络脉病变的治疗要谨记，络病必须详查有无痰瘀为患，即使没有痰瘀迹象，亦可酌情予活血化痰之品以防痰瘀互结，时刻考虑痰瘀络病同治。而肺朝百脉，助心行血，又主行水，为"贮痰之器"，故痰瘀更易于在肺形成，肺络为娇，痰瘀形成更易伤其络，所以痰瘀是肺络病变的重要病因。

二、肺络病的病机

肺络作为整个络脉系统的一部分，承载着在络脉运行气血，营运阴阳，渗灌濡养，络属脏腑肢节的作用，同时肺络布散于肺脏并成为肺脏的有机组成部分，其渗灌气血为肺脏发挥正常的生理功能提供物质基础。

六淫外邪尤其风、寒、燥、热等邪气内侵，或是七情内伤，或是痰湿瘀血阻滞，或是久病伤及气阴，均可损伤肺络而导致肺络病的发生，产生络虚不荣、肺络郁滞、肺络绌急、热毒滞络、肺络瘀阻、肺络损伤及络息成积等主要病理变化。

（一）络虚不荣

1. 肺络气虚

久病喘咳等耗伤肺气，禀赋不足，元气不充伤及肺气，饮食营养不足或胎产之后失于调养导致气血生化不足累及肺气，或其他脏腑病变影响，如酒色劳伤过度重伤脾肾，耗损精血，或忧思劳倦伤脾，脾虚肺弱，正气亏虚等，均可导致肺

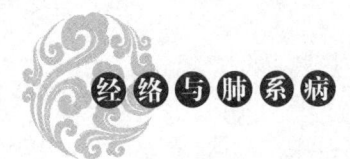

络气虚。肺失宣肃,肺不主皮毛,而出现咳喘无力,少气短息,动则益甚,咳痰清稀,语声低怯,或自汗畏风,神疲体倦,面色淡白,舌淡苔白,脉弱等症。

2. 肺络阴虚

久病咳喘,气血亏耗,或燥热之邪犯肺,耗伤阴津,或热病后期阴津损伤以致肺阴不足。阴不足则虚热内生,阴不足则肺失滋润而不能肃降,阴不足则肺络失养,故见干咳少痰或痰少黏稠,或痰中带血声音嘶哑,口燥咽干,形体消瘦,潮热盗汗,五心烦热,午后潮热,舌红少津,脉细数等症。

（二）肺络郁滞

1. 外邪侵袭,络气郁滞

（1）风寒束肺　气候寒冷,衣着单薄,或贪凉饮冷而寒邪犯肺,肺为寒束则失于清肃,寒邪着于皮毛则卫表不和,故见咳嗽,咳痰清稀,微微恶寒,轻度发热,无汗,舌苔白,脉浮紧等症。

（2）风热犯肺　外感风热,或寒郁化热,邪热上乘于肺,肺为清虚之脏,热邪蕴肺则肺失宣肃,故见咳嗽,喘逆,痰黄或黄白兼有,或痰有腥臭味,鼻塞流黄浊涕,身热,微恶风寒,口干咽痛,舌尖红苔薄黄,脉浮数等症。

（3）燥邪伤肺　多由秋季感受燥邪,耗伤肺津所致,亦有因风温诸邪伤津化燥伤及肺络而致干咳少痰,痰黏难咯,咳甚胸痛,或喘咳唾白沫,鼻燥咽干或燥而鼻衄,唇舌欠润,舌干苔薄少津,脉细数,或兼有发热、恶风寒、头痛等表证。

2. 痰湿阻肺,郁闭气机

感受外邪,或久病咳喘,以致肺不布津,聚津为痰而阻滞肺络,或脾气亏虚,脾不输津,聚湿成痰,上渍肺络。痰阻肺络,肺宣肃失职,肺气上逆,故咳嗽多痰,痰液黏腻色白易于咯出,胸闷,甚则气喘痰鸣,胸胁疼痛,倚息不得卧,舌淡苔白腻,脉滑。

（三）肺络绌急

感受外邪、情志过极、过劳等各种原因引起的肺络收引、挛缩、痉挛状态。肺之气络绌急可与血络绌急相继发生,或者相互影响。气络痉挛拘急可致呼吸急促,喉间哮鸣,胸闷憋气,咳嗽不已。气络痉挛拘急可影响血络瘀阻或痉急,咳甚可伤及血络导致咳血。

（四）热毒滞络

温热疫毒侵袭肺络,或是平素嗜酒太过、恣食辛辣煎炸炙煿厚味、酿湿蒸痰化热熏灼肺络，或肺脏宿有痰热、他脏痰浊瘀热蕴结日久，上干肺络，均可导致寒战高热，咳嗽。

（五）肺络瘀阻

肺络瘀阻往往在络气郁滞（或虚滞）久病不愈基础上发展而来，因络气郁滞，气化功能失常，或气虚运血无力导致气血津液输布障碍，津凝为痰，血滞为瘀，痰瘀阻滞络脉，即所谓"久病入络"。肺朝百脉，全身络脉若被损伤，其痰浊瘀血均可随气血流行阻滞肺络。前者可见咳逆倚息不得卧，胸闷喘促，面色黧黑，心下痞坚，口唇发绀，面浮肢肿，舌紫暗苔白，后者可见急性肺络瘀塞证，类似今之肺栓塞，可突发胸痛，伴有呼吸喘促，口唇发绀，甚者猝死。

（六）肺络损伤

外感燥热之邪、温热疫毒，或是阴虚浮火，或是痨虫蚀肺，或是情志愤郁，均可损伤肺络，或破损，或伤断，致气血流泄或阻断不通。症见咳嗽咳血，或痰中带有血丝，或痰血相兼。

（七）络息成积

外感六淫与环境毒邪由皮毛及口鼻而入，侵袭华盖；肺气输布异常则气血津液化而为痰，痰湿化饮；痰湿阻碍气血运行，痰瘀内生，痹阻肺络；肺络丛生，络体细小，易滞易瘀。痹阻瘀塞日久，痰瘀浊毒化而成积，表现为呼吸困难、干咳、憋喘。心脉上通于肺，肺心同病出现心悸怔忡、呼吸气短、口唇发绀；久则肺病及肾，肾不纳气则可出现气短、动则加重，甚则喘脱等表现。现代医学中的肺间质纤维化、肺占位性病变、慢性心功能不全等多属于此。

三、肺络病的主要临床表现

（一）咳嗽

咳嗽时作，白天多于夜间，咳而急剧、声重，或咽痒则咳，多为外感风寒或风热侵袭肺络引起；咳声嘶哑，病势急而病程短者，为外寒内热，即寒包火；病势缓而病程长者，为阴虚或气虚；咳声粗浊，多为风热或痰热伤津。

晨起咳嗽阵发性加剧，咳嗽连声重浊，痰出咳减者，多为痰湿或痰热咳嗽；午后、黄昏咳嗽加重，或夜间时有单声咳嗽，咳声轻微短促者，多属肺燥阴虚；夜卧咳嗽加剧，持续不已，少气或伴气喘者，为久咳致喘的虚寒证。

（二）咳痰

咳嗽时咳出的分泌物称为痰。咳而少痰或无痰者，多属燥热、阴虚；痰多者，常属痰湿、虚寒；痰白而稀者，属风、属寒；痰黄而稠者，属热；痰白而黏者，属阴虚、属燥；痰白清稀透明呈泡沫样者，属气虚、属寒；痰粉红呈泡沫状者，属阳虚血瘀络伤；咯吐铁锈色痰或痰中带血或血痰，多为肺热或阴虚络伤；咯吐脓血腥臭痰，则为热壅血瘀肺络。

（三）气喘

宿痰内伏肺络，每因外感、饮食、情志、劳倦等诱因而引触，以致痰随气升，气因痰阻，痰气搏结，壅塞气道，肺管狭窄，气道挛急，通畅不利，肺失宣降，引发痰喘气鸣。喘有虚、实、寒、热之不同。

青壮年气喘多属实证；中老年气喘多属虚证。既往体健者多属实证；既往常年气喘发作，遇劳、遇寒即发者多属虚证。重病、大病之后，或产后失血，突然出现气喘，多属虚证，甚至是元气败绝的危候。

从临床症状与体征方面看，喘而气盛息粗，呼吸深长，脉浮大滑数有力者，为实喘；喘而气弱息微，呼吸浅表，慌张气怯，脉微弱或浮大中空者，为虚喘。喘而汗出，腹满身热，脉洪大有力者，为实热证；喘而汗出，汗出如油，面青肢冷，六脉似无，为元气欲脱之危候。喘而痰嗽，为痰热或痰湿壅肺；喘而痰涌，喉中如曳锯，神昏厥逆者，为痰闭或肺失治节，百脉瘀阻的重症。喘而以呼出为快，多病在肺；喘而以深吸为快，多病在肾；喘而夜甚不能平卧，伴咳泡沫痰者，多为水饮射肺；喘因情志诱发，多为肝郁犯肺。

（四）胸痛

胸痛的基本病机是病邪壅阻肺络，气血不通，气滞血瘀致痛，一般为实证，病邪有寒、热、痰、瘀，但也有本虚标实证。

胸痛憋闷，有压榨感，多为气滞、痰阻。胸痛如刺，夜间为甚，多为血瘀阻滞。胸痛伴发热咳嗽，咳则痛甚，为肺热络伤。胸痛伴咳吐脓血痰，为痰瘀痹阻肺络之肺痈或肺癌。胸部隐痛，咳嗽无力，多为肺气虚弱，余邪未尽的肺热病后期，也可见于肺痨。

（五）咯血

咯血为各种原因损伤肺络，血溢脉外，随咳咯而出，常伴有痰涎，又称咳血。咳痰色黄带血，或咯血量多，血色鲜红，口干而渴，咽痛，或伴发热，便秘溲赤，舌质红，苔黄，脉洪数，属肺热壅盛。咳嗽阵作，痰中带血，或咳吐鲜血，头痛眩晕，胸胁胀满，烦躁易怒，口苦咽干，小便赤，舌质红，苔薄黄，脉弦数，属肝火犯肺。干咳少痰或痰少难以咳出，咳血鲜红，血多痰少，反复咳血，颧红潮热，五心烦热，头晕耳鸣，腰膝酸软，或遗精多梦，舌红少苔或无苔，脉细数，尺脉无力，属阴虚火旺。咳血久延不愈，血量少，色暗淡，咳嗽痰白，面色㿠白，畏寒肢冷，神倦乏力，心悸气短，声低懒言，纳少便溏，舌淡苔薄白，脉沉细，或属气不摄血。咳痰带血或吐血沫，心悸，咳逆倚息不得卧，胸闷刺痛，口唇青紫，面色晦暗，目眶黧黑，舌紫暗或有瘀斑，脉沉弦或结代，属瘀血阻络。

四、肺络病的治疗原则

肺脏多气多血，络脉密布。肺络是气血运行、防御疾病、实现肺脏功能的通路和载体，又是病邪侵袭和疾病流转的中心环节，因此肺络通畅无滞、气血流行正常是维持肺脏乃至生命正常功能活动的基础。因肺络结构特点支横别出、逐级细分、络体细窄、网状分布而决定的气血流缓、面性弥散的运行特点，导致各种内外病因伤及络脉而致络病，其病机特点同所有络脉一样为易滞易瘀、易入难出、易积成形，而其病理实质则为"不通"。所以肺络病治疗的根本目的在于保持肺络通畅以恢复其正常功能，故以"络以通为用"为治疗原则，临床上，在对因治疗的基础上要兼顾对络治疗。

络以通为用，祛除络病之因以利络脉通畅，通补荣养以恢复气血流畅，皆可调整络病病理状态，达到"通"之目的。正如《医学真传》所言："通之之法各有不同，调气以和血，调血以和气，通也；下逆者使之上行，中结者使之旁达，亦通也；虚者助之使通，无非通之之法也。"

（一）对因治疗

因为肺络病成因不同，外有六淫、瘟疫之邪，内有痰湿阻滞、血瘀阻络、五志过极、气机郁滞或虚气留滞，久病久痛入络，故有理气、益气、祛风、散寒、化痰、利湿、解毒通络等络病审因论治的方法，及时祛除络病病因即可达到通畅络脉的目的。

在祛除病因的同时采用直接通络的药物（如辛味通络、虫药通络、藤药通络、荣养络脉等）常会使络病治疗的临床效果更为明显。

(二)对络治疗

1. 络虚者宜通补

络虚属阴血虚者,养血益气通络;因"络以辛为泄",佐以辛味轻清,外可透皮毛腠理以宣肺开闭,内可深入积痰凝血而通达肺络;辛香走窜,无处不到,有引诸药入络并透邪外达之能。

络虚属肺气亏虚者,络中血气运行无力,而血气瘀滞于肺络之中则形成肺虚络阻之证。治当益肺补气,活血通络。《素问·阴阳应象大论》言:"形不足者,温之以气;精不足者,补之以味。"叶天士在《临证指南医案》中亦说"大凡络虚,通补最宜",其所谓"补"是补益络中之血气,"通"是化其痰瘀以疏通络道。

2. 络痹者宜辛通

《神农本草经疏》云"五味之中,惟辛通四气",叶天士云"气辛则通""辛香流气""辛香走窜""非辛香无以入络",故以治肺络痹阻。

肺络痹阻因于津凝痰结者,加以健脾除湿、行气化痰散结之品。肺络痹阻因于痰瘀互结者,予以理气化痰、活血化瘀甚至破血消坚之品,如三棱、莪术之属。肺络中痰瘀沉痼,或经年累月,外邪留着,气血皆伤,其化为败血凝痰,混处经络,已不是一般草木之品所能取效,必以"飞者升,走者降,灵动迅速,追拔沉混气血之邪"的虫类药以"搜剔络中混处之邪",松透病根,从而达到"血无凝着,气可宣通"的目的。

五、肺络病的常用药物

(一)辛味通络

辛味药辛香走窜,行气通络,正如叶天士所言"络以辛为泄",指出辛味药对疏通络脉具有重要作用。

肺络病常用的有辛温通络药如桂枝、细辛、薤白,辛润通络药如当归尾、桃仁等,辛香通络药如麻黄等。

(二)祛风通络

祛风通络是指运用辛散祛风药以通肺络。外风宜散,内风宜息,风之顽疾宜搜风之治。

肺络病常用祛风通络药如散风通络之忍冬藤,搜风通络如全蝎、蜈蚣、蝉蜕、白花蛇舌草等。

（三）祛痰通络

祛痰通络常用于以痰湿为主的肺络瘀阻，湿痰阻络或见咳痰量多。

肺络病常用祛湿痰通络药如天南星、白芥子，祛热痰通络药如天竺黄、鲜竹沥、丝瓜络。

（四）化瘀通络

化瘀通络药主要用于络脉瘀阻，络脉瘀阻是络病常见的基本病理变化，其"久病入络""久痛入络""久瘀入络"的发病特点，"易滞易瘀""易入难出""易积成形"的病机特点，反映了血瘀日久阻络的病机变化。

肺络病常用活血和血通络药如当归、鸡血藤等。

（五）补虚通络

补虚通络药以补益药为主，滋荣温养络中气血阴阳不足，主要用于络虚不荣证。

络虚包括络中气血阴阳的不足，补络中气虚主用大补真元之人参，补络中血虚常用血肉有情之阿胶，补络中阳虚常用温扶元阳之鹿茸，补络中阴虚常用麦冬。

精血同源，叶天士亦常用猪羊脊髓、牛胫骨髓以脏补脏，血肉有情之品善滋填真精。络脉为气血通路，荣养络脉之补益药以不壅塞气机为原则，故荣养络脉药常与前述通络药物并用，即叶天士所谓"络虚通补"。

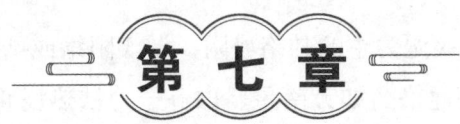

第七章

手太阴肺经与肺的现代研究

第一节 研究基础及机制

经脉脏腑相关理论是中医经络学说中的核心内容之一，是指导针灸临床实践活动的重要基础理论。其主要内涵有两点：一是脏腑生理或病理改变，可通过多种形式在体表经脉有所反应；二是刺激体表的经脉穴位，又可对相应脏腑的生理功能和病理改变起一定的调节作用。其相应的研究成果不但可为我们正确认识经络的内涵提供有力的支撑，而且对针灸临床的发展具有非常重要的意义。手太阴肺经是十二经脉流注之始，在十二经脉中有着重要的地位。以手太阴肺经与肺为切入点，查阅有关手太阴肺经与肺的相关性文献，以期为经脉脏腑相关理论研究提供理论及文献依据，也为未来的针灸临床或经络基础研究提供更多思路。

一、胚胎的形成过程

就胚胎发育过程而言，自卵子受精成为合子开始，从单细胞开始分裂，一分为二，二分为四，四分为八，如此类推，逐渐以倍数递增；在细胞分裂初期，所谓的分化系统尚未出现，所有分裂出来的细胞都要彼此整合，充分沟通，才能成为胚体。现代医学已知，胚胎干细胞能分化为不同的器官组织，然而，是什么促成了干细胞的有序分化呢？

（一）"机化体"统整功能

良好的沟通是整合的必要条件。胚胎学认为，促成细胞有序分化，是由"机化体"专责处理，通过一些称为"形态原"的分子，在胚胎内产生一个形态原梯度现象，胚胎干细胞可以通过识别浓度梯度，确定分化的位置。在成形过程中，胚胎存在着极向的电流，并具备高密度"间隙连接"的区域，这些是指导胚体生长的关键，使细胞在高速分裂过程中仍有序地分化，不致紊乱。

（二）"机化网络"的形成和演变

从现代解剖生理学角度讲，机体化统整的功能可由各个分化系统共同完成，如免疫、神经、呼吸、循环、消化、泌尿等系统，各司其职，共同为机体的存活发挥作用。在胚胎成形过程中，"机化体"比各个生理系统更早出现。合子细胞不断分裂，"机化体"夹杂其中，并随着胚胎成长而变得复杂，同时逐渐演变成一个原始网络。当细胞分裂急剧增加到一定数量时，这个原始网络系统也再无法应付庞大的整合需求，取而代之，必须衍生更高效能的分化系统，以应付更高层次的整合效能及继承原始网络的沟通功能。结果，胚胎干细胞开始分化成多个生理系统，其形成、维持和调节均由"机化体"组成的网络负责，笔者称之为"机化网络"。往后，随着胚胎不断演变和发育，虽然分化系统已经出现，原始的"机化网络"的功能并没有因此消失，反而渐趋成熟，最终形成经络网络，与分化系统相辅相成。直到胎儿成形，经络网络和分化系统的繁衍也大致完成，二者共同组成既周密又有效能的生理网络，并具备对复杂多变环境的适应能力。因而，原始"机化网络"不仅成为经络和各个生理系统的根源，而且借经络网络形式继续指导和监察各系统的功能活动。

（三）"机化网络"的形态

"机化网络"含"机化体"和"形态原"，且具有高密度的"间隙连接"，是干细胞高度集中之处。多项研究结果表明，形态原与生物电流产生互动，最终决定机体的形态和外观。在胚胎发育过程中，借形态原浓度梯度，督导干细胞分化。在外观上，这些形态原梯度便形成所谓"奇点"。奇点显示从某一状态至另一状态的急促转变，亦即形态隆起或凹陷处。经络网络便是胚胎成长过程中，由奇点串联而成的众多分界线共同组合而成的网络，这些网络上的奇点只需微量的扰动便能在机体内产生全身性影响。换言之，机体内各个组织的形态均是原始"机化网络"所衍生的经络，统整干细胞进行有序分化的结果。

（四）"机化网络"的实质存在

倘若"机化网络"是经络的原始形态，而奇点便是腧穴所在之处，在体内应

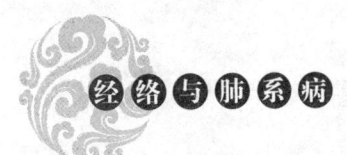

找到"机化网络"的迹象，于"机化网络"分布处应找到经络的存在，而在经络上的腧穴也应具备起码部分奇点的特性。我们可从腧穴存在的体表形态证实，大部分传统腧穴分布在骨节和肌肉所形成的凸起、凹陷、五官轮廓、发际、指（趾）甲、乳头、脐等位置上，正符合奇点的定义。在骨骼、肌肉或组织之间凹陷处的腧穴，有翳风、太冲、尺泽、迎香、解溪、委中、内关、神阙、极泉、缺盆、鱼际、合谷、梁丘等；在骨骼、肌肉或组织隆起或变异处的腧穴，如扶突、乳中、十宣、血海、中冲、素髎等。"机化网络"位于形体结构的分界线上，而不同领域的分界线处，从解剖学角度来看，正是结缔组织所在。结缔组织在体内形成一个紧密的网络，任何结缔组织的改变均有可能对体内的各个系统产生极其重要的影响。虽然腧穴所处的解剖位置各异，但大部分均存在于"机化网络"的结缔组织层面。近代有关腧穴的研究指出，穴位以结缔组织为基础，当中附带着血管、神经丛和淋巴管等，共同交织成一个复杂体系。《灵枢·经脉》云："经脉十二者，伏行分肉之间，深而不见。"《素问·气穴论》云："肉之大会为谷，肉之小会为溪。"谢浩然通过观察肺经循行线认为："肉之大会为谷"是皮肤与肌肉和骨骼之间的筋膜间隙，"肉之小会为溪"是肌束与肌束之间的肌膜间隙。党瑞山等通过实验证实了这种说法，他们发现大部分腧穴均与骨膜、筋膜、神经鞘膜、动脉壁及关节囊等相关。更有研究进一步指出，经脉应是存在于结缔组织的"筋膜类"，在每个器官外层和间隙，有着整合和统筹各组织内不同细胞的功能。经脉的功能是通过刺激神经、血管、淋巴管上的结缔组织后产生的神经调节和体液调节，以及肥大细胞释放的活性物质和钙离子的作用来实现的。最近，一批韩国研究人员以特别的技术重新展现了朝鲜生物学家金凤汉博士报道为经络实质的"凤汉管"。凤汉管乃一细长半透明结构，广泛存在于血管和淋巴管内，以及覆盖于内脏器官（包括脑和脊髓）外层，在机体内形成一个紧扣的网络，联结机体内外。其分布与现代经络研究结果不谋而合。凤汉管具备管状构造，管内注满了丰富的透明质酸液及一些包含脱氧核糖核酸（deoxyribonucleic acid，DNA）的颗粒，称"凤汉小体"，在管内呈单向流动，分化成为胚叶，因此可被视为多能的成体干细胞的来源，只需少量扰动，有潜质发育为机体任何细胞，有助于组织重生。其特性与"机化网络"类似，被认为是胚胎发育期的残留器官，应是"机化网络"实质存在的依据，是联系分化系统的经络。多项研究结果表明，"机化体"和"形态原"在成体后依然存在及运作，因此可以推断，这些物质在胚体成形后仍以某种结构形式维持部分统整功能，并有效地传递和协调机体的有关信息，启动成体干细胞调整体内平衡及处理细胞修复更新等工作。

从"机化网络"看，经络特性以"机化网络"观构成的经络实质假说，是以较宏观的角度解释了经络的起源。由于经络网络和分化系统都源于"机化网络"，因而腧穴功能也涵盖了机体内多个系统的特性。

（五）经络遍布全身以胚胎发育观形成的"机化网络"论

奇点构成腧穴，其组成的分界线构成经络。换句话说，任何形体结构的分界线都可能是经络，符合奇点定义的都是腧穴，故此，腧穴的分布应不限于传统十二正经及奇经八脉。这与现实相符，自古以来，经络和腧穴的数目均在增加，首先在长沙马王堆三号汉墓出土的帛书《足臂十一脉灸经》和《阴阳十一脉灸经》，公认是世界上最早的经络著作，只记载了十一经脉。到了《内经》时期，其中的《经脉》篇就记载有十二条经脉。后来，又补充了八条奇经，还陆续发现了传统经脉以外的特效穴，以及近代新型针灸疗法中的一些有效腧穴，完全脱离传统经络定位，甚至直接在病灶附近取穴。这些在一定程度上反映了传统记载的经络只是冰山一角。由此笔者推论，经络网络应广泛分布全身，腧穴的数量可以是无限的，全身都可以是腧穴。

（六）经络沟通表里

由于各脏腑组织均是从"机化网络"分化而来，因而经络应随各个分化系统走窜全身，内连脏腑，外络肢节。机体的每个分化系统均由原始"机化网络"的一支分化而成，而该分支网络最终演变成某条经络，故此，经络与器官均源自"机化网络"同一分支，经络与系统亦必然存在络属关系，利用经络的特异性，临床上任何致病因素影响机体，均可以从经络的电性变化或循经现象，作为诊断疾病的参考。而相关治疗也可通过其标靶关系在同一经络系统进行。Soh 的研究亦发现，凤汉管在机体内形成一个紧扣的网络，其覆盖范围包括表皮、血管及淋巴管内、主要血管外壁、内脏表面及之间、大脑脊髓及周围神经表面。通过管内透明质酸及凤汉小体的流动，可于病灶位置进行修复工程。

（七）经络接受非特定刺激

"机化体"的另一个特点是受多种媒介启动产生作用，受多种刺激活化。"机化网络"包含干细胞，可塑性很高，面对不同的内外环境变迁，经络可以随之调变。由于机化体无须特定刺激媒介，调节经络的方式除了针灸外，还可使用推拿、电力、磁力、激光等。总之，随着人类文明的进步，可采用的途径是不断增加的。引动了"机化体"，不但可实时调节机体内分泌及神经递质，而且生成了生长控制信息，产生远程效果，而针刺过程的所谓得气感其实只是牵动"机化网络"效应的副产物，实质上远程效果已被启动。故此，行针是人为地对生物系统干扰的表现，得气与否并不是治疗的重点，反而是对奇点进行轻微扰动；而古人强调得气与疗效的关系，可理解为扰动奇点程度的指标。例如，浮针的扫散，从"机化网络"角度讲，其与传统行针得气的目的是一致的。

（八）经络具有双向多重调节作用

倘若经络系统的组成基于"机化网络"，那么，经络由胚体开始，便统领着各个器官的成形。成形后每个器官均附属某条经络，而经络间又互相联系，因而各个器官相互影响的现象不足为奇，如刺激经络可同时改变局部血流，也对神经系统产生多重影响。此外，与刺激神经的单向效应不同，刺激经络有双向调节作用，如内关穴可加速心搏徐缓，又可减慢心搏过促，这是因为"机化网络"是分化各个器官的统领中心，在正常情况下，是以机体正常发展为依归的，故此它具有调节亢进或衰弱的功能，促使机体功能正常，达到体内平衡，而不良反应极少。

二、肺经热传输物理特性研究

红外热成像作为非侵入性的医学功能影像手段，已经在经络研究及针灸的临床研究中得到了广泛应用。《灵枢·官能》记载："察其所痛，左右上下，知其寒温，何经所在。审皮肤之寒温滑涩，知其所苦。"经脉及腧穴所在皮肤的温度变化是脏腑疾病反应的表现之一。以肺结核患者为观察对象，发现体表红外热成像高温经穴在肺经上呈集中分布趋势，且红外热成像温度异常呈局部性，不规则片状或带状颜色异常，具有循经分布的规律。周向东发现，肺结核患者的太渊穴、鱼际穴呈高温改变且具有特异性。许金森则发现当肺部发生病变时，手太阴肺经的循经红外轨迹会发生相应的变化，其长度与肺部病变的严重程度相关，肺部病变严重者，该侧肺经的循经红外轨迹也较长。肺经热传输循经现象充分体现了手太阴肺经与肺的生理病理相关性。

腧穴是人体脏腑经络之气输注于体表的部位，是人体脏腑器官生理活动及病理变化的信息窗口，在人体脏腑-体表信息传递过程中扮演着重要的角色。腧穴反映病症的效应是古代医家运用望、闻、问、切等方法收集患者临床信息，从整体、宏观角度研究发现的。因此，研究选择宏观视角，采用医学功能影像收集肺结核患者体表可视性生物学异常改变，对其生物医学的临床意义进行分析，所得到的研究结果更能体现相关理论的基本思想，并且具有直接指导临床的应用价值。

红外热成像仪作为非侵入性的医学功能影像手段，已经在经络研究及针灸的临床研究中得到广泛应用，同时提供给我们诸多直观的科学证据。经穴所在部位温度变化是腧穴反映病症的表现形式之一，正如《灵枢·官能》所言"察其所痛，左右上下，知其寒温，何经所在。审皮肤之寒温滑涩，知其所苦"。采用红外热成像形式记录、表达疾病状态下同一时间、相同部位、不同经脉腧穴的病理效应，保证了研究内容的科学性；采用同侧经穴温度/同侧腋下温度的温差率描述红外热成像相对温度及其变化，弥补了红外温度研究过程中，观察组与对照组年龄差异及组内个体温度差异问题，保证了红外温度研究数据的客观性、可行性。多数具有循经远道治疗作用或循经反映病症效应的特定穴类别基本相同且具有可比性。拍摄体位为了满足记录手三阴经前臂全貌，导致位于前臂桡侧缘的列缺穴无法进行准确的温度检测，但是研究数据不影响肺经经穴红外高温异常的结果。研究的观察对象是肺结核患者，病变脏腑是肺，病变部位在胸，所以研究结果显示，观察组经脉温度升高以肺经为显著；体表红外热成像高温经穴在肺经上呈集中分布趋势。红外热成像温度异常"呈局部性，不规则片状或带状颜色异常，并且具有循经分布的规律"的现象，与郄穴是气血在经脉运行过程中发生深入浅出、别出、合入等生理现象的特殊部位有关，当相关脏腑、经络气血运行功能状态发生异常改变时，必然会在这些部位显现病理变化，并在红外成像下可见。

研究结果显示，心包经内关穴同样是红外高温异常显著的经穴。这一现象似乎干扰了肺经经穴病理效应循经特异性的研究结论，事实上对论证循经特异性研究具有创新性发现。内关是心包经的络穴，心包经"起于胸中，出属心包络，下膈，历络三焦"。肺结核患者病变脏腑肺位于胸中，胸痛是肺结核临床的典型症状之一，胸也是病变的部位，据循经性而言，心包经也是病变相关的经脉，所以，内关呈高温异常改变。值得关注并有待于进一步深入研究的是，经脉所通的循经特异性研究应该有靶器官和记向病位之分。结论为肺结核患者病变脏腑及部位相关经脉、经穴红外温度均呈高温改变；病理效应以经穴为显著，并具有循经特异性的特征。根据传统中医的观点,生命能量通过一个连接表面和内脏的通道系统流动,这些通道被称为"经络"。红外成像技术特别适合从能量或功能点的角度研究经络,近年来受到了广泛关注。然而,据我们所知,大多数研究人员主要关注穴位的温度测量及其在热病诊断或评估中的应用,而不是经络结构。Schlebusch等报道了艾灸后身体的经络结构。自1993年以来,通过热成像技术检测了经络和穴位的红外辐射特性,并报告了一些初步结果。然而,还没有进一步的研究报告,经络和穴位的假设需要更多的实验支持和更先进的技术。新的红外成像技术为探索经络和穴位的存在提供了一种很好的方法。然而,还没有利用红外成像技术对经络和穴位的生理功能进行详细而直接的研究。在本研究中,我们应用红外成像技术来研究人体的经络和穴位。

关于经络的一个常见争论是针灸的机制是否在于神经系统。经络作为最早进化的也是最基本的系统,一定会利用后来进化的系统,如神经系统、免疫系统等,来完成协调全身的任务。如果我们只关注一个系统,如神经系统,那么身体将很难协调没有神经的部分。因此,笔者认为针灸的效果是基于经络理论。尽管红外热成像技术在针灸经络研究中得到了一定的成功应用,但仍有人认为,人体表面经络沿线的高温红外辐射轨迹可能是血管(包括浅静脉或动脉)的热成像,事实上,可以通过多种方式进行区分,如通过中国针灸图表、观察体温图随时间变化及改变成像姿势等。研究结果表明,红外辐射轨迹与血管的热图像几乎没有关系,这是基于以下事实。首先,血管的热图像看起来有规律且连续,而沿着经络的辐射轨迹可能会随着时间的推移而变化。其次,众所周知,在身体背部和腹部周围没有任何垂直血管,可以观察到沿着经络的几个红外辐射轨迹。此外,在研究中发现红外辐射轨迹有时会呈现较低的温度带,这不能用血管的生理学来解释。最后,血管的热图像在时间上变化不大。与周围区域相比,经络或穴位上的温度可以是高温的、低温的或等温的。这取决于经络或穴位与其周围皮肤区域之间的温度梯度。如果它是等温的,就无法在热谱图中观察到。穴位和非穴位温度场的时间节律与身体的时间节律相似。然而,不同穴位和经络的温度变化速度各不相同。此外,非穴位的变化程度大于穴位的变化范围,这就是经络或穴位在某个时间可以可视化,但在其他时间不能可视化的原因。通过以上分析,可以得出人体经络有一定规律可寻的结论。

三、肺经皮肤区域化学物质研究——一氧化氮可能介导脏腑与经络之间的联系

经络是中医学几千年来描述的一个重要的通路系统。该系统是许多非常规医学系统的中心理论，这些系统处理人体的生理调节和病理变化。放射性示踪剂研究和生物物理学研究表明，经络系统可能存在于人类和动物身上。然而，经络的化学物质、机制及其功能尚不清楚。人类和动物的各种报道都表明，穴位具有低电阻和高电导的特征。最近的研究结果表明，低电阻不仅存在于穴位中，而且存在于传统图表中描述的经络的整条线（约10 mm宽）上。有充分的证据表明，皮肤电阻取决于交感神经系统的活动，交感神经通路的刺激会降低皮肤电阻水平。穴位的皮肤和肌肉层中P物质的浓度高于对照点，并且在皮肤区域发现了最高量的亚P物质。形态学研究结果表明，毛囊和神经成分在经络/穴位中增强，经络/穴位代表潜在的高神经元活动区域。最近的研究结果表明，一氧化氮（nitric oxide，NO）可能是最重要的信使分子之一，很像一种具有广泛信号机制和功能的神经递质。NO刺激中枢和外周神经系统释放去甲肾上腺素（norepinephrine，NE），从而增加交感神经活动。神经元型一氧化氮合酶（neuronal nitric oxide synthase，nNOS）在皮肤组织中表达，并且可以通过在体内使用真皮微透析来连续监测人体皮肤中的NO浓度。细胞和组织中NO的化学不稳定归因于亚硝酸盐和硝酸盐的快速氧化。最近的结果与其他结果一致，这些结果表明，这两种稳定代谢物的测量是组织中NO浓度非常充分的指标。量化大鼠大脑区域、血管和皮肤组织中含有或不含有穴位/经络的NO_2^-、NO_3^-和总NO_2^-加NO_3^-（NO_x^-）浓度。通过测量与中国古典地形图中描述的动物和人类穴位相对应的低皮肤阻力点（low skin resistance point，LSRP）来检测穴位/经络的位置，还使用蛋白质印迹法（又称Western印迹法）对皮肤组织中nNOS和内皮型一氧化氮合酶（endothelial nitric oxide synthase，eNOS）的蛋白质水平进行了定量。

检测了大鼠经络皮肤区域中含有LSRP的硝酸盐、亚硝酸盐和氧化酶的浓度，并通过电刺激方法与对照区域进行了比较。与对照皮肤组织相比，nNOS和eNOS的蛋白质水平也使用皮肤经络区域的蛋白质印迹法进行定量。研究的主要新发现：①含有LSRP的3个经络皮肤区域的硝酸盐和氧化酶浓度较高；②皮肤组织中NO含量远高于大脑区域和血管中NO含量；③nNOS的蛋白质水平

在 3 个经络皮肤区域中持续增强，表明穴位/经络中 NO 含量增加。这是第一个表明 NO 代谢产物在 3 个经络皮肤区域持续增加的证据。数据显示，与大脑和外周血管相比，高浓度的 NO 主要分布在皮肤组织中。研究结果还表明，穴位/经络中 nNOS 蛋白水平增加，这支持了 NO 测定数据，并表明神经元 NO 能系统可能是穴位/经络 NO 含量增加的一个来源，至少部分是这样。早期研究人员认为穴位具有低阻抗、高电势和对有害刺激过敏的特征。已经在人类和大鼠中建立了 LSRP 的拓扑图。Luciani 指出，皮肤上的低阻抗穴位可能反映了皮肤下神经纤维解剖浓度的变化，并代表了潜在的高神经元活动区域。研究人员指出，在光镜水平上，患者和大鼠的低阻抗线下皮肤中神经束、神经纤维和神经末梢的数量都高于其附近对照区的神经束、纤维和神经末端的数量。本研究的结果表明，LSRP 通过其在大鼠 BL、PC、CV 和 GV 经线中的低电阻特性来检测。这些位置与中国古典地形图中描述的动物穴位对应，这些穴位是在中国古典地形图技术发展的基础上由比较解剖学演变而来的。数据还显示，皮肤组织中的 NO 含量远高于大脑和血管中的含量，这表明 NO 在皮肤代表区域的产生具有潜在的重要作用，而 NO 在穴位/经络中可能具有重要的化学作用。最近的研究结果表明，表皮和外根鞘既存在 nNOS 免疫反应性，也存在还原型烟酰胺嘌呤二核苷酸磷酸（reduced nicotinamide adenine dinucleotide phosphate，NADPH）二磷酸酯酶反应性。皮肤微透析显示，在炎症和发作反应期间，人类皮肤中的 NO 水平和其他化学信使增加。目前的数据表明，经络/穴位中 NO 含量的增加与 nNOS 的增强有关，但与 eNOS 无关。结果表明，穴位/经络中 NO 的升高与内皮 NO 的合成无关，并参与神经元 NO 能系统，这支持穴位/经络可能靠近外周神经成分的假设。然而，我们的数据也表明，皮肤区域的 NO 含量远高于脑组织。由于大脑含有体内最高的 nNOS 活性，皮肤组织中较高的 NO 含量很可能是由其他资源产生的，还可能由一种称为 nNOS 的酶合成。最近的研究报告称，NO 是通过硝酸盐化学还原为亚硝酸盐在皮肤表面产生的，皮肤硝酸盐存在于汗液中。在皮肤表面、口腔、缺血性心脏和受感染的含有亚硝酸盐的尿液中，已经发现了非酶型 NO。在大鼠皮肤中显示了几种神经递质和神经肽的汗腺神经支配，大鼠的汗液分泌反应是由坐骨神经的刺激引起的。本研究结果表明，穴位/经络皮肤中硝酸盐和氧化酶的浓度较高，而亚硝酸盐的浓度不高。发现与 NO 通过汗液硝酸盐的还原在皮肤表面生成的可能性一致，并表明非酶 NO 的产生可能与皮肤穴位/经络中较高的NO含量有关。然而，确切的资源和机制仍然不清楚。需要一种更复杂的方法来解决这个问题，包括与死亡动物相比，测定活组织中的NO含量。尽管存在这些限制，但NO含量测定和免疫印迹分析结果一致表明，穴位/经络中的nNOS、NO水平升高。关于NO在皮肤穴位/经络的生物物理特征中的潜在作用，已经证明NO是神经元中的信使，很像一种具有广泛信号机制和功能的神经递质。之前的研究结果表明，硝酸甘油作为一种NO供体，增加了中枢和外周神经系统中NE的释放和合成，这表明NO在神经元中产生去甲肾上腺素能激活。NO刺激微透析大鼠和体外神经元释放NE。几组研究报告称，局部或系统刺激交感神经通路会降低皮肤抵抗水平。相反，通过对称通路到皮肤特定区域的脉冲流的中断或阻滞，或通过药物阻断、局部麻醉、外周神经损伤，或节前或节后通路的切断，可导致该区域的抵抗力显著升高。众所周知，皮肤电阻的实际值取决于交感神经系统的活动，是皮肤出汗程度变化的直接结果。这些研究结果表明，穴位/经络中nNOS、NO水平较高，伴有皮肤抵抗力低。增强的NO可能引起交感神经末梢NE的释放，NE在对皮肤电导的反应中起重要作用，并降低皮肤电阻。NO也可能作为真皮神经元中交感神经激活的信使，这可能与其生物物理特征有关。总之，与大鼠低电阻相关的3个皮肤穴位/经络中的NO含量和nNOS蛋白水平会持续增加。皮肤组织中的硝酸盐和氧化酶浓度是大脑和血管中的2~3倍。因此，除了nNOS催化的神经元NO合成外，皮肤穴位/经络中NO含量的增加可能是由非酶NO产生的。这些数据表明，NO作为真皮神经元中交感神经激活的信使发挥着潜在的重要作用，交感神经激活可能介导经络/穴位功能，包括低电阻。

四、调控免疫细胞研究

针刺可能通过减少嗜酸性粒细胞等免疫细胞数量，从而减少促炎性细胞因子的释放，进而改善气道炎症。气道炎症主要涉及肥大细胞、嗜酸性粒细胞（eosinophil，EOS）、嗜碱性粒细胞和淋巴细胞H1。EOS代表了炎症反应的主要效应细胞，是哮喘等过敏性疾病形成的基础。EOS在哮喘气道炎症的持续过程中具有非常重要的意义，源于它们在肺部的异常聚集、浸润，并释放细胞因子导致非特异性炎症。活化EOS释放的基质金属蛋白、EOS过氧化酶、EOS阳离子蛋白（eosinophil cationic protein，ECP）、28种细胞因子、生长因子和趋化因子，严重损害气道组织，参与形成气道高反应性（airway hyperresponsiveness，AHR）。因此，EOS 被定义为有价值的治疗哮喘的靶细胞。

EOS 增多是特应性疾病的一个共同特征。骨髓中的 EOS 祖细胞在白细胞介素（interleukin，IL）-3、IL-5、粒细胞-巨噬细胞集落刺激因子（granulocyte-macrophagecolony-stimulating factor，GM-CSF）的作用下分化成熟，并选择性地增加外周血 EOS。活化后的 EOS 被内皮细胞捕获，募集到气道炎症部位，发生功能和表型的改变，在局部释放毒性蛋白和炎症因子。它们直接或间接地损害气道局部组织，引起气道上皮细胞损伤和 AHR，并破坏肺周围组织的完整性。EOS 在支气管哮喘的发病中，特别是迟发相哮喘反应中起关键作用。有学者发现，迁徙到过敏性炎症部位的 EOS 促进了过敏性疾病的发生，更多报道已经指出 EOS 凋亡延迟或不足是 EOS 表达和释放细胞因子的重要原因，从而导致哮喘气道炎症。EOS 派生脂类介质，如白三烯 C4 和血小板活化因子，还能强烈地引起支气管收缩和分泌。有学者通过系统评价和荟萃分析，认为基于对痰中 EOS 的治疗能有效减少哮喘的发作。EOS 还是重要的免疫调节细胞，通过自分泌途径，参与哮喘的免疫调节。EOS 还可作为抗原递呈细胞，与 B 细胞、树突状细胞相比，它更适合处理气道中的吸入性颗粒。因此，哮喘患者的外周血、痰、支气管肺泡灌洗液（bronchoalveolar lavage fluid，BALF）及气道活检组织中 EOS 数量均明显升高，且 EOS 的凋亡率也明显下降。活化 EOS 释放的毒性蛋白，包括 ECP、主要碱性蛋白（major basic protein，MBP）、EOS 过氧化物和 EOS 衍生的神经毒素等。它们对气道上皮和鼻黏膜上皮有很强的损伤作用，参与形成 AHR。ECP 为最强的强碱性毒性蛋白，是 EOS 的特异性标志，血清 ECP 水平能客观反映气道炎症的严重程度。因此，ECP 作为反映 EOS 活化程度的指标，可用于哮喘气道炎症的辅助诊断。血清 ECP 在哮喘的诊断、疗效评价及预后中具有确切的临床意义。

针刺治疗后外周血 EOS 计数结果分析显示，肺经穴组和肺大肠经穴组 EOS 含量明显减少，且优于对照组。表明针刺肺经穴、肺大肠经穴能通过减少外周血 EOS 计数改善哮喘气道炎症，进而改善哮喘症状。但是，单纯针刺大肠经穴对外周血 EOS 的改善尚不明显。治疗后血清 ECP 结果分析显示，肺经穴组、大肠经穴组和肺大肠经穴组血清 ECP 均明显减少，对照组却明显增加。针刺各组治疗后血清 ECP 水平差异无显著性。表明针刺肺经穴、大肠经穴和肺大肠经穴均能通过降低血清 ECP 水平，改善哮喘气道炎症，进而改善哮喘症状。

研究发现，针刺肺经经穴、肺大肠经经穴均能降低外周血 EOS 计数和血清 ECP 水平，针刺大肠经经穴能降低血清 ECP 水平，进而改善哮喘慢性持续期患者的气道炎症。由于针刺大肠经经穴外周血 EOS 改善不明显，提示针刺大肠经经穴对血清 ECP 作用环节可能具有特殊机制，未来需要更大样本实验深入研究。

五、调节炎症因子与抑炎因子研究

刺激手太阴肺经或其穴位能有效治疗肺部疾病可能与调节各种炎症因子与抑炎因子水平，从而减轻气道及肺组织局部炎症有关。肿瘤坏死因子（tumor necrosis factor，TNF）-α 是单核巨噬细胞产生的强有力的促炎症反应的细胞因子，是机体炎症反应与免疫应答的重要调节因子。TNF-α 在全身性炎症的发生、发展中起着主导作用，不仅可以引起其他细胞因子（如 IL-1、IL-6 等）的释放，而且可以通过增强中性粒细胞的功能，使释放的炎症介质增加，从而加重机体的损伤。TNF-α 趋化并活化中性粒细胞 [多形核白细胞（polymorphonuclear leukocyte，PMN）] 和单核细胞，释放炎症介质；促进血管内皮细胞产生黏附分子，增强中性粒细胞的黏附力，诱导血管内细胞产生其他炎症介质等，是重症胰腺炎所致急性肺损伤的重要启动因子。TNF-α 水平与重症急性胰腺炎所致急性肺损伤严重程度及预后关系密切。IL-10 为抗炎因子，来源于单核细胞，是目前最常用的反映体内抗炎反应的指标之一。IL-10 可以抑制单核/巨噬细胞促炎因子的合成和释放；抑制单核/巨噬细胞表面人类白细胞抗原 -DR（human leucocyte antigen-DR，HLA-DR）的表达、抑制 TNF-α 受体的表达；作用于 T 淋巴细胞，增加 T 淋巴细胞的凋亡，抑制 TNF-α 细胞促炎因子的释放。研究结果表明，预防性电针足三里可减轻脂多糖诱导的大鼠急性肺损伤，机制与抑制 TNF-α 转录有关。此外，电针刺激足三里可通过自主神经系统发挥独特的抗炎作用，减轻脂多糖导致的全身炎症反应，提高内毒素血症大鼠的生存率。列缺穴、尺泽穴均为手太阴肺经的重要穴位，善治呼吸系统疾病，参与调节肺功能。经皮穴位电刺激列缺穴、尺泽穴，可通过调节自主神经系统、促进下丘脑水平内啡肽的释放及抑制炎症因子释放来改善肺功能。电针足三里穴、列缺穴、尺泽穴具有双向免疫调节 TNF-α、IL-6 等促炎性细胞因子和转化生长因子（transforming growth factor，TGF）-β、IL-10 等抗炎细胞因子激活的作用。有研究结果表明，在常规治疗的基础上联合电针足三里穴、列缺穴、尺泽穴后，重症急性胰腺炎患者促炎因子

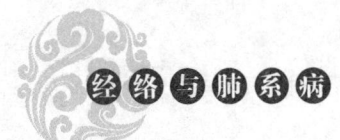

TNF-α 水平降低，抗炎因子 IL-10 水平升高，提示电针足三里穴、列缺穴、尺泽穴能够灵活地降低重症急性胰腺炎患者促炎因子的水平，升高抗炎因子浓度，使二者能够相互制约，达到一个稳定平衡的状态，既防止了因重症急性胰腺炎而容易引发的炎症因子瀑布级联反应，从源头上发挥抗炎作用，又避免了由抗炎因子过度升高而引起的免疫抑制，从而对机体起到一个良好的抗感染作用。

研究发现，急性生理与慢性健康评分（acute physiology and chronic health evaluation Ⅱ，APACHE-Ⅱ 评分）与急性呼吸窘迫综合征患者死亡率呈负相关。APACHE-Ⅱ 评分是急性呼吸窘迫综合征患者的重要预后评价指标。本研究结果表明，在常规治疗的基础上联合电针足三里穴、列缺穴、尺泽穴后，重症急性胰腺炎患者氧合指数明显升高，APACHE-Ⅱ 评分明显降低，提示电针足三里穴、列缺穴、尺泽穴可减轻患者急性肺损伤，但三组器官功能障碍综合征发生率和病死率无明显差异。出现上述结果，主要考虑与急性肺损伤病理生理表现不典型、病程、对病情评估差异及样本量等因素有关，器官功能障碍综合征患者死亡病因复杂，需多种治疗干预措施共同应用，电针刺激可作为减轻重症急性胰腺炎所致肺损伤的重要措施之一。

过往研究对豚鼠肺切除术后咳嗽相关机制进行了初步探讨，通过对炎症因子前列腺素 E2（prostaglandin E2，PGE2）和缓激肽（bradykinin，BK）测定，以及豚鼠肺组织免疫组化形态学观察，结果初步说明，豚鼠肺切除术后咳嗽发生与手术对肺组织和周围神经引起的局部炎症相关，与既往研究相符。另外，给予针刺治疗后，我们发现针刺肺经有助于缓解豚鼠肺切除术后咳嗽，同时 PGE2 和 BK 测定出现明显改变（与针刺非经非穴组、模型组相比，$P < 0.001$），豚鼠肺组织免疫组化形态学观察也有明显不同。

电针穴位及针刺参数的选择是影响电针刺激效果的重要因素。足三里穴属于足阳明胃经穴，肺俞穴属于足太阳膀胱经穴，前期研究已证实，电针刺激该穴位可产生肺保护作用，但具体作用机制尚不明确。研究结果表明，电针刺激兔双侧足三里穴及肺俞穴后，肺组织 W/D 值降低，肺损伤评分降低，血清 TNF-α 浓度及肺组织丙二醛（malondialdehyde，MDA）含量降低，而 IL-10 浓度及超氧化物歧化酶（superoxide dismu-tase，SOD）活性升高，表明电针刺激减轻了内毒素休克诱发的急性肺损伤。

磷脂酰肌醇 3 激酶（phosphoinositide 3-kinase，PI3K）是存在于体内多种细

胞的脂激酶，能磷酸化细胞膜上的磷脂酰肌醇家族成员，募集和激活下游靶物质而启动一系列信号级联反应。Akt 又称蛋白激酶 B（protein kinase B，PKB），是一种丝氨酸/苏氨酸蛋白激酶，Akt/PKB 是 PI3K 信号传导途径中重要的下游靶激酶。研究结果表明，渥曼青霉素是非 ATP 竞争型 PI3K 抑制剂，0.6 mg/kg 渥曼青霉素可成功阻断 PI3K/Akt 信号通路，且无死亡及急性毒性反应，因此实验选择静脉注射 0.6 mg/kg 渥曼青霉素作为阻断剂行预处理。在实验中，与急性肺损伤组比较，模型+电针刺穴位组肺损伤评分、血清 TNF-α 浓度及肺组织 MDA 含量降低，而 IL-10 浓度及 SOD 活性升高，肺组织 p-Akt 蛋白、HO-1 蛋白、Nrf2 核蛋白及总蛋白表达水平上调，而模型+渥曼青霉素组肺损伤评分、血清 TNF-α 浓度及肺组织 MDA 含量升高，而 IL-10 浓度及 SOD 活性降低，肺组织 p-Akt 蛋白、HO-1 蛋白、Nrf2 核蛋白及总蛋白表达水平均下调，提示电针刺激可减轻内毒素休克诱发的急性肺损伤，注射渥曼青霉素后可影响 PI3K/Akt 信号通路，从而加重急性肺损伤。与模型+电针刺穴位+渥曼青霉素组比较，模型+电针刺穴位组肺损伤评分、血清 TNF-α 浓度及肺组织 MDA 含量降低，而 IL-10 浓度及 SOD 活性升高，肺组织 p-Akt 蛋白、HO-1 蛋白、Nrf2 核蛋白及总蛋白表达水平上调，而模型+渥曼青霉素组肺损伤评分、血清 TNF-α 浓度及肺组织 MDA 含量升高，而 IL-10 浓度及 SOD 活性降低，肺组织 p-Akt 蛋白、HO-1 蛋白、Nrf2 核蛋白及总蛋白表达水平均下调，提示电针刺激可减轻内毒素休克诱发的急性肺损伤被渥曼青霉素阻断，表明 PI3K/Akt 信号通路介导了电针刺激减轻内毒素休克诱发急性肺损伤，其机制与激活 Nrf2 磷酸化，上调 HO-1 表达有关，HO-1 不仅能够抑制内毒素休克急性肺损伤时 TNF-α 等炎症因子的释放，还能抑制中性粒细胞的作用，减少中性粒细胞的聚集，以减轻炎症反应对肺组织的损伤。电针刺激双侧足三里穴和肺俞穴，机械刺激和电信号被细胞表面受体接受后转化为生物信号激活 PI3K/Akt 通路，促使 Nrf2 活化并与 Keap1 解离，转位入核，与伴侣蛋白小 Maf 形成异源二聚体，调控 ARE 依赖的靶基因 HO-1 的转录与表达，调动机体抗炎抗氧化应激能力，从而减轻内毒素诱发的急性肺损伤。

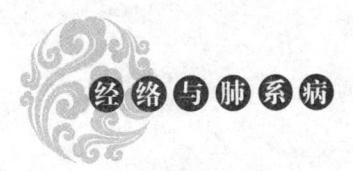

第二节 现代临床研究

经脉-脏腑相关理论是中医学理论的核心，经脉与脏腑间的复杂联系组成了中医针灸理论体系。传统中医针灸学十分重视经脉-脏腑相关理论。《素问·调经论》云："五脏之道，皆出于经隧，以行血气，血气不和，百病乃变化而生。"经隧即经脉，强调经脉与五脏的联系及经脉的重要性。《灵枢·海论》云："夫十二经脉者，内属于脏腑，外络于肢节。"这既概括了十二经脉总的特点，又说明了十二经脉的重要功能是沟通脏腑与体表肢节。因此，有学者称其为"世界上最早提出躯体内脏相关的学说"。《灵枢·经脉》中更是详细论述了十二经分别属络相应脏腑，以及其他脏腑及五官之间的联系。这既强调了经络与脏腑间密切的相关性，也为脏腑表里相关理论打下了基础。同时，经脉-脏腑相关理论也广泛地指导着临床实践。《素问·脏气法时论》云"心病者，胸中痛，胁支满，胁下痛，膺背肩甲间痛，两臂内痛"，说明心脏疾病可反映于心经所过部位，这不仅用于解释临床病理现象，而且依据"观其外而知其内"的方法诊断疾病，尤其是现代已据此形成了经络诊断学，推动了临床的发展。窦汉卿在《标幽赋》中强调"既论脏腑虚实，须向经寻"。在治疗上，他也依据经脉-脏腑相关理论，刺激相关经脉，达到治疗内脏疾病的目的。

归纳起来，经脉-脏腑相关理论有三个方面的内容。一是经脉与相关脏腑在生理功能上有密切联系。二是脏腑病理变化在经穴上有反应，可通过这种反应，"司外揣内"而推断出内脏疾病。如《灵枢·九针十二原》云"五脏有疾也，应出十二原"，表明五脏疾病可在相关原穴上出现反应。三是经脉上的理化刺激对相应脏腑功能有调节作用，这是针灸治疗的核心机制。

经络诊察指基于经络学说，通过对相应经脉循行部位或相关穴位的触知，从而获取一些关于疾病的阳性反应点，指导临床诊断与治疗的方法，为经络辨证的依据和基础。经络诊察有审、切、循、扪、按等方法。以审法为先，其贯穿诊察始终，审视、观察体表经络的色泽变化或形状改变，以最直观的方式寻找变动部位；然后使用切法，切候全身体表经络的"脉动"之处，如人迎、寸口、太溪等，测知经络的异常变化，判断虚实；之后采用循法，向心方向循按四肢肘、膝关节以下体表经络的循行部位，了解皮肤经络下有无结节、条索样等改变，进一步确定变动经脉；扪法是以手掌面触贴患者的体表皮肤，比较各部位皮肤有无明显寒热、枯润等差别；按是指按压体表局部和腧穴，了解特定穴的反应变化，以及按压时是否产生疼痛、麻木等感觉。在诊察经络时，颜色的变化、感觉的异常所反映出的证候，使治疗有针对性，达到治愈疾病的目的。中医学的望、闻、问、切四诊、现代医学的体格检查是获得患者病情的重要步骤，在经络治疗学中，经络诊察占据重要地位，通过对经络的诊察，获取必要的信息，为进一步的经络辨证、病因病机分析奠定基础，最终有针对性地指导疾病的治疗。

有研究将急性心肌缺血大鼠模型分成两组，分别进行电针心经与肺经的对照实验研究，电针前后对两组大鼠下丘脑组织基因进行检测，检测结果显示对心经进行电针的大鼠较电针肺经大鼠的下丘脑组织基因的差异表达更显著，说明心经对大鼠下丘脑中枢调节有相对特异性的作用途径。该研究从分子水平对心经、心脏与脑的联系进行了探索，且印证了心经与心脏经脉脏腑相关的相对特异性的联系途径。另针刺主要通过调节T细胞亚群中Th1和Th2两种细胞因子的相互作用，纠正其失衡状态，提高机体免疫功能，对慢性疲劳综合征进行治疗。

现代相关机制研究主要是关于病变脏腑与其对应经脉之间作用通路的研究，其研究思路大都是通过刺激体表与病变脏腑相对应经脉或腧穴，观察刺激信号在脊髓或大脑出现反应的作用规律，或利用基因芯片技术检测不同疾病相关组织基因表达的差异性，从基因水平研究经脉脏腑与疾病的关系。

经脉-脏腑相关理论指导着临床实践活动，古往今来皆有记载。经脉-脏腑相关性体现在生理功能、病理变化的密切相关性，以及经脉上的理化刺激对相应脏腑有调节作用。临床研究结果表明，手太阴肺经与肺联系紧密。现代临床研究主要以协助肺脏疾病诊断和指导肺脏疾病治疗为主要研究方向。

一、协助肺脏疾病诊断

经络循行有一定部位，并和一定脏腑属络，脏腑经络病症可在一定部位反映出来，因此可以根据疾病在各经脉所经过部位的表现作为诊断依据。如头痛，可根据经脉在头部的循行分布规律加以辨别：前额痛多与阳明经有关；两侧痛与少阳经有关；枕部痛与太阳经有关；巅顶痛则与足厥阴经有关。此外，还可根据某些点上的明显异常反应，如压痛、结节、条索状等，帮助诊断。临床上阑尾炎患者多在阑尾穴处有压痛即是例证。

在经脉-脏腑相关理论的指导下，肺脏的病理变化可反映到体表肺经及腧穴上，由此衍生的肺经经络诊察法可作为肺脏疾病的辅助诊断手段。

（一）基于传统经络诊察法的协助诊断

有研究发现，肺脏疾病发生前后，触摸或者按压切诊手太阴肺经循行经脉皮肤，常可发现特异性异常表现，这些异常表现可作为客观体征，为肺病的早期诊断提供重要依据，起到协助诊断的作用。

辨经论治是针灸临床最重要、最鲜明的诊疗特点，传统辨经论治分为病候辨经和病位辨经。病候辨经为《灵枢·经脉》所载的"是动病"和"所生病"，根据病候内容进行辨经，既可用于外经病，也可用于脏腑病；病位辨经多用于外经病，根据患病部位所属经络选取相应经脉腧穴治疗。体表经络诊察法拓宽了脏腑病辨经论治的方法，同一疾病不同患者可能在不同经络出现异常变动的阳性反应点，患有脏腑疾病的患者根据其体表经络的变动经脉或阳性反应点进行个性化的靶向治疗，体现了整体观念、同病异治的中医思想。

谭程等对96例支气管哮喘患者肘、膝关节以下的十二经脉及背俞穴进行经络诊察，诊察结果显示，异常经脉以肺经为首，其次为大肠经，还涉及肝经、脾经等多条经脉。背俞穴的异常反应主要出现在肺俞、大肠俞和脾俞。哮喘病变脏腑主要为肺脏，且与多个脏腑有关，故出现异常反应的经脉和腧穴以肺经和肺俞为主，但在其他经脉与背俞穴处也发现不同程度的阳性反应点。肺与大肠相表里，生理病理关系密切，故大肠经、大肠俞反应异常仅次于肺经和肺俞，提示临床可取肺经、大肠经作为主要诊察经脉来诊断治疗哮喘。有研究运用王居易经络诊察法结合穴位埋针治疗慢性咳嗽。所察经脉并不局限于某经某穴，而是诊察四肢肘、膝关节以下十二经脉的状态，在皮肤表面寻找结节、条索状物或空涩感等异常反应点，确定不同患者不同的病变经脉及其所累及的经络，取病变经络的原穴、背俞穴和募穴进行埋针治疗。此体征可作为哮喘、咳嗽变异性哮喘的早期诊断及鉴别诊断的客观指标。

大鱼际观察法：在自然光线下从不同方向和角度观察大鱼际掌纹走向、纹间距离、纹沟深浅、纹间相互构成的花纹特征，以及大鱼际表面皮肤润燥，并用食指和中指触摸其是柔软光滑还是粗糙碍手。诊察时应左右手互参。将大鱼际掌纹形态分为Ⅰ、Ⅱ、Ⅲ、Ⅳ级，Ⅰ、Ⅱ级为正常、阴性（-）；Ⅲ、Ⅳ级为异常、阳性

（+），具有临床诊断意义，称为大鱼际掌纹特应征。

根据中医经络学说，大鱼际掌纹所处的部位是手太阴肺经走行的末端，内应于肺。《丹溪心法》云："有诸内者，必形诸外。"因此，大鱼际掌纹的形态在一定程度上有助于诊断肺部相关疾病。鱼际掌纹是先天形成的，与肾气密切相关，而大鱼际掌纹特应征是由肾精匮乏，不能濡润肌肤、腠理所致。就肺、肾关系而言，肺主呼气，肾主纳气，肾为肺气之根，肾气不足，阳气不能充实，易为外邪所犯而发为肺系疾病。从现代医学角度来看，人体皮肤在胚胎第十三周开始发育，在第十九周左右形成。一个人的掌纹在出生时已经定型，终生不变，这种皮肤纹理的发生是受遗传基因控制的。既往研究已证实，大鱼际掌纹特应征是变应性皮炎、哮喘患者的典型特征。其大鱼际掌纹的形态特征可能是过敏性体质的遗传。这种遗传作为一种体征，具体表现在大鱼际掌纹上，其详细机制有待进一步探讨。

（二）基于新型经络诊察技术的协助诊断

除了传统的触摸、按压等经络诊察方法之外，国内外研究者不断积极探索新型的经络诊察手段，具有客观化、数据化的优势，更有利于临床的推广及普及。以哮喘为例，有学者对哮喘患者进行肺经穴位皮肤抗阻及第1秒用力呼气容积（forced expiratory volume in one second，FEV_1）和用力肺活量（forced vital capacity，FVC）测定后发现，与健康群体对比，诊断为哮喘的患者在肺经上测得的皮肤阻抗值明显更高，且肺经穴位皮肤阻抗与FEV_1/FVC预测值相关。他们得出结论，肺经穴位皮肤抗阻在鉴别哮喘患者和非哮喘人群时有较高的敏感性和特异性，可作为早期筛查哮喘的辅助诊断手段。此外，有学者证实，哮喘患者的肺经会受到影响，应用AcuGraph4测量肺经皮肤电导可以区分哮喘和健康个体。虽然新型经络诊察技术存在争议，临床可操作性还需要进一步研究证实，距离应用于临床诊断还很远，但其确是经络-脏腑相关理论现代化研究的一大创新，值得继续深入研究。

人们早就认为，生物本身的调节不只是神经系统和生物化学的单独作用，其中必定存在另外的生物-信息机制。电子的分布将影响具有特殊范围物质的电位空间特性。所有电子布居是动态的而不是静止的。电子的振荡活动是物质的基本特征，也是其与周围物质持续性相互作用的结果。在实践中，不可能找到具有与疾病的时相光谱特征完全相等的治疗方法，只能找到与其光谱相类似的治疗方法用于治疗疾病。这一原则适合所有的治疗类型，包括传统的中药和对抗疗法。

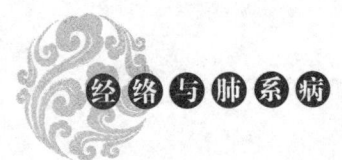

二、指导肺脏疾病治疗

肺脏疾病范围广泛，中医病名中的咳嗽、咳喘、咯血、哮喘、肺胀等，现代医学病名中的支气管哮喘、慢性阻塞性肺疾病、肺结核、肺癌等病位都在肺。临床实践及研究证实，本经治本脏疾病。肺部若有疾病，采用针刺、艾灸、推拿按摩、中药外敷、循经拍打、穴位注射、放血疗法等各种治疗手段刺激手太阴肺经及其腧穴，往往能取得较好的临床疗效。

（一）治疗咳嗽

现代医学通常将咳嗽按时间分为3类：急性咳嗽、亚急性咳嗽和慢性咳嗽。急性咳嗽<3周，亚急性咳嗽3~8周，慢性咳嗽>8周。急性咳嗽最常见的病因为普通感冒，另有其他病因，多见于急性支气管炎、急性鼻窦炎、过敏性鼻炎、慢性支气管炎急性发作、支气管哮喘。慢性咳嗽表现为咳嗽、无咯血、有痰或无痰，胸部放射影像学正常，无反复呼吸道感染病史，常见原因为咳嗽变异性哮喘、鼻后滴流综合征、嗜酸性粒细胞性支气管炎、胃食管反流性咳嗽。

游惠采用针刺列缺穴治疗急、慢性咳嗽疗效观察。结果显示，急性咳嗽者38例，即时止咳者达28例，好转（咳嗽症状减轻，间隔时间延长，持续时间明显缩短）8例，无效2例，总有效率94.74%；慢性咳嗽急性发作患者20例，即时止咳者10例，好转9例，无效1例，总有效率95%。解秸萍通过统计分析古今文献，发现肺经经穴治疗咳喘的频率最高，说明肺经经穴治疗咳喘具有相对特异性。周思远等通过研究古代文献治疗咳嗽的选穴规律发现，手太阴肺经的腧穴选取比例最高，全经共11个腧穴，除天府穴外，其余10穴均有采用，达到了穴位总数的90.9%。这种治疗选穴特异性很好地证明了肺经与肺脏之间特殊的相关性。

"五脏皆有上气喘咳""五脏六腑皆令人咳，非独肺也"，呼吸系统疾病病变部位以肺为主，又不仅仅在肺。以上经络诊察法的相关研究发现，呼吸系统疾病的变动经脉也不仅涉及肺经，与大肠经、肝经、脾经等都有密切联系，且治疗效果明显。目前该方法在呼吸系统疾病中应用所涉疾病种类并不多，可进一步对慢性鼻炎、慢性阻塞性肺疾病、慢性支气管炎等慢性疾病进行相关研究。在对该类型疾病进行经络诊察时应重点关注对肺经及其表里经脉或其他相关脏腑变动经脉的诊察。

（二）治疗哮病

肺经穴位不仅能有效控制支气管哮喘慢性缓解期的症状，在支气管哮喘急性发作时甚至能起到短时间内即刻平喘的治疗效果。据报道，针刺肺经穴位鱼际穴、孔最穴对支气管哮喘急性发作具有平喘功效，即刻起效，若留针时间适宜，可以达到与喷吸沙丁胺醇气雾剂相当的效果，可减少或替代糖皮质激素、支气管扩张剂等西药的使用。背俞穴是脏腑疾病相应体表反应区，肺俞位于第二胸神经前支，也是迷走神经分支点，通过针刺能舒张支气管平滑肌，增加肺通气量，改善肺功能，最终改善哮喘症状。张茜茜通过循经取穴实验证实，针刺肺经组、心经组治疗慢性持续期哮喘，均能提高哮喘患者哮喘生活质量问卷（asthma quality of life questionnaire，AQLQ）评分，临床疗效明显。与心经组比较，肺经组疗效显著，且远期疗效优于心经组。针刺肺经组与心经组相比较，循肺经治疗慢性持续期支气管哮喘更具有优效性，为经脉循行"体表-内脏"联系提供了客观的临床研究证据。

（三）治疗慢性阻塞性肺疾病

慢性阻塞性肺疾病（chronic obstructive pulmonary disease，COPD）是一种以持续性呼吸道症状和气流受限为特征的可预防和治疗的疾病。临床观察期可分为急性加重期和稳定期。

急性加重期COPD（acute exacerbation of chronic obstructive pulmonary disease，AECOPD）的急性发作多为感受外邪而引发，在现代医学疗法或者药物的基础上配合针刺取得了满意的疗效。曹琳等通过针刺膻中、尺泽、列缺、足三里等穴配合耳穴治疗AECOPD患者，发现针刺对患者的临床症状有显著改善，并且能减缓病情发展，降低病死率。郭明媚等将100例AECOPD患者分为对照组与观察组，对照组采用现代医学常规治疗，观察组在对照组基础上进行中府、云门穴处中药热熨，热熨后从大鱼际开始沿肺经采用空心掌进行拍打，直至中府、云门穴。结果显示，观察组总有效率为96.0%，高于对照组的82.0%，中药热熨和拍打手太阴肺经的干预有助于减轻AECOPD患者呼吸困难、咳嗽喘息等临床症状，有效改善肺功能。

COPD稳定期以本虚为主，治疗上当遵从"缓则治其本"的原则。刘鲁炯等通过针刺肺俞、肾俞、气海等穴配合沙美特罗替卡松治疗COPD患者，发现可改善COPD患者的临床症状和体征。葛炎等通过针刺膻中、乳根、关元等穴治疗

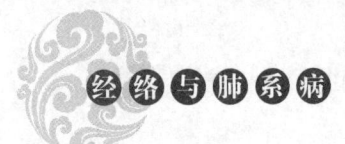

COPD稳定期患者,发现针刺配合有氧训练可有效提高患者外周骨骼肌的运动能力。

针刺手太阴肺经治疗COPD急性加重期和稳定期患者均取得了一定进展。在治疗AECOPD患者时,针刺常作为一种辅助疗法,相比之下,针刺治疗COPD稳定期患者更具有优势。

(四)治疗慢性肺源性心脏病肺动脉高压

慢性肺源性心脏病肺动脉高压是由多种肺系疾病导致的,长期血管缺氧、血液高凝、内皮损伤等因素均可造成肺动脉高压。慢性肺源性心脏病的中医辨证为瘀血阻络证,治疗应以活血化瘀为主。刺血疗法是我国传统针灸中应用广泛的一种方法。《灵枢·寿夭刚柔》载:"久痹不去身者,视其血络,尽出其血。"古人认为"久病必瘀""久病入络"。所以刺络放血疗法可以达到"菀陈则除之"的目的。

王钰等对60例患者进行分组对照试验,对照组采用西药常规处理,治疗组在西药基础上进行中府穴位刺络放血疗法。研究结果显示,治疗组疗效优于对照组,提示中府穴放血能改善血黏度、降低肺动脉压。

(五)治疗肺结核咯血

肺结核是主要发生在肺实质、气管、支气管和胸膜的一种病变,占所有感染器官的80%~90%。临床中,咯血是肺结核患者较常见的症状,尤其是肺部有空洞或支气管扩张的肺结核患者更易出现大咯血。

患者在发生咯血的过程中,出血为主要危险因素,血作用于气管内膜反射性地引起咳嗽,将血咯出。所以治疗咯血患者,必须抓住止血与镇咳这两个环节,才能收到较好的止血效果。临床上,郄穴常用于治疗本经循行部位及其所属脏腑的急性病症。根据古代文献记载,阴经郄穴多治血证。例如,治疗肺病咯血,可取郄穴孔最。张小兵选取26例肺结核咯血患者,都采用针刺孔最穴,其中有8例配尺泽穴。结果显示,显效19例,占73.1%;有效3例,占11.5%;总有效率为84.6%;无效4例,占15.4%。徐学谦选取65例肺结核患者,针刺孔最穴,其中有6例配尺泽穴。结果显示,显效46例,占71%;有效13例,占20%。在实践中受针刺的患者,感觉咽部发凉,前胸发紧,呼吸顺畅,止血效果就明显。这充分说明内脏血管平滑肌收缩,使破坏的血管易于闭合,咯血减少,其刺激气管内膜的作用也减少,则咯血、咳嗽随之而止。

（六）治疗间质性肺炎

间质性肺炎，又称"纤维性肺泡炎""肺纤维化"，以特发性、进展性肺实质纤维化和通气受限为特征，发病机制复杂，与病毒微生物感染、粉尘吸入、有害气体吸入等有关，最终导致肺纤维化，治疗较为困难，预后较差。

穴位贴敷疗法是传统针灸疗法和药物疗法的结合，其实质是一种融经络、穴位、药物为一体的复合性治疗方法，药物直接刺激穴位，经皮肤吸收，通过经络传导，使药物充分发挥功效。武生梅等观察中药穴位贴敷对间质性肺炎的临床疗效，将80例慢性间质性肺炎患者随机分为两组，对照组采用头孢哌酮舒巴坦3.0 g/d，同时配以止咳、化痰、平喘等药物对症治疗，治疗组在对照组基础上，对中府等穴位进行中药贴敷。结果显示，治疗组总有效率为95.0%，显著优于对照组的75.0%，两组比较差异有统计学意义（$P < 0.05$）。治疗组在临床症状改善情况、不良反应等方面优于对照组。

（七）治疗肺癌

非小细胞肺癌（non-small cell lung carcinoma，NSCLC）因高发病率及高病死率，严重威胁着人类的生命健康。根据WHO及中国肿瘤登记中心发布的统计数据，我国肿瘤患者平均5年存活率仅为20%~30%，其中发病率最高的癌症为肺癌。

针药结合是在中医药疗法辅助治疗NSCLC中应用最为广泛的方法。内服外治，协同起效，大量临床试验均证实其在提高NSCLC患者生存质量上有显著的作用。丁宇炜采用自拟扶正安肺汤配合针灸健脾益肺方治疗中晚期NSCLC患者，结果发现，与单纯中药相比，针药结合组能显著改善患者的呼吸、消化系统及全身症状，提高患者生存质量。郑心婷等采用益气除痰方，同时配合针刺（以手太阴肺经腧穴和肺的俞、募穴为主）辨证施治，治疗老年中晚期NSCLC患者，通过近期疗效观察发现，与化疗组及营养支持组比较，针药结合治疗在稳定体重、改善NSCLC相关临床症状、提高身体功能状态方面有显著优势；该学者采用同样的针药结合疗法治疗老年晚期NSCLC患者，观察其长期临床疗效，结果提示，与化疗组及营养支持组相比，针药结合组可有效减轻肺癌相关症状，明显改善患者生理及心理状态，持续提高患者的生存质量。

大量临床研究结果表明，诊察肺经有助于协助诊断肺部疾病，诊察手段也不再只局限于触摸、按压等，研究者趋向于寻找更客观、更精准的现代检测技术方

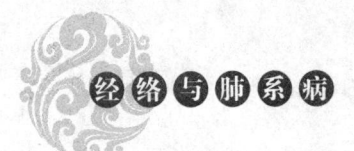

法作为新型诊察手段,这或将成为未来经络临床研究的新方向。就指导临床治疗而言,通过各种临床手段刺激肺经经穴治疗肺部疾病往往能获得显著的临床疗效,但是到目前为止,除支气管哮喘和COPD之外的肺部疾病临床研究还较少,值得进一步研究与探讨,以便更好地服务于针灸临床。

第三节 临床案例

一、慢性咳嗽

病案:陈某,女,39岁。4个月前感冒,咳嗽,无发热,于当地诊所就诊,口服阿莫西林、头孢类抗生素后咳嗽症状缓解,频次减少。2周前咳嗽加重,夜间尤甚,影响睡眠。现咳嗽,白天频次少、夜间频次多,痰少质黏,咽干痒,无咳血,盗汗,无发热,无胸痛、胸闷,无心悸、心慌,舌红苔薄,脉细数。胸部X线片未见明显异常。

诊断:咳嗽(肺肾阴虚)。治法:滋阴润肺止咳。选穴:列缺、照海。治疗:患者取仰卧位,穴区皮肤用75%乙醇消毒,选用直径0.25 mm、长25~50 mm的不锈钢毫针针刺,嘱患者自然呼吸,随呼气向腕关节方向斜刺针入列缺穴0.5~0.8寸,至针下有沉紧感,然后随患者吸气时均匀捻转,反复捻转3次。随呼气直刺针入照海穴0.5~0.8寸,至针下有沉紧感,然后随吸气时捻转,反复捻转3次,留针30分钟,随吸气时出针。每天针刺1次,7天为1个疗程。治疗2次后,白天咳嗽1~2次,夜间咳嗽频次明显减少。1个疗程后夜间咳嗽时间缩短,发作2~3次。2个疗程后咳嗽症状消失,夜间盗汗消失。

讨论:慢性咳嗽属中医学"顽咳""久咳"范畴。多由外感引起,风寒、风热、风燥日久入里化热,伤津化燥,金水不足,久咳肺阴亏损,金不生水,水亏于下,肾阴不足,虚火内生,致肺肾阴虚。外邪伤肺,肺失宣降,肺气上逆,刺激咽喉则咽痒;久病耗伤阴液,津亏痰黏;舌、脉亦为阴血亏虚之象。《仁斋直指方论》曰"肺为声音之门,肾为声音之根"。此治疗方案取穴依据《医经小学》"列缺任脉行肺系,阴跷照海膈喉咙"。列缺为手太阴肺经穴,与任脉相通,亦是肺经之络穴,可宣肺利咽,降气止咳。照海为足少阴肾经穴,通于阴跷脉。肺、肾为母子关系，金水相生，二脉合于咽喉，通调咽喉壅阻之肺气，滋阴润燥，补益肺肾。

呼吸补泻是根据患者呼吸动度配合进出针的针刺手法，呼吸影响机体自主神经的状态。慢性咳嗽属肺系疾病，肺主一身之气，呼吸对气的升降出入起调节作用，可以调节肺的功能，亦可推动机体的气血运行，促进机体气血津液的代谢。《素问·宝命全形论》说："凡刺之真，必先治神。"配合呼吸可治神，推动气至病所，调和阴阳。

二、支气管哮喘

病案： 夏某，女，25岁，工人，2009年12月28日初诊。哮喘病史3年，冬春季节发病为多。主诉咳嗽、喘息伴呼吸困难1天，加重半天。患者不慎感寒，于2009年12月27日开始出现咳嗽、胸闷、喘息，但值周日，患者未立即就诊，亦未行特殊处理，于第二天开始加重，遂前来就诊。症见痛苦表情，面色苍白，口唇微绀，张口抬肩，呼吸气急，胸闷咳嗽，咯少量白色稀痰，纳、眠欠佳，二便尚调。舌淡红，苔薄白，脉浮紧稍数。听诊两肺可闻及广泛哮鸣音。

诊断： 支气管哮喘急性发作期。治疗：取双侧鱼际、孔最穴，局部经常规消毒后用30号1.5寸不锈钢毫针进针1~1.2寸，强刺激得气后加电留针，采用疏波。10分钟后患者哮喘症状明显好转，呼吸气促转为较平顺，面色转为红润，听诊两肺哮鸣音明显减少。继续电留针20分钟后起针，患者无明显喘息症状，呼吸顺畅，面色如常，言语自如，听诊两肺呼吸音稍粗，未闻及哮鸣音。

讨论： 哮喘治疗方案的选择应基于其疗效和安全性，目前常用的逆转和预防气道阻塞的药物如吸入途径的糖皮质激素、色甘酸钠等抗炎剂，以及β2受体激动剂、甲基黄嘌呤和抗胆碱药物等支气管扩张剂，均不可避免地存在药物不良反应。哮喘的控制标准是要在控制哮喘症状的同时，尽量减少药物的不良反应。中医学认为，哮喘病发作的基本病机是肺、脾、肾三脏不足，痰饮留伏，遇到外邪，痰迷气升，气困痰阻，相互挟结，阻塞气道。正如清代医家李用粹编撰的《证治汇补》所言"哮即痰喘之久而常发者，因内有壅塞之气，外有非时之感，膈有胶固之痰，三者相合，闭拒气道，抟击有声，发为哮病"。孔最穴为手太阴肺经郄穴，是经脉气血深聚之所，具有肃肺平喘之奇效，有疏导经气、调整脏腑之功能，尤其治疗本经所属脏腑的急性病症效果较好；鱼际穴为手太阴肺经荥穴，有通调肺

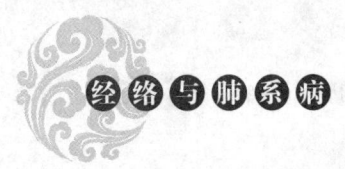

气、润燥滋阴降火和止喘解痉的作用,而且鱼际穴在针刺刺激时针感尤其明显,所以对控制急性哮喘发作有独特作用。

三、慢性阻塞性肺疾病

病案:谢某,男,73岁,2016年3月28日初诊。反复咳嗽咯痰、气喘20年余。患者自20年前开始,每于受凉或季节交替时出现咳嗽,咯白色黏痰,每次持续1~2个月,无咯血,无胸闷、胸痛,无潮热盗汗。症状发作时多于当地社区门诊就诊,口服西药为主治疗(具体不详),后可缓解。缓解期,上楼梯3~4层可出现明显气喘,平素日常生活可自理。自2010年始,咳嗽、气喘渐行加重,日常活动受限。每年秋末冬初急性加重3~4次,需住院治疗,出院后不能规范使用吸入剂。2016年3月,因症状急性加重于外院治疗,肺部CT显示双肺肺气肿,右下肺叶多发支气管柱状扩张。肺功能提示重度混合性通气功能障碍。经治疗,患者症状有所减轻,给予支气管扩张剂吸入及止咳化痰等药物口服。就诊时诉咳嗽,咯白黏痰,安静状态下有气喘,活动后加剧,常夜间喘咳不能平卧,形体消瘦,面暗无华,舌暗,苔白腻,脉弦滑。

西医诊断:COPD稳定期。中医诊断:喘证(寒饮犯肺)。治法:温肺化饮,降逆平喘。选穴:肺俞、膈俞。治疗:采用毫针进行针刺,进针后采用平补平泻法,得气后留针30分钟,中间每隔10分钟行针1次。每天针刺1次,治疗后患者6分钟步行距离增加,肺通气功能明显改善。

讨论:针刺疗法可改善肺功能,抑制炎症反应,提高患者生活质量。膈俞穴、肺俞穴均为足太阳膀胱经穴,具有理气平喘等功效。膈俞穴位于心之下、脾之上的膈膜之中,故名"膈俞"。膈俞穴的主治范围甚广,一般治疗与心、肝、肺有关的血证、胸膈及胁肋病。膈俞下为肺脏,针感或灸感能达胸膈、胁肋及上肢,具有利气、开胸膈的作用。肺俞穴与肺在脊髓节段的分布上相一致,被认为是一种受体或者化学感受器,兼具传递信息和转换能量的功能,通过经络等途径将外来的刺激信息传递到相关脏器。

四、肺结核咯血

病案:吴某,男,54岁,工人,1981年5月31日入院。患者于1980年职业病普查时发现患Ⅰ级硅沉着病并浸润型肺结核。此后因晚饭后突然大咯血半小时急诊来院。当时查患者左侧孔最穴下约 2 cm 处有明显压痛、酸胀反应（该患者病变主要在左肺）。

治疗：孔最穴垂直进针 1.5 寸，快速提插捻转，患者感到前臂及手指酸胀麻木，2 分钟后咯血次数及咯血量明显减少。改用平补平泻法，5 分钟后见痰中带少量血丝，留针半小时后咯血完全停止。后经中西医结合治疗病情稳定出院，住院期间未再发生咯血。

讨论：患者在发生咯血过程中，出血为主要表现。血作用于气管内膜反射性地引起咳嗽，将血咯出。所以治疗咯血患者，必须抓住止血与镇咳这两个环节，才能收到较好的止血效果。针刺孔最穴，产生了逆经络与顺经络传导的针感，体现了神经反射的机制。针感强烈者，局部兴奋灶优于咯血兴奋灶，而中断咯血兴奋灶，达到了止血的目的。在实践中受针刺的患者，若感觉咽喉部发凉，前胸发紧，呼吸顺畅，止血效果就明显。患者针刺治疗后内脏血管平滑肌收缩，使破坏的血管易于闭合，咯血减少，其刺激气管内膜作用亦减少，则咯血、咳嗽随之而止。针刺孔最穴使手太阴肺经受刺激，反射性地造成支气管平滑肌弛张，有利于血块排出，呼吸顺畅。

第八章

中医肺与大肠关系的现代理论探讨

第一节 中医"肺"与"大肠"的定义

一、基于解剖

（一）肺

肺是中医五脏之一。大量的古代文献证实了中医对肺脏进行过形体研究，中医肺脏理论正是在此基础上，结合临床实践总结提出的，可称其为"肺脏形体医理"。

1. 肺的位置

《素问·病能论》言："肺者，脏之盖也。"《灵枢·经脉》言："上膈属肺。"《难经·三十二难》言："心肺在膈上也。"明代赵献可《医贯·形景图》曰："喉下为肺，两叶白莹，谓之华盖，以复诸脏。"所谓"盖"及"华盖"，均系形容"位置最高"之意，就是说肺位居五脏六腑之首。古人认识到肺脏位于横膈上的胸腔。明代翟良《经络汇编·肺脏之图》言肺"附着于脊之第三椎"。从现代研究来看，能被古人当作肺的附着，只有肺系膜。该系膜是肺胸膜于肺门处沿肺根至纵隔，移行于胸膜壁层的部分。据此，古人所谓的附着部，可能指肺门（肺根）部位。肺门（肺根）位置相当于第四至六胸椎棘突高度，古人记为"第三椎"，即第三胸椎，可能是以肺根的最上缘描绘的。现代医学认为，肺位于胸腔内，借肺根和肺韧带固定于纵隔两侧。肺表面包有胸膜脏层，透过胸膜脏层，可观察到多边形肺小叶的轮廓。

2. 肺的重量

《难经·四十二难》载"肺重三斤三两",相当于796.875 g(其时的度量衡制1斤相当于现时250 g,1两相当于15.625 g)。现代13~17岁青少年男性的肺重约727 g,女性约689 g;成年男性平均肺重1 000~1 300 g,女性为800~1 000 g;左肺与右肺重量也不同,右肺约为536 g,左肺约为481 g。古今相较可知,古人所论肺重是指左、右两肺的总重,是基于青少年,甚至于更年少的儿童肺脏观察研究的结果,这与其时易于观察的对象主要是暴露在坟场的小儿尸体的历史状况有关。为了不受古今度量衡换算差误影响,现用脏器重量比的方法测算古今五脏的重量比。古代记载肝、心、肺、肾、脾重量分别是"四斤四两""十二两""三斤三两""一斤一两""二斤三两",其重量比约为5∶1∶4∶1∶3,现代关于肝、心、肺、肾、脾重量(13~17岁男性)分别是1 069 g、201 g、727 g、226 g、213 g(因古代记载脾脏时提到有"散膏半斤",此可能系胰组织重量,故加入胰腺组织重量98 g),相互之比则为5∶1∶3∶1∶1,除了脾脏比例古今有差别外,其余相差无几,说明古人关于五脏重量的记载是可信的。同理,肺脏重量也应该是可信的。成人肺的重量约等于本人身体重量的1/50,女性平均为800~1 000 g,男性平均为1 000~1 400 g。

3. 肺的形态

《医贯·形景图说》言肺色"两叶白莹"。古人对肺色描述为"白莹",可能是相对于人体体腔中其他脏器的颜色为淡而言。同前理,观察的对象可能是儿童的肺。因儿童出生在世时短,所吸入的灰尘颗粒少,肺色较成人淡,加之其时环境污染少,空气洁净,则肺色白莹。不似成人的肺,由于灰尘、炭末颗粒不断沉积于肺泡壁中,呈暗红色或深灰色。肺的形态依空气充盈程度和胸廓的形状而变化,一般为圆锥形。每侧肺都分为上部的肺尖,下部的肺底(膈面),外侧的肋面和内侧的纵隔面及三个面交界处的前、后、下三个缘,肺底与膈穹相适应略向上凹。肋面膨隆,与胸壁的肋和肋间隙相接触。纵隔面对向纵隔。肺的前缘锐利,在肋面与纵隔面之间。右肺前缘近乎垂直,右肺前缘的下半有心切迹,下方有一突起叫"左肺小舌"或称"舌叶"。下缘也较锐利,伸向膈与胸壁所夹的间隙内。后缘圆钝。

4. 肺的结构

《难经·四十二难》言肺有"六叶两耳",《经络汇编·脏腑联络分合详说》言肺"六叶两耳,中有二十四空,虚如蜂窠,下无透窍,故吸之则满,呼之则虚,一呼一吸,消息自然,无有穷也"。现代研究认为,肺脏由左、右两大叶组成,左肺二叶,右肺三叶,与古人所论肺六叶略有差别,但现代也发现左肺可有三叶。由于古代不可能大规模开展人体解剖研究,故肺有六叶的记载,不能成为否认中医肺有解剖学基础的依据,或有可能观察的正是肺叶异常者。肺有二十四空,可能指的是叶段支气管腔。因条件所限,古人凭肉眼直观只能辨认出尸体肺叶及段支气管等较大管腔,至于数量上是否正好是二十四空,今人不能苛求古人。这些叶与段支气管管腔使肺看上去确如空的蜂窠,下接更细的细支气管、毛细支气管,直到肺泡为止,没有出口。古代记载为"虚如蜂窠,下无透窍",反映了肺脏结构的特点。

(二)大肠

大肠居腹中,上口在阑门处接小肠,下端紧接肛门,包括结肠和直肠,主传化糟粕和吸收津液,属金、属阳。

大肠的位置：大肠位于腹腔之中,其上段称"回肠"(相当于解剖学的回肠和结肠上段);下段称"广肠"(包括乙状结肠和直肠)。其上口在阑门处与小肠相接,其下端紧接肛门(亦称"下极""魄门")。大肠与肺有经脉相连,相互络属,故互为表里。现代医学中大肠长约1.5 m,起自右髂窝,终于肛门,分为盲肠、阑尾、结肠、直肠和肛管,是人体消化系统的重要组成部分,为消化道的下段。

大肠的形态结构：大肠是一个管道器官,呈回环迭积状。"小肠后附脊,左环回周迭积,其注于回肠(大肠)者,外附于脐上,回运环反十六曲"(《灵枢·肠胃》)。大肠全程形似方框,围绕在空肠、回肠的周围。大肠在外形上与小肠有明显不同,一般大肠口径较粗,肠壁较薄。

大肠的运动方式：袋状往返运动,这是在空腹时最多见的一种运动形式,由环行肌无规律地收缩所引起,它使结肠袋中的内容物向两个方向做短距离的位移,但并不向前推进。分节或多袋推进运动,这是一个结肠袋或一段结肠收缩,其内容物被推移到下一段的运动。进食后或结肠受到拟副交感药物刺激时,这种运动增多。大肠的蠕动由一些稳定向前的收缩波所组成。收缩波前方的肌肉舒张,往往充有气体；收缩波的后面则保持在收缩状态，使这段肠管闭合并排空。这一反射主要是通过内在神经丛的传递实现的。

二、基于功能

（一）肺的功能

1. 主气，司呼吸

古人通过对肺脏形体的观察研究，发现肺藏于胸廓，"二十四空，虚如蜂窠，下无透窍"，与口、鼻、喉等通气的组织器官结构相通，可视的呼吸运动与藏有肺脏的胸部起伏活动密切相关，从而提出了"肺藏气""肺者，气之本"等肺主气、司呼吸的主要功能。对肺呼吸运动的形式也做了描述，《灵枢·五味》言"出于肺，循喉咽，故呼则出，吸则入"，《经络汇编·脏腑联络分合详说》言"吸之则满，呼之则虚，一呼一吸，消息自然，无有穷也"。古人之所以将主气、司呼吸的功能归于肺，是对肺脏进行了深入细致的形体研究的结果。

对古人认为的肺主气功能的认识不能仅理解为司呼吸，还应包括肺所吸入的气在人体内的输布、利用与代谢的过程，根据气在体内的输布、利用与代谢情况，反过来调节肺司呼吸的功能，如呼吸的快慢、深浅等。肺主气还包括吸入气体与吸收的饮食精微物质的混合、输布。如《灵枢·营卫生会》载："人受气于谷，谷入于胃，以传与肺，五脏六腑皆以受气。"

2. 朝百脉

将肺喻为相傅之官，明确表明了肺与君主之官——心的密切关系。心与肺不仅紧邻，脏体相触，更主要的是存在着密切的血管结构联系，使二脏功能相辅相成。肺脏的形体功能情况将影响着心脏的功能，肺气壅塞，可致心脉血行不畅，甚至血脉瘀滞，出现心悸、胸闷、唇青舌紫等症状。

3. 主皮毛

肺主皮毛，主要表现在呼吸功能方面，肺与皮肤均有呼吸功能。人们在日常生活中发现，如以油涂全身，就会感到胸闷、呼吸不畅。外感时，皮肤腠理闭塞，汗腺活动障碍，皮肤的呼吸功能受到影响，此时肺部尚未出现明显的异常，但人们已经感受到胸闷、呼吸不畅了。肺主皮毛中的肺与皮毛显然指的是人体解剖学上的肺与皮肤，这有重要的临床意义。

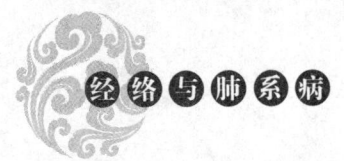

4. 主通调水道

"肺为水之上源"的结论可能来源于古人对胸腔积液和肺水肿的认识。胸腔积液多见于结核病，从现代出土的西汉女尸及古医书中大量防治肺结核（肺痨）的经验与方药记载可知，我国古代早就有结核病的存在，且患肺结核者众多。肺痨者常因结核性胸膜炎而导致胸腔积液，表现为在肺脏所居的胸腔内有大量渗出液，这些水液压迫肺脏，导致肺呼吸功能障碍。古人则由此认为肺具有行水的功能。结合自然现象中雨自天上来、水自高处流下，以及肺脏位居诸脏之上，而提出"肺为水之上源"说。

（二）大肠的功能

1. 主传导

大肠主传导，是指大肠接受小肠下移的饮食残渣，使之形成粪便，经肛门排出体外的作用。大肠接受由小肠下移的饮食残渣，再吸收其中剩余的水分和养料，使之形成粪便，经肛门而排出体外，属整个消化过程的最后阶段，故大肠有"传导之腑""传导之官"之称。所以大肠的主要功能是传导糟粕，排泄大便。大肠的传导功能，主要与胃之通降、脾之运化、肺之肃降及肾之封藏有密切关系。

2. 主津

大肠主津，大肠接受由小肠下注的饮食物残渣和剩余水分之后，将其中的部分水液重新再吸收，使残渣糟粕形成粪便而排出体外。大肠重新吸收水分，参与调节体内水液代谢的功能，称为"大肠主津"。大肠重新吸收水分的功能与体内水液代谢有关，所以大肠的病变多与津液有关。如大肠虚寒，无力吸收水分，则水谷杂下，出现肠鸣、腹痛、泄泻等。大肠实热，肠液干枯，肠道失润，又会出现大便秘结不通之症。机体所需之水，绝大部分是在小肠或大肠被吸收的，故《脾胃论》言"大肠主津，小肠主液，大肠、小肠受胃之荣气，乃能行津液于上焦，溉灌皮肤，充实腠理"。

3. 主通降

大肠在脏腑功能活动中，始终不断地承受小肠下移的饮食残渣并形成粪便而排泄糟粕，表现为积聚与输送并存，实而不能满的状态，故以降为顺，以通为用。六腑以通为用，以降为顺，尤以大肠为最。所以通降下行为大肠的重要生理特性。大肠通降失常，以糟粕内结，壅塞不通为多，故有"肠道易实"之说。

三、解剖及功能之外

（一）脏腑藏神

古代中医学家认为，五脏皆与精神意识有关。人体之神是指人体生命活动的主宰及外在表现的统称。广义之神是精神、意志、知觉、运动等一切生命活动的最高统帅。狭义之神是人的精神、意识、思维活动。《灵枢·本神》曰："肝藏血，血舍魂，肝气虚则恐，实则怒。脾藏营，营舍意，脾气虚则四肢不用，五脏不安，实则腹胀，经溲不利。心藏脉，脉舍神，心气虚则悲，实则笑不休。肺藏气，气舍魄，肺气虚则鼻塞不利，少气，实则喘喝，胸盈仰息。肾藏精，精舍志，肾气虚则厥，实则胀。"肺主魄，《灵枢·本神》言"并精而出入者谓之魄"。魄，一指气魄，二是皮肤对痛痒冷热的感觉和肢体的动作，属于生命之神的一部分。精对神而言，则神为阳而精为阴；魄对魂而言，则魂为阳而魄为阴。故魂则随神而往来，魄则并精而出入。意思是，神、魂都是无形之物，精、魄都是有形之物。《类经》言："魄之为用，能动能作，痛痒由之而觉也，精生于气，故气聚则精盈，魄并于精，故形强则魄壮。"人的各种感官与生俱来，不需要接受任何训练，如人出生会哭闹，产生自主的肢体动作，皮肤有痛痒冷热的感觉，舌头的味觉不需要启蒙和引导，这些就是魄。

（二）脏腑之气

脏腑皆有气，周流运行于全身，升降出入，消长盛衰，彼此交换，相生相克，这些是脏腑功能活动的基本形式。脏腑之气既非肉眼能够认识到，也超出了解剖器官的范围。宗气是由肺呼吸外界的清气和脾胃运化食物生成的谷气共同组成的。肺呼吸的清气到胸中，脾胃运化的谷气上输到胸中与清气汇合就生成宗气。宗气因居处胸中，所以它一来可以帮助肺更好地呼吸，二来可以帮助心推动血液的运行，最重要的一方面，它还可以向下进入肾去资助身体的根本之气，也就是元气。

从结构和形态的角度来讲，同时具有中医学理论中所述脏腑功能和特性的解剖器官是不存在的，如既主血脉又主神明的心脏是不存在的。中医学脏腑的生理和病理，其实包含着现代医学多个解剖器官的生理和病理。应该说中医学的脏腑也有其物质基础和形态结构，但是其物质基础和形态结构是分散的，分散存在于多个系统和多个器官之中，而且有时其物质基础和形态结构还不是固定的组合。功能脏腑的出现便是对器官脏腑的否定，不能认为脏腑是解剖器官，也不能认为

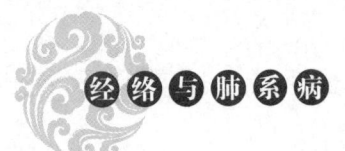

脏腑既是功能划分，同时还是解剖器官，因为功能划分的脏腑与解剖器官的脏腑无法统一。

第二节 中西医学对"肺与大肠相表里"理论的认识

"肺与大肠相表里"出自《内经》，《灵枢·经脉》曰"肺手太阴之脉，起于中焦，下络大肠"。肺与大肠的表里关系以气机升降为功能基础，《素问·五脏生成》曰"诸气者，皆属于肺"。大肠传导功能的维持有赖于肺气的肃降，肺气升降协调也要依赖大肠的传导功能。气血津液为物质基础，肺通调水道功能正常，不会使过多水分从大肠排出，保证了大肠燥化功能的正常发挥。大肠重吸收由小肠传运来的饮食残渣和剩余水分中的部分水液，转输到肺中，进而布散到全身。经络系统为沟通基础。肺属太阴，大肠属阳明，一阴一阳，一表一里。

一、中医学对"肺与大肠相表里"理论的认识

（一）气机升降运动方面

《素问·六微旨大论》言："是以升降出入，无器不有。故器者，生化之宇。"生理功能上，肺与大肠通过气机的升降出入而相互为用。肺主气、司呼吸，大肠主津、传导糟粕，二者在气机上"升降相因"。林炜烁等研究认为，肺肠表里相关的功能基础是肺肠气机的升降相因。二者气机升降相因具体包括"肺宣肠降，肺降肠升，同升与同降"。肺与大肠气机运动特性是以降为主，降中寓升，其总体的气机运动特征是"升降相因"。

（二）津液代谢方面

肺主通调水道，为"水之上源"，大肠主津，为传导之官，二者在机体津液代谢方面相辅相成。《素问·经脉别论》指出："饮入于胃，游溢精气，上输于脾，脾气散精，上归于肺，通调水道，下输膀胱。"由此可以看出，肺通调水道的功能在津液代谢中发挥着重要作用。大肠主津，指的是大肠通过对水分的重新吸收，参与机体水液代谢的功能。机体津液代谢的正常运行离不开肺与大肠的相互配合。有文献报道，津液正常的代谢离不开肺与大肠生理上的互动，津液是实

现维持"肺与大肠相表里"关系的物质基础之一。孟庆岩等认为，在机体津液代谢方面，肺与大肠生理上相辅相成，病理上相互影响。生理上，肺主宣发与肃降，输布津液于下以濡润肠道，保证机体水液代谢的正常进行；大肠主津，濡养肠道以通畅腑气，有益于肺气之肃降和"通调水道"功能的正常发挥。病理上，肺主通调水道的功能受损，进而肺病及肠，导致大肠传导功能出现障碍。

（三）经络学说方面

"肺与大肠相表里"源于《灵枢·本输》，其云"肺合大肠，大肠者，传道之腑""肺手太阴之脉，起于中焦，下络大肠，还循胃口，上膈属肺……其支者，从腕后直出次指内廉，出其端""大肠手阳明之脉，起于大指次指之端……下入缺盆，络肺，下膈，属大肠"。从条文中可以看出，手太阴与手阳明的经脉表里相通，互相络属，这是"肺与大肠相表里"关系的内在属性之一和实现表里关系的沟通基础。肺与大肠之间还通过络脉、经别、六合关系加强体表、体内关系及循环路径上的表里相贯。吉平等从经穴互通角度出发进行研究，认为"肺与大肠互为表里"的内涵体现在"肺-肺经"系统及"大肠-大肠经"系统的多维联系。

（四）阴阳学说方面

阴阳即对立统一。阴阳学说是中医学认识世界的世界观和方法论。阴阳学说是"肺与大肠相表里"关系实现的哲学基础。表里关系是阴阳关系的一种具体表现形式，也具有对立统一的内涵。《内经》在论述表里时也多与阴阳相联系。肺与大肠的对立关系体现在：解剖位置上，肺居上，大肠居下；脏腑生理特点上，肺为脏，主藏精，满却不能实，大肠为腑，主传化饮食物，实却不能满。肺与大肠的统一关系体现在：中医把人体分为5个系统，即五脏中心一体观，肺系包括肺脏与大肠；脏腑生理功能上，二者相互协调，肺脏行气于大肠，帮助大肠完成生理功能，大肠行精于肺脏，使肺脏得精气而藏之。

二、现代医学对"肺与大肠相表里"理论的认识

（一）肺肠组织起源方面

现代动物进化学研究结果表明，气管组织起源于原肠的一个皱襞，人类胚胎学也证明，呼吸组织、消化道组织均来源于原始消化管的内胚层。肠道疾病过程中，肺表面活性蛋白A（pulmonary surfactant protein A，SP-A）的表达，被认为是肺肠发育同源性的物质基础和肺肠胚胎同源性的结果。有文献研究结果表明，

肺与大肠编码 SP-A 的基因转录子有共同的起源点。刘声等对人胚胎发育不同时期肺与肠上皮形态特征、上皮细胞增殖与凋亡及上皮功能蛋白的研究发现，肺与肠上皮形态在胚胎早期一致，二者的上皮细胞增殖、凋亡在胚胎早期无显著差异；到胚胎中期和胚胎晚期，肺与肠的上皮形态开始不一致，二者的上皮细胞增殖、凋亡出现显著差异。研究结果表明，在胚胎发育过程中，肺与大肠（回肠和结肠）在上皮组织的增殖凋亡和活性蛋白物质的表达上均存在发生时相上的同步性。"肺与大肠相表里"可能与二者在胚胎早期的组织发生同源性相关。李立华对大鼠在胚胎时期（囊状期、肺泡期、性成熟期）肺、肠组织的组织发生学相关性研究发现，在胚胎发育过程中，肺与大肠（回肠、结肠）具有同源相关性，二者具有黏膜免疫相关性的物质基础，如 α 肌动蛋白、T 淋巴细胞亚群（$CD3^+$、$CD4^+$、$CD8^+$）、蛋白酶激活受体。可见，肺与大肠从组织发生开始就具有了同源性，肺与大肠之间的传变具有一定的组织发生学基础。这与现代动物学及人类胚胎学的研究结论相吻合。

（二）肺肠生理学方面

肺与大肠在生理功能上相互协调。张晓钢等通过对不同生理状态下（正常、饥饿、饥渴、低氧、高氧）大鼠的肺功能、肠推进、食水代谢、细胞膜通道蛋白、组织切片等进行了研究，结果显示，各模型组大鼠的肺功能和肠推进均受到一定的影响，其中，高氧组、饥饿组、饥渴组皆导致肺功能和肠功能的抑制。这说明"肺与大肠相表里"主要体现在肺与回肠在各种生理病理变化时的相关性，尤其是饥饿和低氧状态下关系更为密切。同时，各模型组对大鼠不同组织的细胞膜通道蛋白（AQP1、AQP3、Cav1.2、Cav3.1）的含量有不同的影响：各组均使直肠 AQP1 含量升高；高氧组使直肠 AQP3 含量升高，肺、空肠、回肠 AQP3 的含量多降低；饥饿组使结肠 Cav1.2 的含量升高，各模型组回肠 Cav1.2 的含量均降低；高氧组、饥饿组使肺 Cav3.1 含量降低，低氧组使肺 Cav3.1 的含量升高，饥渴组使直肠 Cav3.1 含量升高。李立华对大鼠在不同生理状态下（高氧、低氧、限食、限水）肺、肠组织的生理功能相关性研究发现，肺与大肠（回肠、结肠）具有生理功能相关性。低氧组大鼠缩胆囊肽（cholecystokinin，CCK）、SP、血管活性肠肽（vasoactive intestinal peptide，VIP）、一氧化氮（NO）、一氧化氮合酶（NOS）检测结果显示：与肺相比，空肠 VIP、CCK、NO 和 NOS 的表达差异显著，空肠、回肠的表达差异显著。高氧组大鼠检测结果显示，与肺相比，空肠 VIP、

SP、NO 和 NOS 的表达差异显著。限食组大鼠空肠 VIP、NO、NOS 的表达与肺相比差异显著，回肠 CCK 的表达与肺相比差异显著。限水组大鼠空肠 VIP、NO、NOS 的表达与肺相比差异显著，空肠、回肠的 SP 与肺相比差异显著。可见，肺与大肠在生理功能上相互协调、相互影响，肺与大肠之间的传变具有一定的生理学基础。

（三）肺肠免疫学方面

黏膜免疫系统广泛分布于呼吸道、胃肠道等黏膜中，其中的淋巴细胞归巢作为黏膜免疫的重要活动之一，越来越受到重视。呼吸道和消化道两大黏膜屏障具有免疫相关性，二者都是公共黏膜免疫系统的一部分，当一处黏膜发生病变时，可通过黏膜免疫途径影响到另一处，发生胃肠道和呼吸道之间的相互传变。现代免疫学研究发现，支气管相关淋巴样组织与肠道淋巴样组织之间联系密切，可能是通过某种机制实现二者之间功能上的互动，实现免疫反应的同步性。也就是说，当一处发生抗原刺激的免疫反应时，可同时在另一淋巴组织产生相同的特异性分泌型 IgA 免疫反应，这就为"肺与大肠相表里"提供了免疫学依据。分泌型 IgA（secretory IgA，sIgA）是机体合成分泌最多的免疫球蛋白，广泛存在于胃肠液、支气管分泌液中。胃肠道和呼吸道的黏膜同属于公共黏膜免疫系统的一部分，二者通过免疫细胞的游走实现生理上的互动和病理上的相互影响，sIgA 是二者免疫互动的重要物质之一。王科闯等通过对过敏性哮喘豚鼠肺肠黏膜免疫功能同步观察，发现过敏性哮喘豚鼠中肺黏膜含量增高，而肠黏膜含量显著降低。过敏性哮喘状态下，因气道黏膜抗原的侵入和气道炎症的刺激，归巢到肺黏膜的淋巴细胞增多，而归巢到肠黏膜的淋巴细胞相对减少，肠道亦相对减少。在过敏性哮喘肺部发生免疫炎症反应的同时，肠系膜淋巴结分子较正常对照组显著升高。这些发现为从淋巴细胞归巢角度阐释中医"肺与大肠相表里"脏腑相关理论提供了一定的实证依据。黏膜免疫可能是联系肺和大肠的重要物质基础，黏膜淋巴细胞的归巢可能是肺肠相关的重要途径，肺与大肠之间的传变具有一定的免疫基础。

（四）病理状态下肺肠特异性方面

现代学者研究发现，肺与大肠之间的特异相关性可能是"肺与大肠相表里"的内涵之一。肠缺血/再灌注病理状态对肺的影响：肠缺血/再灌注病理状态可能导致远端器官受伤，其中肺部是第一个受到影响的器官，并可能进一步导致急性呼吸窘迫综合征（acute respiratory distress syndrome，ARDS）。有研究证实，缺血/再灌注引起的急性肺损伤主要是炎症性质损伤,其特点是肺中性粒细胞聚集,微血管的渗漏性增加。许多炎症介质在肠缺血/再灌注的过程中释放,包括TNF-α和NO。在肠缺血/再灌注病理状态下,TNF-α可引起肺部中性粒细胞聚集,并使肺部血管通透性增加,同时诱生型一氧化氮合酶(inducible nitric oxide synthase,iNOS)的活性加强,其可以调节不断增加的肠和肺的微血管损伤。另外,IL-18是一种重要的促炎性细胞因子,其能明显增强肠缺血/再灌注诱导产生的肺损伤。郑秀丽等通过建立大鼠肠病模型,发现模型组大鼠的肺和结肠都出现病理性损伤,组织病理形态呈现同步改变,而其他四脏无明显变化。朱立等通过实验建立大鼠溃疡性结肠炎(ulcerative colitis,UC)模型,结果显示,模型组与正常组大鼠肝肾功能均在正常范围,肝肾组织病理观察未见明显病变;而模型组与正常组对比发现,模型组中大鼠肺支气管出现病理性损伤。景姗等通过观察UC大鼠模型肺、肠组织中TGF-β1的变化,发现4周后TGF-β1含量在肺、肠组织中表达下降,说明肺、肠在病理状态下组织发病的相关性,符合UC发生肺损伤的表现。

(五)肺肠微生态同步性方面

有文献报道,肺、肠之间在微生态变化方面具有同步性。人体内有1~2 kg细菌,其中90%定植在肠道内,总数量10倍于人体总细胞数,基因组数目更是百倍于人体。人体为菌群提供营养与"栖息地",而菌群为人体生态平衡提供调节作用,包括对免疫功能的调节、机体代谢的影响、增进胃肠动力、对病菌的抵抗等。越来越多的研究证明,菌群对机体内环境、生理功能起到了"稳定器"的作用,也被称为"特殊的功能器官"。经口进入的微生物可以通过胃肠道进入消化道,也可通过呼吸进入肺部。肠道和呼吸道黏膜都能够提供抗微生物穿透的物理屏障,但在胃肠道和呼吸道上皮表面仍然暴露了多种微生物。胃肠道上皮细胞表面的共生菌,包括分节丝状菌(segmented filamentous bacteria,SFB)、双歧杆菌和结肠杆菌等,既能够产生促炎性细胞因子破坏黏膜屏障,也能够诱导抗菌肽、sIgA产生防御黏膜损伤。非致病性沙门菌在胃肠道上皮细胞通过抑制核因子(nuclear factor κB,NF-κB)抑制剂α下调炎症反应,而一些梭状芽孢杆菌通过调节性T细胞促进抗炎作用。呼吸道肺炎双球菌和流感嗜血杆菌协同激活宿主p38促分裂原活化的蛋白激酶(mitogen-activated protein,MAPK),通过Toll样受体(toll-like receptor,TLR)放大炎症反应。而非致病性肺炎克雷伯菌和其他细菌及其成分可通过诱导调节性 T 细胞（regulatory T cell，Treg cell）来抑制过敏性气道疾病的发生。这说明呼吸道的菌群能够改变肺部免疫。厚壁菌和蛋白菌的微生态失调与炎症基因在肺内白细胞的表达有关，而拟杆菌为主的微生态失调与基因表达谱有关。叶建红等通过建立大鼠便秘模型发现，模型组的肠道需氧菌、真菌较正常对照组增多（$P < 0.01$），而厌氧菌显著减少（$P < 0.01$）；模型组的肺部需氧菌、真菌增多，厌氧菌显著减少（$P < 0.01$）。郑秀丽等认为，肠病大鼠可出现呼吸道菌群的改变，而且肠病大鼠呼吸道和肠道的部分菌群出现同步增多或减少的相关性变化，提示微生态菌群的变化可能是"肠病及肺"的机制和表现形式之一。符子艺等认为，"肺与大肠相表里"理论可能通过调节肠道微生态平衡而达到脏病腑治的目的。

"肺与大肠相表里"是一个丰富的理论体系，有着深刻的理论内涵与临床实践的指导价值，广泛用于指导肺肠相关疾病的防治。传统中医学理论认为，肺肠表里关系的实现需要 4 个基础。其中，气机升降相因是功能基础，气血津液是物质基础，经络系统是沟通基础，阴阳学说是哲学基础。现代实验研究进展认为，肺肠组织均来源于胚胎原始消化管的内胚层，拥有共同的黏膜免疫系统。肺肠病理上发病的相关性包括组织形态和生化指标的改变、微生态菌群变化的同步性等方面，进一步证实了肺肠表里相关的科学性。

第三节　"肺与大肠相表里"理论的临床研究

肺与大肠通过经脉的互为络属而构成表里关系。《灵枢·经脉》云"肺手太阴经脉，起于中焦，下络大肠"，这是肺、大肠经脉的直接联系。肺与大肠在经络上互相络属，在生理、病理上互相影响，在治疗上亦可互治或同治。在生理上，肺主宣发，大肠得以濡润，肺主肃降是大肠传导的动力。肺主气，司呼吸，通过肺的宣发，把清气布散全身，内而脏腑，把浊气肃降除于体外。此外，肺为水之上源，通调水道，参与水液代谢，同时大肠亦参与水液代谢，能吸收水分，使大便成形。在病理上，大肠实热，腑气不通，则影响肺的肃降。肺失肃降，亦可影响大肠的传导功能。在治疗上，依据脏腑相表里的关系，基本可归纳为脏病治腑、腑病治脏、脏腑并治 3 种治法，即肺病治肠、肠病治肺、肺肠同治。

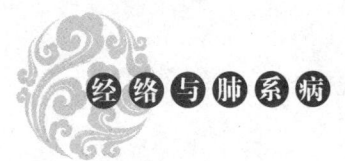

一、肺病治肠

肺病治肠是指在肺发生疾病或以肺疾病为主，伴有或不伴有其他系统疾病，并且在没有基础肠道疾病的情况下，通过治疗肠，即完全用治疗肠的药物或以治疗肠的药物为主，而达到治疗肺系疾病的目的。

《素问·咳论》曰："肺咳不已，则大肠受之。"肺与大肠皆以通降为顺，大肠传导失司，会影响肺的宣发肃降功能。大肠热结，上灼于肺，导致肺气不降，可出现咳嗽气喘，除宣肺肃肺止咳外，应多考虑肠腑功能，腑气通则气机逆乱得以纠正，痰饮积滞得以降泻，有利于肺的宣发肃降功能恢复。

司瑞超等选取咳嗽患者69例，停用抗生素及其他治疗药物，依据"肺与大肠相表里"理论治疗痰热壅肺型咳嗽，方用自拟消咳方。药物组成：川芎、金银花、连翘、川贝母、桔梗、冬凌草、杏仁、大黄粉（后下）、槟榔、牵牛子、桑叶、薄荷（后下）、荆芥、鱼腥草、枳壳。水煎服，日1剂，早晚温服。治疗结果为治愈36例，显效20例，有效9例，无效4例，总有效率为94.20%。所有病例均未见明显不良反应。方中大黄粉苦寒，泻热通便，槟榔、牵牛子并用，清热、通腹、泻下，三药共为君药，以泻代清，肠腑通则气机顺畅，肺气宣发肃降恢复正常，咳嗽缓解。

哮喘的内因向来责之于肺、脾、肾三脏功能不足，其病位主要在肺，而与脾、肾及其他脏腑等也有密切关系。"肺与大肠相表里"，二者脏腑相连，相互影响，哮喘的发病与大肠腑亦有很大的相关性。吴婷婷选取支气管哮喘急性发作期患者300名，观察哮病发作期各证型兼有肠道功能失调的分布情况。其中热哮兼肠热腑实患者64名，随机将患者分为观察组和对照组，观察组在现代医学常规治疗及饮食、生活调理的基础上加用调肠法，对照组为现代医学常规治疗及饮食、生活调理。结果显示：①哮喘急性发作期患者共300例，其中哮喘急性发作期兼肠道功能失调患者207例，发生率为69.0%，以热哮兼肠热腑实证发生率最高，为23.3%。②调肠法在支气管哮喘急性发作期治疗中具有一定优势。证候积分、哮喘控制测试（asthma control test，ACT）评分，治疗组均高于对照组。这说明支气管哮喘急性发作期兼有肠道功能失调的发生率较高，其中以热哮兼肠热腑实证为主要表现，并且运用调肠法能有效缓解患者热哮兼肠热腑实证的症状体征，改善患者的生活质量。

COPD 的病理特征主要是慢性支气管炎或肺气肿引发的气流阻塞，该气流呈进行性，并伴有气道的高反应性，使得患者在急性加重期病情进展迅速，呼吸困难、急促，咳嗽加剧，支气管分泌物增加，且气体交换受损。中医学将 COPD 纳入"肺胀""喘证""咳嗽"等范畴，张仲景则在《金匮要略·肺痿肺痈咳嗽上气病脉证治》中将 COPD 患者描述为"咳而上气，此为肺胀，其人喘，目如脱状"。万小波选取 80 例 COPD 急性加重期患者，对照组实施常规治疗，对患者采取持续低流量吸氧、祛痰止咳、积极抗感染、解痉平喘、营养支持等综合治疗，同时加布地奈德雾化吸入。观察组在常规治疗基础上增加中药保留灌肠治疗。结果显示，观察组患者的治疗总有效率（95%）比对照组患者的总有效率（77.5%）高。中药保留灌肠使得方药中的药剂直接通过输液管灌入肛门，作用于大肠，局部药物浓度大大升高。中药保留灌肠能够有效缓解患者便秘症状，对于该并发症效果显著，提高了 COPD 患者的治疗有效率。此外，采用中药保留灌肠（灌肠中药中含有紫苏子）治疗方法能够抑制链球菌、化脓球菌、肺炎球菌、大肠埃希菌等生长，并发挥出降低肺动脉高压的作用。

皮园园以大鼠为研究对象探讨中药清胰汤对急性胰腺炎相关性肺损伤的干预作用。结果显示，中药清胰汤能改善大鼠肺泡腔内炎性病理，提高血氧饱和度，降低血二氧化碳分压。研究表明，通里攻下法可以改善实验动物的肺功能，降低炎症反应。

有研究学者指出，从病种的分布看，"肺病治肠"治则被广泛应用于肺系的很多疾病中，无论病情轻重、外感内伤、发病时间长短均可应用，所以疾病类型不是肺病治肠能否使用的因素。从症状统计结果分布看，咳、痰、喘、呼吸困难、发绀、胸闷出现次数较多，均为呼吸系统疾病常见症状，与我们的传统认识相符，因此可以作为使用"肺病治肠"时的肺系症状依据。

二、肠病治肺

肠病治肺是指临床在肠道发生疾病或以肠道疾病为主，伴有或不伴有其他系统疾病，并且在近期没有基础肺系疾病的情况下，通过治疗肺，即完全用治疗肺的药物或以治疗肺的药物为主，而达到治疗肠道疾病的方法。

便秘是因大肠功能紊乱，粪便在肠腔内滞留过久，水分被过量吸收，致粪便干结，正常排便频率消失，排便十分困难。所谓功能紊乱，即中医的气机失调。

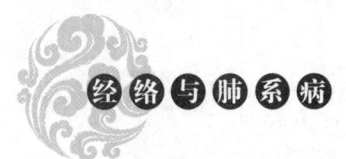

《石室秘录·大便秘结》说"大便秘结,人以为大肠燥甚,谁知是肺燥乎?肺燥则清肃之气不能下行于大肠",指出便秘与肺有关。杜洪彬选择120例习惯性便秘患者,均采用理肺汤治疗。基础方组成:桔梗、甜杏仁各10 g,枳壳、党参各15 g。结果显示,本组120例中服3～9剂痊愈者88例,10～12剂痊愈者32例,临床治愈率100%。理肺汤从调理肺部气机着手调理大肠气机,方中桔梗宣散肺气,有"提壶揭盖"之用;甜杏仁下气润燥,助肺气肃降;枳壳行气除痞,有利开结;党参补肺气、升津、升血。该方意在取桔梗之升,杏仁之降,枳壳之导,党参之补,使肺气充足,宣发肃降有序,上下左右行气开结,大肠之气随之正常运行,便秘得以解除。现代药理学研究证实,桔梗能增加胆酸的分泌,促进消化功能,杏仁含丰富的脂肪油,能润肠通便,枳壳对胃肠运动有一定的兴奋作用,从而促进胃肠蠕动,党参对动物的平滑肌有明显收缩作用。

陈立等采用通腑理肺汤上调脓毒症模型大鼠肠组织紧密连接蛋白Claudin-1 mRNA及蛋白的表达,改善肠上皮细胞间的紧密连接作用,修复脓毒症造成的肠屏障损伤。关于大肠癌的临床研究发现,其发生肺部转移的风险较高。大肠癌患者应积极排查肺部情况,查看大肠癌细胞有无肺转移,评估严重程度,在治疗中重视升降相宜、气机畅通、养阴润燥。先安未受邪之地,防治病气相传,以期改善患者不适症状,提高患者的生存质量,降低死亡率。对于大肠病的治疗,应重视肺的气机调畅、补益肺气、滋养肺阴、化痰等。

溃疡性结肠炎(ulcerative colitis,UC)是一种慢性肠道炎症性疾病,临床上主要表现为黏液脓血便、腹泻、腹痛及里急后重等,其病因至今尚不完全清楚,目前认为主要与饮食和生活方式不规律致肠道菌群失调,黏液和上皮屏障功能缺陷有关。在对UC的病机研究中,由于UC久病耗气,正气不足,影响肺宣发肃降之功。肺失宣降,影响气血运行和津液输布,加重气血瘀滞,从而导致UC反复发作,且治愈率低,复发率高。韩捷根据病程将UC患者分为病程>10年组和病程≤10年组,同时选择40例健康志愿者作为对照组。结果显示,UC患者存在小气道阻塞性疾病,病程愈长愈明显。

大肠息肉是指从大肠黏膜表面凸起到肠腔的隆起状赘生物,是结肠发病率最高的良性肿瘤。中医学对大肠息肉的病名未有明确记载,至今对此亦未有统一认识。依据大肠息肉临床常见表现,目前普遍认为本病归属于中医学"肠癖""便血""腹痛""肠覃""肠瘤""积聚""泄泻"等范畴。蒋元烨等认为,大肠息肉的中医病机特点为本虚标实、虚实夹杂。本虚主要为脾虚、肾虚，标实主要为气、湿、痰、瘀。而气、湿、痰、瘀这四大主要致病因素皆与肺相关。根据"肺与大肠相表里"，从肺论治大肠息肉完全可行。

尽管很多研究者认为肠病时有肺系证候存在，但肺系证候的存在往往是研究者根据"肺与大肠相表里"理论推理出来的，而不是通过临床症状或体征辨证得出的。肠病治肺主要用于便秘或以便秘为主的肠道疾病，便秘是使用肠病治肺的主要症状依据。但是便秘本身作为症状，并无特异性。肠病治肺理论临床应用的标准化、客观化有待我们进一步研究、揭示。

三、肺肠同治

肺肠同治是指在只有肠病或只有肺病的情况下，通过同时使用治疗肺和肠的药物达到治疗原发疾病的目的。为便于统计资料，我们分为肠病时的肺肠同治组和肺病时的肺肠同治组。

权春分采用随机对照法将57例活动期UC患者分为肺肠同治组28例、治肠组29例。肺肠同治组采用邵氏"五针法"加药物治疗，包括口服美沙拉嗪、柳氮磺吡啶栓纳肛、葛根芩连汤灌肠；治肠组采用药物治疗。结果显示，在临床疗效和体征评分方面，肺肠同治组都优于治肠组。

临床上常可见到支气管哮喘急性发作期的部分患者，虽经中西药物治疗，但疗效不满意，改用肺肠同治法治疗，病情很快得到缓解。肺肠同治法，就是在辨证分型论治的方药中加用大黄兼以通腑的方法。中医学认为，大黄味苦性寒，具有"荡涤邪热""平胃下气"之作用。现代医学药理研究结果表明，大黄可以扩张冠状动脉，增加心肌收缩力，改善微循环，降低血液黏滞度，配合西药协同降低肺动脉高压，缓解支气管平滑肌痉挛，从而使胸闷、气喘、心力衰竭等症状得到缓解或纠正。

小儿外感咳嗽发病率居儿科疾病之首，根据其病因病理、小儿生理特点及脏腑表里关系，杨胜兰选取小儿外感咳嗽患儿30例，治疗组有效控制率高于对照组。中医学认为，小儿形气未充、脏腑娇嫩，不耐寒热，一旦卫外功能失调，易招外邪寻机犯肺，致肺气壅遏不宣，清肃失司，肺气上逆而发为咳嗽。杨胜兰认为，小儿外感咳嗽的病因主要为食积与外感时邪，病位在肺与大肠，肺失宣肃，肠腑壅滞共为小儿外感咳嗽病机。

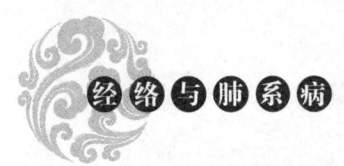

经络与肺系病

呼吸道与肠道具有共同的胚胎起源,二者黏膜上皮均从原肠内胚层分化发育而来,决定了黏膜结构及生理功能的相似性;肺部和肠道之间由于细菌及其代谢产物、细菌表面分子等通过淋巴、血液循环和黏膜免疫系统相互串扰,构成了肺-肠双向沟通网络。因此,"肺-肠"轴不仅是现代医学肺肠相关的重要依据,也部分反映了中医"肺与大肠相表里"理论的现代物质基础。

四、针灸治疗

(一)肺经穴位治疗大肠经病

肺经穴位治疗大肠经病采用"实则泻之,虚则补之"之法。便秘实热证宜泻肺经实火,滋养阴液以润燥。秦亮甫教授治疗一则老年性便秘,运用肺与大肠相表里的原理,泻肺经的尺泽穴、鱼际穴。每天针刺1次,连续2次后大便已通;3次大便正常。仍嘱服杏仁、蜂蜜。针灸在实热病症中,在泻除六腑实热的同时,对相应五脏使用泻法,可以使邪气从更多途径而出,对于疾病的恢复有很大帮助。针灸治疗气虚便秘时,除了使用常规的腧穴(如大肠俞、天枢、归来、支沟、上巨虚等)外,配合肺经募穴中府或背俞穴肺俞,会取得更好的治疗效果。也有研究证明,配合使用太渊等肺经穴可以提高中风后便秘治疗的有效率。这主要是因为在相表里的脏腑中,脏易虚而腑易实,所以在补益时,补相应的脏较为容易。肺气足,则一身气足,气之运行较顺利,大肠之气的运行也会相应通畅,故而大便得通。吴春存用主穴照海、列缺,配穴大肠俞、天枢、支沟、足三里治疗便秘。共32例患者,经治疗3次痊愈23例,大便通畅,便质正常,3个月内无复发;治疗2个疗程有效9例,大便通畅,3个月内复发,再用此法治疗仍有效。总有效率为100%。"灵龟八法"遵《内经》"天人合一"理论,强调以时间为条件,取照海、列缺入肺系以通调水道,濡润大肠;配大肠俞、天枢以俞募相配,气相通应;更配支沟、足三里以通三焦,理腑气,益气养血。本法义繁穴简,切中病机,故收效迅速。

在治疗同属大肠经常见疾病泄泻时,肺经腧穴所起作用与治疗便秘类似。在虚性泄泻中,肺俞、孔最等穴需要使用补法,通过补气,气足则固摄有力,从而起到益气固脱的作用。而在实性泄泻中,选用肺经腧穴(如尺泽、少商)时通常都使用比较重的手法或刺激,如刺血、提插等,可以助其泻邪,增加疗效,而临床研究也证实了少商点刺对于湿热型小儿泄泻有理想疗效。

(二)大肠经穴位治疗肺经病

肺系常见疾病(如高热)的治疗选穴,往往不限于肺经。病情常传变迅速,沿经络进一步传变,即热势易传于大肠经,而大肠属阳明,为多气多血之经,如果治疗及时,不仅可以将病势控制在比较表浅的层面,防止病情进一步加重,而且可以借助本经充足的气血快速驱邪外出。临床研究证明,在曲池使用透天凉泻法和刺络放血法治疗呼吸道感染高热,有效率可达到95%以上。

在哮喘的治疗中,应结合肺肠生理功能的相似性。肺与大肠皆为吐故纳新之脏腑,肠道壅堵,气血不畅,浊气不能下,清气不能上,使得气机功能本就异常的肺负担加重,加重哮喘。另外,大肠为参与人体水液代谢的一个重要器官,而哮喘与水液代谢的病理产物——痰有着密不可分的关系,大肠功能正常自然可以减少痰的生成或者加速其转化代谢。有研究指出,使用西药穴位注射的方法治疗哮喘,选穴除了肺俞等与肺相关的腧穴外,辅以迎香这一大肠经穴,疗效满意。刘乃积选取53例哮喘患者,采用针药并用,针刺迎香穴、肺俞穴,注射用药物曲安奈德为长效糖皮质激素,治疗总有效率为94.3%。刘兵等从93种古医籍中检索出大肠经及其腧穴可治疗肺经、与肺(经)相关的病症记载分别为1 034、2 559条,分别涉及相关功效7、18项;肺经及其腧穴治疗大肠经、与大肠经相关的病症分别为593、2 655条,分别涉及相关功效6、16项。由此可见,"肺合大肠"针灸表里互治应用广泛,联系密切。

(三)肺肠同治皮肤病

常见皮肤病(如瘾疹)的治疗,取穴时,主穴即为曲池、合谷、血海、委中、膈俞等。曲池、合谷同属阳明,善开泄,既可疏风解表,又能清泄阳明。《灵枢·本脏》曰:"肺合大肠,大肠者,皮其应。"皮肤病的治疗,选择肺经本经的腧穴,并且配合大肠经穴,表里呼应,恰为"肺主皮毛,大肠为皮其应"的体现。肺和大肠与皮毛之间的疾病都会有直接或间接的联系。如肠道功能异常出现大便不畅或不通时,大便在肠道内停留时间延长,以至于部分肠道毒素在体内被再次吸收,积聚增多,郁而化热,影响到肺脏的宣发肃降功能,从而导致皮肤排泄功能障碍,最终可诱发或加重皮肤病。

肺与大肠相表里理论在经、穴互通的视角下,体现的是肺与肺经系统、大肠与大肠经系统之间立体、多维、复杂的联系,体现出中医系统方法学研究的科学

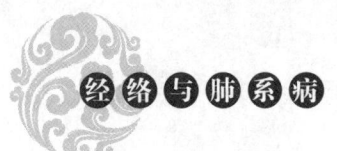

性及中医整体性、非线性思维的特点，同时也从另一个侧面展现出人体本身的完整性与机制的复杂性。

第四节 临床案例

一、肺病治肠

病案：吴某，男，67岁。因"反复咳嗽、咳痰20余年，加重伴发热3天"入院。既往有高血压病、COPD病史，吸烟史20余年。患者20余年前无诱因出现阵发性咳嗽，咳痰，质黏、色黄、量少，无发热畏寒，无胸闷气促，每于气候交替时症状加重。3天前因受寒出现咳嗽，胸闷气促加重，乏力伴发热、头晕，遂至急诊科就诊。血气分析（吸氧3 L/min）显示，pH 7.30，动脉血氧分压（arterial partial pressure of oxygen，PaO_2）60 mmHg，动脉血二氧化碳分压（arterial partial pressure of carbon dioxide，$PaCO_2$）53 mmHg，乳酸3.20 mmoL/L，实际碱剩余 4.2 mmoL/L，HCO_3^- 31.5 mmoL/L。血常规显示，白细胞（white blood cell，WBC）23.15×10^9/L，中性粒细胞（neutrophil，N）20.88×10^9/L，中性粒细胞百分比（N%）90.2%，红细胞（red blood cell，RBC）4.15×10^{12}/L，血红蛋白（hemoglobin，Hb）131.00 g/L，血小板（platelet，PLT）231×10^9/L。血小板压积（plateletcrit，PCT）15.08 ng/mL，C反应蛋白（C-reactive protein，CRP）301.83 mg/L。胸部CT显示，慢性支气管疾病并肺气肿；左肺上叶及双下肺炎性感染灶；双侧胸腔少量积液。查体显示，胸廓对称，桶状胸；双侧呼吸运动对称，呼吸音稍粗，双肺可闻及弥漫性哮鸣音及散在湿啰音，无胸膜摩擦音。舌质红，苔黄腻，脉弦滑。

中医诊断：喘证，痰热壅肺证。西医诊断：感染性休克；重症肺炎；急性呼吸窘迫综合征；COPD伴急性加重。予补液、抗感染、化痰、解痉平喘、激素、气管插管机械通气辅助呼吸等对症支持治疗后，氧合指数未见改善，仍气促明显。患者大便数日未行。结合患者病因病机，治以宣肺祛痰，通腑泻热。方选宣白承气汤化裁。处方：生石膏20 g，杏仁10 g，生大黄5 g，瓜蒌皮10 g，麻黄5 g。此方服用3剂后，患者未见发热，气促明显减轻，大便通。

后予瓜蒌10 g，桑白皮10 g，山药10 g，谷芽10 g，芦根15 g，杏仁10 g，半夏 10 g，川贝母 10 g，甘草 5 g。连服 5 天，患者喘咳皆平，大便 1～2 天 1 行。肺部感染较前明显好转，双侧胸腔积液较前吸收。

讨论：该患者为喘证兼见大便不通数天，基于"肺与大肠相表里"理论，故当肺病治肠。本病为本虚标实，虚实错杂。本虚为患者老年，素体虚弱，感受外邪，肺卫外不固，失于宣发肃降，津液聚集成痰，蕴而发热。标实为肺宣发肃降失常，大肠传导运化无力，则大便不通。病位在肺与大肠，涉及脾胃。方中生石膏、生大黄泻热通便，通腑泄肠；杏仁、瓜蒌皮清热润肺；麻黄宣肺平喘。共奏宣肺祛痰、通腑泻热之功，导邪热从大肠出，而肠腑通畅，肺气宣发肃降正常，故喘咳自止。后用瓜蒌、桑白皮润肠通便，山药、谷芽顾护脾胃，芦根清热润肺，半夏、川贝母清肺化痰，甘草调和诸药，巩固前方治疗效果。

二、肠病治肺

病案：周某，男，79 岁，2014 年 12 月 16 日初诊。患者素有慢性支气管炎病史。大便常 5～6 天 1 行，先硬后软，临厕努挣，便后汗出少气。常服用诸如麻仁丸、香丹清等成药，或取效于一时，或仍不建功。

刻诊：面色晦暗不泽，头目昏沉，胸闷气促，纳少，大便已 5 天未行，脘腹胀满，舌暗，苔厚腻、色褐，右脉浮大但重按无力。

辨证：肺气失宣，肠腑郁滞，升降失常。治以宣肺通腑，升清降浊。方选宣降汤（自拟）。处方：桑白皮 20 g，桃仁、杏仁各 10 g，枇杷叶 15 g，紫菀 20 g，桔梗 10 g，枳实 10 g，厚朴 10 g，制大黄 10 g，沉香曲 10 g，木香 10 g，黄芪 15 g，生白术 40 g，升麻 15 g，瓜蒌仁 15 g，麻子仁 30 g，当归 10 g，肉苁蓉 15 g，玄参 20 g，甘草 5 g。7 剂。每天 1 剂，水煎，早晚分服。

2014 年 12 月 24 日二诊：服药期间大便每天 1 行，咳喘、胸闷明显减轻，食欲好转。上方改为隔天 1 剂，续服。后患者坚持服用此方，每周 2 剂，至排便正常。

讨论：该患者为老年性便秘。《灵枢·五癃津液别》曰"阴阳气道不通，四海闭塞，三焦不泻，津液不化，水谷并行肠胃之中，别于回肠，留于下焦，不得渗膀胱，则下焦胀，水溢则为水胀"，《灵枢·终始》谓"病在下者高取之"。二者的论述都是"提壶揭盖"之法。提壶揭盖法不仅仅是宣肺利尿，其核心要义是使全身气机通畅。故"盖"不单指"华盖"，应泛指上焦，且开下焦也不仅指利小便。利用肺脏调理周身气机，此为广义之法。本病多为虚实夹杂之证。患者老年男性，素体气虚，气虚则运化无力，肠道失司，发为大便。故应肠病治肺。该患者病位在肠，涉及肺、脾、胃。方中选用杏仁、枇杷叶、紫菀升提肺气；桔梗载药上行；欲降先升，提壶揭盖，宣降肺气，肠腑通畅，则便秘自止。

三、肺肠同治

病案：田某，男，55岁，2019年8月15日初诊。黏液脓血便2个月余，发现结肠息肉2个月余。患者2019年5月查结肠镜提示溃疡性结肠炎，结肠多发息肉。病理显示，回肠末段及回盲瓣黏膜慢性炎症，横结肠低级别管状腺瘤Ⅱ级，降结肠45 cm及50 cm低级别管状腺瘤Ⅱ级。2019年7月查胸部CT提示左肺下叶结节，炎症。患者于2019年7月行结肠大肠息肉高频电灼术。既往有预激综合征、高血压病史。

刻诊：偶有胸胁胀满或咳嗽，偶有口干及乏力，胃纳可，二便调，夜寐安，舌暗红，舌边无齿痕，脉细。

中医诊断：癥积，证属气阴两虚、痰瘀互结。西医诊断：肠管状腺瘤切除术后左肺多发微结节。治以益气养阴，化痰解毒散结。药物组成：太子参15 g，麦冬15 g，五味子5 g，熟地黄15 g，瓜蒌皮、芦根各30 g，紫苏梗12 g，麸炒白术12 g，制半夏10 g，黄连6 g，枳壳6 g，薏苡仁20 g，夏枯草10 g，山慈菇9 g，白花蛇舌草30 g，甘草6 g。每天1剂，水煎分服，连服14剂。患者又自按上述方药续服14剂。2019年11月复查胸部CT提示，与2019年7月胸片比较，大部分结节被吸收。

2020年1月14日二诊：在上方基础上连续加减服用半年余，患者咳嗽除，胸胁胀满减轻，于当地医院肠镜检查未发现大肠息肉。

讨论：该患者为大肠息肉与肺结节合病，当按积证治疗，故当肺肠同治。本病为本虚标实，虚实错杂。本虚为患者为中老年男性，年过半百，气阴自半。标实为痰与血瘀相互搏结，阻滞于肺于肠道，日久结为积块。积证日久，瘀阻伤正，损伤脾胃；积块不易消散，甚至逐渐增大，严重者病势进一步发展可损伤肾，故该患者病位在肺与大肠，涉及脾、胃、肾。方中太子参、麦冬、五味子益气养阴，顾护机体；熟地黄填精益髓，滋阴补肾；瓜蒌皮、芦根、紫苏梗化痰散结；麸炒白术、制半夏、薏苡仁燥湿健脾；枳壳、夏枯草、山慈菇清热解毒，化痰散结；甘草调和诸药。诸药合用，共奏益气养阴、化痰散瘀、散结消积之功。

四、针灸治疗

（一）病案一

诸某，女，59岁。咳嗽半个月余，咳嗽剧烈，以夜间为甚，痰多，为白色黏液泡沫痰，伴鼻塞、流涕，有反复呼吸道感染史，要求冬病夏治。查体：两肺呼吸音粗，舌红苔薄微黄，脉浮数。

中医诊断：咳嗽，风热犯肺型。西医诊断：上呼吸道感染。治则：疏风清热，止咳化痰。针刺选穴：鱼际、孔最、曲池、足三里、三阴交、太冲，均取双侧。二诊咳嗽已止，咯痰明显减少。三诊时症状全消，适逢伏天，遂予冬病夏治。经2次治疗，患者诸症悉除，随访1个月未见复发。

讨论：该患者为咳嗽，本病为虚实夹杂。患者中老年女性，素体肺虚，肺主气，司呼吸，反复发作，肺气虚损，易感受外邪，日久则损伤脾胃。外感风热，侵袭肺卫，肺气上逆，发为咳嗽。针刺孔最止咳化痰；鱼际清热利咽止咳；曲池为大肠合穴，针刺曲池泻热通腑，宣发肺气；太冲清热；足三里、三阴交补益脾胃，防止子病及母。

（二）病案二

陈某，男，32岁，便秘10年。患者10年前因坐火车未能及时排便，导致便秘。此后每次排便都需要服泻药，10年来曾于上海、杭州多家医院诊治，但仍然被疾病困扰，遂来针灸科治疗。查体：肠鸣音弱，舌淡红，舌体胖大、边有齿痕，苔薄，脉细。

中医诊断：便秘，肠道气滞型。西医诊断：迟缓性便秘。治法：理气补气，润肠导滞。予以针刺肺俞、大椎至命门的所有督脉经穴及相应夹脊穴。二诊时，患者矢气增多。三诊时，针灸后即能自行排便。通过针刺调节脏腑功能治疗30次，患者已能每天自行排便。

讨论：该患者为便秘，肠鸣音弱。肠道气机阻滞，传导不通，发为便秘。肺与大肠相表里，肺主气，则补肺气有益于全身脏腑气机通畅，肠道气通，故便秘愈。针刺肺俞、大椎及相应的夹脊穴补肺气，升阳气，气通便秘止。

"肺与大肠相表里"理论有其科学性和实用性，但在临床应用中不能拘泥，当审因论治，辨证运用，方能提高临床疗效。

第五节 "肺与大肠相表里"的现代研究

一、"肺与大肠相表里"的中医动物实验

手太阴肺经属肺、络大肠，手阳明经属大肠、络肺，两经又通过各自的络脉相互联系。这样手太阴肺经和手阳明大肠经构成表里经关系，肺与大肠构成表里脏腑，从而在功能上相互联系，相互作用。肺脏的病理改变可影响到大肠，反之，大肠的病理改变也可影响到肺脏，而且通腑法可改善肺功能，前一方面研究较少，后一方面已有临床和实验报道。针刺肺经和大肠经穴位不仅可治肺脏疾病，而且可以治大肠疾病，前一方面已有少量报道，后一方面及经与经关系研究较少。由于肺与大肠表里相关用现代医学系统器官生理是难以解释的，为此本实验通过复制家兔肺心病模型探讨肺与大肠相表里动物实验模型的建立，以便在以后的工作中进行深入的实验研究。

（一）试剂和仪器

0.5%氯化铁（$FeCl_3$）水溶液；乌拉坦；铂金丝电极（直径为50 μm的95%铂、5%铱合金丝）；十六导生理记录仪。

（二）实验动物

健康青紫兰家兔32只，体重1.8~2.5 kg，雌雄不拘。

（三）动物分组

健康青紫兰家兔随机分为2组，即正常组、模型组，每组16只。

（四）肺心病动物模型复制及实验步骤

参照俞秋棠、苏宝田等的方法，耳缘静脉注射0.5%$FeCl_3$水溶液，按基础量0.1 mL注射，5次后，每次递增0.1 mL，共注射15次，平均注射总剂量为（20.6±1.2）mL，应用20%乌拉坦溶液按4~5 mL/kg静脉麻醉，无菌手术，分别应用铂金丝电极缝于膈肌和回肠、结肠、盲肠浆膜下，应用RM-86型多导记录仪同步记录肢体标Ⅱ导联心电、膈肌放电及回肠、结肠、盲肠肌电，应用RG-2B脑血流图仪分别记录胸腔和肺阻抗图，比较正常组与模型组的差别。对16只模型组家兔还观察了肺、心、胃、肝等脏器的病理形态变化。

关于肺心病动物模型：选用静脉注射 $FeCl_3$ 复制家兔肺心病模型，主要机制是促进血液凝固，形成血栓，阻塞毛细血管，引起肺部循环障碍，血流受阻，导致肺动脉高压，肺动脉高压是形成心脏病的主要病理机制。静脉注射 $FeCl_3$ 后，P 波电压显著增高，表明右心房内压增高，提示肺动脉压力升高，说明静脉注射 $FeCl_3$ 能升高肺动脉压力，右心功能有明显改变。胸腔阻抗图主要反映肺的潮气量，肺阻抗图主要反映肺的血流量，静脉注射 $FeCl_3$ 后，模型组家兔胸腔阻抗图幅值明显减低，表明肺潮气量减少，肺阻抗图拐点增多，提示肺血管顺应性降低，肺功能有明显改变。病理学改变发现模型组家兔心脏有明显改变占 56.3%，肺脏有明显病理改变达 90% 以上，模型组家兔回肠、结肠、盲肠电与正常组家兔相比，频率显著增快，幅值明显下降，肠电节律紊乱。因而模型对探讨肺与大肠的关系是可行的。

关于肺经与大肠经及大肠相关：实验观察到静脉注射 $FeCl_3$ 对肠电影响比心电小，表明 $FeCl_3$ 主要作用于肺循环，与文献报道类似，因此，模型形成后，肠电频率明显增快，幅值明显降低，节律紊乱，表明大肠电活动的异常改变主要由肺脏病理改变引起，提示肺与大肠有相关性。

肺与大肠相关性：少数人从临床和实验证实大肠病变可影响肺脏，通腑法治疗小儿肺炎及成人呼吸窘迫综合征。还有人认为胃肠道参与"外呼吸"，通过气体交换与肺脏有病理生理联系，COPD 可引起胃肠道异常、物质能量代谢障碍、神经内分泌功能紊乱、免疫功能低下等。上述均表明肺与大肠存在双关联系。根据现代生理学，肺和大肠都受中枢神经系统调控，近年来，神经内分泌学迅速发展，已发现各种神经肽同时存在于脑、肺、大肠组织中。神经肽的功能，除可作为神经递质起作用外，还可能作为神经调质起作用，据此我们提出脑-肠-肺轴心假说，结合临床肺、大肠肿瘤发病率高于其他脏腑，深入研究肺与大肠经脉脏腑表里相关及与脑的关系，对继承发扬中医学理论和发展中西医结合理论有深远意义。

二、探讨"肺与大肠相表里"的物质基础

《中西汇通医经精义》曰："盖肺极高，大肠极下，其情势自足相临，手太阴肺经与手阳明大肠经又相表里，故相通也。"可见手太阴与手阳明的经脉表里相通是肺与大肠表里关系的内在属性之一。在结构上，它又体现着 4 个层面的联系路

径或对应关系。

（一）肺与大肠各自经脉联系其相应表里脏腑

"肺与大肠属络关系"源于《灵枢·经脉》。其曰"肺手太阴之脉，起于中焦，下络大肠，还循胃口，上膈属肺""大肠手阳明之脉……下入缺盆，络肺，下膈属大肠"。明代张介宾释曰："络，联络也……肺脉络于大肠，以肺与大肠为表里也。按：十二经相通，各有表里，凡在本经者皆曰属，以此通彼者皆曰络，故在手太阴则曰属肺络大肠，在手阳明则曰属大肠络肺。"另外还有一种属络关系，"手阳明之正……走大肠属于肺；手太阴之正……入走肺，散之大肠"（《灵枢·经别》），即肺与大肠的经别也联系其相应表里脏腑。

（二）肺与大肠表里经络之间直接相互沟通联络

对于十二经表里相合的论述，《灵枢·卫气》总括曰"阴阳相随外内相贯……能别阴阳十二经者知病之所生"。就肺与大肠的经脉体系来说，《灵枢·经脉》云"肺手太阴之脉……其支者，从腕后直出次指内廉，出其端""大肠手阳明之脉，起于大指次指之端，循指上廉"。大肠手阳明之脉直接接续肺手太阴之脉。除正经之外，肺与大肠的络脉、经别也相互沟通，"手太阴之别，名曰列缺，起于腕上分间……别走阳明也；手阳明之别，名曰偏历，去腕三寸别走太阴"（《灵枢·经脉》）；"手太阴之正……上出缺盆，循喉咙，复合阳明"（《灵枢·经别》）。

（三）表里经脉有其交会相合之处

唐代孙思邈认为，手太阴肺经与手阳明大肠经在肘骨交会，肺脏脉"其脉起于中焦……从腕后直次指内廉，出其端，合手阳明为表里，阳明之本在肘骨中，同会于手太阴"。唐代杨上善认为，肺经与大肠经之经别还在咽喉会合："手太阴别……上出缺盆，循喉咙，合于阳明，至于大肠，以为一合。至喉咙更合，故云复也。"

（四）肺与大肠经脉在肢体分布位置呼应

肺与大肠其各自经脉在肢体分布的位置对表里相合的构建也有意义。肺与大肠经在上肢部均循行于手臂桡侧，一内一外、一阴一阳表里呼应。可见肺与大肠经络系统相互之间具有多重、复杂、密切的联系。

1. 功能上的相互影响

肺手太阴之脉直接接续大肠手阳明之脉，气血灌注流通就有了道路，如《灵枢·营气》言"营气之道……气从太阴出，注手阳明"。《灵枢·营卫生会》说："黄帝曰：愿闻三焦之所出。岐伯答曰：上焦出于胃上口，并咽以上贯膈而布胸中，走腋，循太阴之分而行，还至手阳明。"明代高武则细致描述气血流注于其相应脏腑的时辰："迎者逢其气之方来，如寅时气来注于肺，卯时气来注大肠，此时肺、大肠气方盛而夺泻之也。随者随其气之方去，如卯时气去注大肠，辰时气去注于胃，肺与大肠此时正虚而补济之也。"而清代张志聪在阐释《内经》"尺动脉在五里"时认为："此论脏腑之阴阳血气，循手太阴、阳明之经从内而外，外而内，往来逆顺之不息也。"两经气血流通相互影响，往来不息。另外，研究指出，表里经相交接阴阳二气为等量变化，手足相交者阴阳性质互变（阴气变阳气，阳气变阴气），因表里经相交于手足，手足为阳气和阴气的变换之所。其还指出，脏腑表里关系的阴阳经均一一内外对应，即阴气最盛的太阴经对应阳气最盛的阳明经（在前）等，使四肢的阴阳之气维持平衡状态。因此，肺与大肠经脉的阴阳气多少是等量对应的。《灵枢·五乱》言："经脉十二者别为五行分为四时。"可见，十二经脉有其特定的五行属性。《素问·五常政大论》云："坚成之纪，是谓收引……其象秋，其经手太阴阳明。"明代张介宾注解曰："手太阴肺经，手阳明大肠经，皆金之应也。"《圆运动的古中医学》则将这两条经脉的关系理解为脏腑五行气的阴阳升降与协调统一，如在对"十二经名词的说明"里写道："肺为阴脏，大肠为阳腑，同秉大气中金气而生……金气有收敛作用。肺经金气的收敛作用由上而下，大肠经金气的收敛作用由下而上，以成一圆运动。"肺与大肠的经脉在五行上同应金气。阴阳相合也是这两条经脉互通的基础之一。

2. 病理反应的互通之处

《素问·咳论》言："肺咳不已，则大肠受之。大肠咳状，咳而遗失。"唐代王冰注曰："肺与大肠合，又大肠脉入缺盆络肺，故肺咳不已，大肠受之。"《素问·五脏生成》认为："咳嗽上气，厥在胸中，过在手阳明、太阴。"《素问·缪刺论》记载："邪客手阳明之络，令人气满胸中，喘息而支胠，胸中热。"明代马莳在注解《内经》肺经病候时说"是皆肺经所生之病耳，然又有诸病，或出本经，或由合经……正气不足，则为肩臂疼痛，寒冷，络行手阳明也"。马莳依据经脉表里关系阐释了肺经是主病"肩臂痛寒"的病理机制。有学者认为，《丹溪心法》卷首提出的"十二经见证"在《灵枢·经脉》十二经脉的循行与病候基础上，根据前人理论及临床做了大量增补，而手太阴肺经见症增加"善嚏""皮肤痛及麻

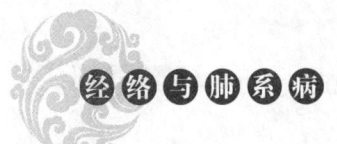

木""溏泄"等症状与肺主气司呼吸、肺主皮毛、肺与大肠相表里的功能障碍有关。由此可知,肺与大肠各自经脉在病理反应上相互影响,表里相通。

3. 针灸疗法的刺激组织与各类型结缔组织的对应关系

刮痧、刺血、药物贴敷疗法及现代常用的各种皮肤刺激疗法的刺激组织为真皮层致密结缔组织层;针灸浮针疗法、皮下针疗法的刺激组织为皮下疏松结缔组织层;针灸经穴疗法的刺激组织为肌间隔结缔组织、神经血管周围结缔组织、器官门及被膜结缔组织。经穴在四肢大多数定位于肌间隔疏松结缔组织聚集处,少数定位于神经血管束结缔组织;在躯干经穴多数定位于肌间隔疏松结缔组织聚集处,少数定位于器官门结缔组织。在脑颅部经穴多定位于神经末梢分布的真皮层致密结缔组织层和皮下疏松结缔组织层;在颈根部和面部经穴定位于肌间隔疏松结缔组织聚集处。

真皮层致密结缔组织和皮下疏松结缔组织分别构成两层包绕人体表面和肌肉表面的完整筋膜囊,两层筋膜的厚度在背部和四肢的伸侧较厚,在腹部和四肢的屈侧较薄。疏松结缔组织包绕全身肌肉的表面形成肌的外膜,深入肌肉内部形成肌束膜和内膜,在肌肉或肌群分界处由疏松结缔组织充填肌肉的间隙形成肌间隔筋膜,肌间隔筋膜深入四肢深层包绕神经血管束并进一步与深层的骨膜相连。在断面图像上对肌间隔结缔组织集中的部位进行人工标记,通过三维重建和透明处理显示为分布于身体内部的串珠样连线。在三组重建的模型中,分别显示出了几组连线,经过对比观察,发现这些连线的走行和分布与中医古籍所记载的人体相应部位的经穴相近。

三、基于胚胎起源探究肺与大肠的关系

从胚胎发育的角度来看,肺、气管由肠的前肠发展而来,呼吸道上皮和腺体由原肠内胚层分化而成。肺、气管与肠的结构来源是相同的,这可能成为"肺与大肠相表里"这一理论的结构基础,使从蛋白质角度出发研究该理论成为可能。既往研究发现,肠表面活性物质相关蛋白的主要作用是降低肺泡表面张力,维持肺泡稳定和正常的呼吸功能,在肺内含量极其丰富,肠道的表面蛋白在进化上可能是肺部表面蛋白的始祖。在结肠表面也发现有 SP-A 基因存在和蛋白表达,表明肠道表面和肺表面有内在的密切联系。SP-A 被认为在进化上是一种非常保守的功能蛋白,这种肺部功能性蛋白在肠道组织中的表达被看成是肺、肠具有共同

胚胎起源的后果。

多细胞生物（如海胆）由外细胞层和内部的细胞外液（extracellular fluid，EFC）组成，细胞层体现生物的功能，细胞外液提供稳定的细胞层生存的内环境。从功能系统的角度可分为两大系统，即细胞层体构成生物的功能系统，细胞外液构成生物的支持系统。在三胚层动物（如水母）中，外层细胞层向生物体内凹陷形成内胚层，原有的外层细胞形成外胚层，位于两层之间的细胞外液形成间充质，称为中胚层。进一步演化，经脊索动物、脊椎动物、哺乳动物，一直到人类，都是在三胚层的基础上进化而来的，其中外胚层进化为表皮、感官和中枢神经，内胚层进化为消化系统和呼吸系统上皮，中胚层进化为运动系统、循环系统、免疫系统及泌尿系统和生殖系统，这就是现在人体九大功能系统的起源。在中胚层还有大量未分化的间充质成分在高等动物（包括人类）中形成了遍布全身的筋膜结缔组织结构，构成支持除中枢神经系统以外的所有功能组织细胞的结缔组织支架——筋膜，它与现有九大功能系统最大的区别是九大功能系统均由高度分化的专能细胞组成，而筋膜是由以未分化的潜能细胞为主的细胞（网状细胞、成纤维细胞、巨噬细胞、浆细胞和淋巴细胞）组成，其中网状细胞又称为干细胞，具有巨大的分化潜能，在不同细胞因子的诱导下可分化为九大功能系统的各种专能细胞，因此筋膜是人体其他功能系统（中枢系统除外）的储备。人体九大功能系统的各种专能细胞只有很短的生命周期，从几天（如表皮）到几个月（如骨细胞）不等，但由于筋膜中干细胞不断地分化补充，保证了各系统的生长、发育、更新、修复，从而维持了各系统的功能。为此，我们认为人体筋膜支架在周围神经的参与下构成了一个基本的功能系统，其基本功能是维持机体内环境稳定、修复损伤细胞组织、调控专能细胞的生命更新和功能代谢，而不是像目前所广泛理解的筋膜只是在体内起固定、分隔支撑作用，这也正如骨骼不单纯起为肌肉运动提供支点和支撑人体重量的作用，还有更为重要的造血功能一样。

四、黏膜免疫角度

中医学对肺脏的理解从形体官窍及表里经等诸多方面进行了阐述，如肺在体合皮，在窍为鼻，肺经与大肠经互为表里经，进而形成了中医学"肺与大肠相表里"等理论。临床中我们常常会发现，哮喘患者中，追溯其病史，常常伴有过敏性肠炎等，究其根源，与中医学"肺与大肠相表里"相关。临床通过肺病治肠、肠病治肺、肺肠同治等治疗原则来治疗哮喘，取得了满意的疗效，但其科学性及物质基础尚不清楚。近几年来，现代医学对这些现象进行了研究，尤其是随着现代免疫学的发展，最近提出了黏膜免疫系统（mucosal immune system，MIS）的概念，认为在诱导部位和效应部位间，MIS主要通过淋巴细胞"归巢"发生联系。黏膜免疫既存在着局部免疫的特点，又存在着共同黏膜免疫特点。当一处黏膜发生病变时，产生免疫应答，可能通过黏膜免疫的途径影响传变至另一处，使这种免疫应答被泛化，造成不同黏膜部位对局部刺激产生程度不一的免疫应答，使不同黏膜部位的免疫反应相关联。

黏膜免疫在保护机体、防御外界有害微生物的过程中扮演着重要的角色，不仅有局部免疫，更有通过免疫细胞的迁徙完成的共同免疫。有研究结果表明，当一处黏膜发生病变时，可以通过黏膜免疫细胞的迁徙将病变传至另一处，呼吸道和消化道都具有类似的黏膜结构，且呼吸道黏膜是所有黏膜中与外界接触最多的，消化道黏膜是体内黏膜面积最大的。因此，黏膜免疫与"肺肠合病"的发生、发展存在紧密联系。从传统中医学理论来看，中医所说的卫气功能与现代医学的黏膜免疫功能一致，都具有防御功能，而卫气之所以能散布全身，离不开肺的宣发，肺气宣发功能正常，则卫气敷布于肌表腠理，起到抵御外邪的作用。故结合"肺与大肠相表里"理论及黏膜免疫的研究，可认为黏膜免疫是肺肠合病的生物学机制之一。有关黏膜免疫的现代研究，将为"肺肠合病"的理论创新提供新的切入点。黏膜免疫是由黏膜相关淋巴组织和弥散性淋巴组织构成的，其中包括黏膜固有层、上皮内淋巴细胞等组织结构及免疫细胞。有研究发现，在机体发生免疫应答时，肠道黏膜及支气管黏膜可同时产生大量sIgA，其数量大大超过其他免疫球蛋白，并且其可通过淋巴细胞的迁徙分布于全身各部位黏膜，故亦有人称黏膜免疫应答为黏膜sIgA应答。可见，sIgA是黏膜免疫功能最主要的实践者，也是联系机体各处黏膜的共同分子基础。秦慧娟等通过观察正常大鼠及哮喘大鼠肺组织、肠黏膜中sIgA，发现在哮喘发病时sIgA可同时在肺和肠道中表达，说明sIgA是联络肺、肠的物质纽带。除了sIgA，T淋巴细胞在肺与大肠的黏膜免疫中也产生重要的影响。周吕等通过实验发现，溃疡性结肠炎大鼠的$CD4^+$T淋巴细胞增加，$CD8^+$T淋巴细胞减少，提示溃疡性结肠炎与T淋巴细胞有关。周吕发现，溃疡性结肠炎患者的T淋巴细胞亚群比例失调，认为T淋巴细胞亚群比例失调可能是溃疡性结肠炎重要的发病原因之一。此外，有学者研究证实，T淋巴细胞在支气管哮喘中也起重要作用。苏垠旭等研究发现，COPD 患者的 $CD4^+T$ 淋巴细胞比例降低，$CD8^+T$ 淋巴细胞比例增高，认为 COPD 的发生、发展与 T 淋巴细胞免疫功能紊乱有关。由此可见，T 淋巴细胞对肺和肠的疾病均存在某种程度的影响。那么，T 淋巴细胞在肺和肠之间是否存在联系呢？李丽对 T 淋巴细胞进行研究观察，发现早在胚胎时期，肺与大肠的 T 淋巴细胞就存在关联，且随着年龄的增长，其关联越密切，从另一方面也说明了肺与大肠从胚胎时期就存在黏膜免疫。如果说黏膜免疫中免疫球蛋白、细胞因子是"肺肠合病"相关联的物质基础，那么黏膜免疫中选择性的归巢机制则是"肺肠合病"的桥梁。通过黏膜淋巴细胞的归巢，肺与大肠即使距离上相差甚远，也可通过其黏膜构建共同的防御机制，甚至成为病理传变途径。有研究发现，流行性感冒（流感）病毒小鼠的肺脏 T 淋巴细胞可特异地向肠道黏膜迁徙并分泌细胞因子，造成肠道免疫损伤。亦有实验发现，当肠道发生免疫变化时，在黏膜淋巴细胞的归巢作用下，免疫反应可向呼吸道黏膜迁移，从而引起呼吸道的黏膜免疫应答。此外，苏菲等通过实验发现，滴鼻免疫佐剂人参皂苷 Rg1- 重组大肠埃希菌不耐热肠毒素 rLTB 不仅能提高小鼠免疫部位——呼吸道的 IgA 水平，而且能提高胃肠道的 IgA 水平，表明鼻黏膜免疫细胞能有效地归巢至肠道黏膜，进而产生广泛的黏膜免疫应答。

黏膜是机体最早也是最直接接触外界病原微生物的主要部位，在人体内发挥动态且有弹性的免疫防御功能，其可产生大量的免疫细胞及细胞归巢机制，直接或间接影响机体各部位器官，是外界病原微生物及药物影响肺肠合病发生、发展的主要途径。通过对黏膜免疫的深入研究，将为防治"肺肠合病"提供新的途径和靶点。如通过黏膜途径给药，可避免胃肠道消化酶的破坏及肝脏对药物的代谢，从而提高药物的利用率；同时可以减少药物的用量，降低药物的不良反应。此外，可通过调节黏膜免疫中的归巢机制来治疗肺、肠疾病，现临床上已经开始通过应用中药调节归巢分子实现对呼吸系统疾病、消化系统疾病的干预。

五、神经 – 内分泌物质

大鼠延髓中尾段存在一条从背内侧经中间网状结构至腹外侧的弧形带状区——延髓内脏带（medullary visceral zone，MVZ），与其内脏活动、心血管、呼吸和胃肠活动有密切关系。肠道除具有消化功能外，还是人体最大、最复杂的内分泌器官。一些神经肽类物质［如血管活性肠肽（VIP）、缩胆囊肽（CCK）、P

物质等]过去一直被认为主要存在于胃肠神经系统和脑内。它们通过相应受体的介导调整胃肠运动及内分泌功能,同时也可对肺产生影响。如由回肠、结肠的H细胞分泌的VIP能刺激呼吸和松弛气管诱发肺通气过度。CCK具有调节胃肠运动及胆囊收缩、保护胃黏膜的作用。有学者发现,外源性CCK对SD大鼠内毒素血症的肺动脉高压有明显的减轻作用,改善由此引起的呼吸功能障碍并能延长内毒素血症动物的存活时间。故他认为CCK是肺组织的一种较理想的保护因子。另外,有研究已证实肺不单是一个呼吸器官,也是一个内分泌器官,如肺合成的VIP可影响肠的血管舒张,并且哮喘的发作及气道的反应性均与VIP含量降低有关,VIP含量降低与气道阻力呈负相关。在气道、肺血管及肺泡均广泛分布有VIP、CCK、P物质的受体及免疫阳性神经纤维。VIP有很强的支气管扩张、抗炎和免疫调节作用。P物质可能与哮喘气道炎症和气道高反应性形成有关。CCK在肺中起抗内毒素和抗肺损伤作用。以上研究结果表明,神经-内分泌物质可能是"肺与大肠相表里"的调控物质基础。

六、肠道菌群

肠道微生态环境中生存着100万亿微生物,其中最常见的菌种有10余种,主要包括类杆菌、优(真)杆菌、消化球菌及双歧杆菌等,这些细菌都是专性厌氧菌,为原籍的膜菌群,具有合成维生素、蛋白质,免疫激活和抗肿瘤作用,还具有解毒和清理肠道内环境的作用。正常而健康的专性厌氧菌肠菌群构成宿主对外袭菌的定植抗力,即形成防止外袭菌定植的屏障,具有重要的防御感染功能。肠道中菌群的数量和(或)定位一旦发生变化,即可引起菌群失调。肠道菌群失调是指肠道正常菌群失调,包括比例失调和定位转移。肠道菌群失调的诱因有很多,如抗生素滥用,饮食中"有害菌"过量,肝炎、肝硬化等。Berg等认为,细菌移位的发生、发展有3个基本要素,即肠道细菌过度繁殖、肠黏膜屏障损害和机体免疫防御功能低下。肠道微生态失调致使某些细菌过度繁殖是导致细菌移位、感染的最重要原因。目前认为肠道细菌移位的机制涉及机体的免疫功能状态、肠道防御功能,包括肠黏膜上皮细胞等物理屏障和肠淋巴上皮组织抗感染、抗过敏作用,肠道细菌过度生长及肠黏膜供血状态,巨噬细胞和细胞因子或炎症介质的复杂作用等因素。

慢性肺系疾病,如COPD、慢性肺源性心脏病等患者多因反复感染而长期、大量使用抗生素，导致益生菌及致病菌结构失衡。此外，长期低氧血症、二氧化碳潴留等情况也使得肠黏膜上皮细胞代谢障碍、酸中毒、黏膜上皮抵抗力下降。同时，随着COPD的发展，逐渐累及心脏，导致右心功能不全，胃肠道黏膜淤血、缺氧，通透性增加，极易发生肠道细菌比例失调和定位转移。有研究认为，抗生素的长期大量应用及滥用是导致菌群失调症的重要原因。在应用抗生素抗感染的过程中，正常菌群与机体的微生态平衡被破坏，肠道正常菌群被扰乱，生物屏障被破坏，机体免疫功能下降，肠道定植抗力减弱，使肠道球菌、真菌等过度生长，外袭菌和条件致病菌在体内大量生长繁殖，产生毒素而致病。马延辉比较了T细胞、B细胞和NK细胞缺陷小鼠肠道菌群的差异，结果表明T组小鼠盲肠内容物中的类杆菌、乳酸杆菌等厌氧菌量明显低于其他两组小鼠，比值明显下降，T组小鼠盲肠内类杆菌和乳酸杆菌量的减少与T细胞缺陷有密切关系，其在肠道细菌移位过程中也起一定作用，然后进一步探讨了机体免疫功能与肠道菌群的关系。以上研究证实，慢性肺系疾病患者在肠道细菌过度繁殖、肠黏膜屏障损害和机体免疫防御功能低下三个方面均存在高危因素，极易发生肠道菌群失调。

越来越多的研究结果表明了肠道和肺的免疫关系，并有几项研究将肠道微生物的改变与肺部免疫系统联系起来。因此，了解肠道微生物与呼吸道的相互作用对理解肠道微生物对肺部疾病的影响至关重要。Southam等指出，小鼠发生流感，甚至鼻腔内出现颗粒或微生物沉积，稍后在肠道中也会出现。事实上，鼻腔仅接种 2.5 μL 菌液的时候就可以在肠道中检测到，继而肠道会激活免疫系统对抗病原体。

肠道微生物调节肺部过敏性疾病流行病学说及实验研究表明，肠道免疫应答的改变可以直接影响肺部的过敏反应。Noverr的一项研究结果也表明，肺部过敏是由肠道微生物改变导致的，给予抗生素治疗的小鼠单一口服剂量的白念珠菌会导致肠道微生物的组成发生显著改变。与具有正常肠道微生物的小鼠相比，抗生素治疗的小鼠在气雾剂引入变应原后，在肺中产生了更强的CD4细胞介导的炎症反应，提示肠道微生物的改变可能促进了易患呼吸道过敏小鼠的免疫反应。此外，Vital等以尘螨致敏的幼鼠和老年鼠为对象，研究了肠道微生物群和过敏性气道疾病的联系。他们发现，肠道微生物群落结构随着年龄改变和过敏的发展而变化，这种改变还与血清中IL-17A的增加有关，IL-17A也可能参与了过敏反应；而且与幼鼠相比，老年鼠会产生更严重的过敏反应。

大量研究证实，肠道微生物在COPD的发病过程中发挥着至关重要的作用，COPD通常伴随着肠道内变形杆菌相对丰度的增加及拟杆菌相对丰度的减少。肠道微生物的失调会导致呼吸道上皮损伤、固有肺部免疫防御损伤及有害菌的定植，进而引起肺部炎症，这些均会加重COPD。这些症状反过来也会进一步加重肠道微生物失调，形成恶性循环。肠道微生物代谢含有的磷脂酸胆碱、L-卡尼汀的食物后会产生三甲胺，三甲胺被肝脏吸收并被黄素单加氧酶转化成氧化三甲胺。Manuel等的研究指出，氧化三甲胺与COPD的死亡率相关，相比于生存者，死亡者表现出更高的氧化三甲胺中位数水平。这说明肠道微生物及其代谢产物在COPD的发生、发展中发挥着重要作用，可通过调节肠道微生物及其代谢产物调节本病的发展。

肠道微生物在肺炎等肺部感染性疾病中扮演着重要角色，Samuelson等探究了肠道微生物对肺囊虫肺炎的影响，发现肺囊虫感染的小鼠肠道微生物群落的多样性发生了显著改变。这表明肠道微生物与肺炎的发生息息相关，肠道微生物失调可加重肺炎的症状。

肠道微生物对肺部免疫调节的作用机制还未完全清楚，但可能包括几个潜在的通路：TLR的激活、肠道微生物的代谢产物短链脂肪酸的作用及T细胞和B细胞的归巢。

（一）Toll样受体的激活

肠道免疫系统通过肠道微生物与固有免疫系统Toll样受体（TLR）的相互作用引发免疫信号。TLR能够识别微生物的组成并引发炎症反应。不同的细菌产物（如脂多糖、脂磷壁酸等）刺激TLR信号，TLR信号传递的一个下游效应是激活转录因子NF-κB（许多调节固有免疫和基因表达所必需）。因此，肠道微生物对维持正常的TLR信号至关重要。微生物以TLR依赖的方式介导抗原特异性CD4和CD8 T细胞及病原特异性抗体的激活，维持促IL-1β和促IL-18 mRNA表达的稳定，激活炎性体细胞并使树突状细胞（dendritic cell，DC）从组织迁移到淋巴结引起正常的T细胞反应。此外，Ichinohe等研究证实，单剂量的直肠给予脂多糖可以恢复流感病毒感染小鼠肺部的免疫应答，这证明了肠道引起的TLR信号可以诱导肺部的免疫反应。本实验前期研究证明了钝顶螺旋藻藻蓝蛋白可以通过调节TLR2—MyD88—NF-κB信号通路减轻博来霉素诱导的小鼠肺纤维化。在此基础上，以钝顶螺旋藻藻蓝蛋白为受试物，初步证明肠道微生物对TLR通路中的一个关键物质具有调节作用,而 TLR 通路与肺纤维化有密切联系。

(二)肠道微生物代谢产物短链脂肪酸的作用

肠道微生物发酵各种膳食纤维时会产生短链脂肪酸(short-chain fatty acid,SCFA),SCFA 可以调节免疫细胞(如单核细胞)的生成,这些单核细胞迁移到肺部可以分化成 CD,抑制初始 T 细胞分化成 Th2,同时还可以促进幼稚 T 细胞分化成 Treg 细胞。哮喘和过敏反应被认为是 Th2 细胞过度活跃和 Treg 细胞抑制的结果,Th2 细胞过度活跃会引发针对变应原的抗体细胞因子的大量释放,而 Treg 细胞的抑制会导致对变应原免疫反应的失控。因此,利用 SCFA 抑制 Th2 细胞群体并增加体内 Treg 细胞数量,可以缓解哮喘和过敏反应。

(三)T 细胞和 B 细胞的归巢

T 细胞和 B 细胞的组织特异性归巢在免疫应答和清除感染中发挥着重要作用。主要的免疫归巢分子有 CCR4、CCR6 和 CCR9,其表达决定了淋巴细胞的定植和归巢。肠道微生物与肠道树突状细胞之间的相互作用会诱导肠道 IL-22+ILC3 过表达 CCR4 归巢受体,介导肠道 IL-22+ILC3 选择性地进入肺部,肺上皮细胞表达的趋化因子 CCL17 激活 CCR4 受体,促进 IL-22+ILC3 进入新生小鼠肺部的传播,而肺中高水平的 IL-22 会抑制病原体的增殖。因此,T 细胞和 B 细胞的归巢可抑制肺部病原体的增殖,以缓解肺部疾病。以肠道微生物为靶点预防肺部相关疾病肠道微生物的稳态对维持宿主健康至关重要,肠道微生物紊乱不仅会引起各种肠道疾病,还会引起肺部疾病。因此,可以从调节肠道微生物的角度出发,预防肺部相关疾病。

用益生菌来治疗各种疾病和维持身体健康已经成为一个热门研究领域。目前,益生菌已经被用作治疗腹泻、肠绞痛、尿路感染、炎性肠病等多种病症的药物。此外,还在探究其对结肠癌、肠易激综合征和肺病的影响。Prokash 等的研究结果表明,肠道微生物可以影响肥胖小鼠肺部健康,其作用机制主要是控制肺部炎症;喂食热灭活的加氏乳酸杆菌的小鼠随着其肠道微生物的变化,肺中的细胞因子和其他免疫分子的 mRNA 表达显著增加。这表明乳酸杆菌能够刺激小鼠肺部的免疫反应,并通过增加炎症信号增强宿主防御以对抗肺部感染。

七、信号通路

TGF-β 是一类具有多种生理功能的细胞因子,Smad 蛋白是细胞内能被

TGF-β 与其受体结合后产生的复合物激活并将信号传导至细胞核内的信号传递分子。TGF-β1/Smad 信号通路参与调节免疫反应，诱导细胞外基质成分胶原蛋白和黏蛋白的合成，抑制细胞外胶原蛋白分解酶的释放，促进纤维化形成，有利于损伤组织的纤维化修复。StadnickiA 等研究发现，与无炎性肠病的正常人比较，TGF-β1 蛋白和 mRNA 在活动性或者非活动性溃疡性结肠炎患者中表达明显增强。TGF-β 及受体广泛分布于支气管黏膜上皮细胞、基底膜、腺体和平滑肌层。TGF-β1 促进损伤肺组织成纤维细胞的分化、生长与增殖，促进成纤维细胞转化成肌纤维细胞，同时介导蛋白质合成，抑制成肌纤维细胞的凋亡和胶原降解，参与肺部损伤组织修复，TGF-β1 过度表达将导致肺纤维变性。模型组大鼠在造模后第 8、29、50 天结肠及肺组织病理损伤越来越严重，说明随着造模时间延长，结肠病变加重并开始引起肺损伤。模型大鼠结肠组织 TGF-β1/Smad 信号蛋白表达在造模后第 8、29 天明显高于正常组，由于 TGF-β1/Smad 信号激活，结肠黏膜自我修复反应启动。随着造模时间延长，造模后第 50 天结肠组织 TGF-β1/Smad 信号表达与正常组比较无明显差异，可能结肠适应了三硝基苯磺酸（trinitro-benzen-sulfonic acid，TNBS）损伤刺激，自我修复反应减弱，使结肠炎症反应慢性化。病理观察发现，结肠瘢痕组织形成，黏膜下胶原纤维增生明显，说明损伤结肠黏膜已经完成纤维修复反应。模型大鼠肺组织 TGF-β1/Smad 信号蛋白表达在造模后第 8 天与正常组比较无差异，肺组织病理改变与正常组比较无明显差异，说明结肠病变尚未引起肺损伤。造模后第 29、50 天肺组织 TGF-β1/Smad 信号蛋白表达明显高于正常组，且出现肺组织病理损伤，肠病已经引起肺病，并出现肺组织自我修复反应，说明"肠病及肺"是一个渐进演变的病理传变过程。病理观察可见结肠、肺组织胶原纤维增生，可能为组织自我修复反应的结果。TGF-β1/Smad 信号通路可能通过对结肠和肺的损伤修复作用介导"肠病及肺"的病理传变过程。

TLR 在肺组织中主要存在于气道上皮细胞、血管内皮细胞和肺泡巨噬细胞上。TLR 通过识别抗原被激活，之后可将胞外的信号转导到胞内激活下游信号分子，从而介导炎症反应，其信号通路途经为 MyD88—IRAK—TRAF6—IKX—NF-κB，最终导致促炎性细胞因子基因的转录和表达，造成中性粒细胞浸润和血管内皮细胞受损为特征的炎症反应。TLR 不仅可促进免疫细胞（如 DC）的成熟和分化，还可促进 CD4 细胞朝 Treg 细胞分化，因此在过敏性哮喘的发生、发展过程中，TLR/NF-κB 信号转导通路可通过作用于 Treg 细胞的功能，来进一步调节 Th1/

Th2 平衡，而作为 TLR 信号通路中的重要细胞 DC 和 Treg 细胞在调节 Th1/Th2 的平衡中也具有关键作用。因此，TLR/NF-κB 信号转导通路是参与调节过敏性哮喘的关键因素，其中 MyD88 和 TRAF6 具有重要作用。目前研究已发现肠上皮细胞的 TLR/NF-κB 信号转导通路不仅能够防御肠道病原体的入侵，而且在维持肠上皮的免疫系统稳态和与肠腔共生菌的平衡中具有相当重要的作用。肠黏膜上皮不仅能区分与识别共生菌和致病菌，同时还能启动免疫应答。当机体在正常情况下时，肠黏膜上皮细胞会对肠道的共生菌保持耐受状态，维持肠道内的环境稳态；但是当机体处于异常状态时，肠黏膜主要是肠黏膜上皮细胞和上皮下层的单核细胞、DC，特别是 DC 能够巧妙时识别致病菌，从而激活派伊尔结，以启动免疫应答。已有实验证实肠黏膜上皮可对肠腔细菌呈"耐受"和"非耐受"状态，其主要是依赖于 TLR 介导的信号转导通路。

部分 TLR（TLR3、5、9）只能识别一种病原体相关分子模式（pathogen-associated molecular pattern，PAMP），其他的 TLR 则可识别多种 PAMP，因此 TLR 家族成员可对广泛的肠道病原微生物进行识别，通过信号转导过程，激活 NF-κB，从而引起一系列免疫反应。肠道微生物和其产物都有它们特定的 PAMP，TLR 通过识别这些不同的 PAMP，从而判定机体是否有微生物入侵并激活天然免疫。肠道中巨噬细胞等效应细胞表面的 TLR 可识别不同的 PAMP，从而被激活分泌相应的炎症因子，介导炎症反应消灭入侵的微生物。TLR 除了可介导天然免疫外，还可参与特异性的免疫应答，TLR 通过和 PAMP 的结合激活别藻蓝蛋白（allophycocyanin，APC），使其产生多种细胞因子，继而参与 T 细胞的激活和增值。TLR2 和 TLR4 普遍存在于肠道上皮细胞表面，实施对肠道菌群成分及产物构成的免疫检测。TLR2 主要识别革兰氏阳性菌细胞壁上的肽聚糖和脂蛋白，TLR4 主要是识别革兰氏阴性菌的细胞膜脂多糖，引起对脂多糖的免疫应答。

八、病理机制

（一）肠源性内毒素

肠道是人体最大的细菌储存库和内毒素产生场所，正常情况下，生理功能完整的肠黏膜对肠道中的细菌和内毒素构成屏障作用，使其不能进入机体内。大肠的实热积滞等病态可致肠腔内的细菌与毒素大量繁殖增加并吸收入血，通过肠源性内毒素导致损害。有报道表明，以大剂量内毒素静脉注射于大鼠时可引起急性肺损伤。另有研究证明，肠道不仅是多器官功能障碍综合征（multiple organ dysfunction syndrome，MODS）的靶器官，而且是 MODS 的重要启动因素。在创伤和感染等应激情况下，肠道的屏障功能受到损害，大量的细菌和内毒素经过门静脉和肠系膜进入体循环，形成肠源性内毒素血症和细菌异位，并激发细胞因子和其他炎症介质的连锁反应（有学者将肠道称为"创伤性多器官衰竭的起源"）。因此，急性危重病原体感染若能尽快恢复肠道功能，可以有效改善营养状态，而且对于截断其病势发展、防止病情恶化、避免多脏器衰竭的发生和进一步恶化都具有重要意义。肠道的菌群异位在 MODS 中的发病率日益受到重视。临床死于 MODS 患者有 30% 找不到感染灶，但是经过培养发现血液中存在与肠道相似的细菌。肠道菌群/内毒素异位很可能是"肺与大肠相表里"的介导物。

（二）神经－内分泌－免疫调节网络

许多激素可通过分布在巨噬细胞和 T、B 淋巴细胞激素受体的介导影响机体的免疫功能，同时免疫细胞也可分泌多种神经肽和激素作为免疫递质。不仅如此，某些神经－内分泌细胞也具有分泌细胞因子的功能，既可作用于神经内分泌系统，又可影响免疫系统的功能。神经、内分泌、免疫三大系统主要靠其所产生的肽因子及其受体相互联系。因此，也可以将免疫细胞看成是体内的感受器，接受抗原刺激，分泌免疫递质，将信息传到中枢神经系统后通过传出神经和激素对免疫功能进行反馈调节，这就是神经－内分泌－免疫调节网络。机体的黏膜系统是人体防御外邪的第一道屏障，而消化道和呼吸道黏膜又在整个黏膜免疫系统中占据主导地位，黏膜部位的免疫细胞（T 细胞、B 细胞）和免疫分子（如 sIgA、sIgM）数量均超过系统免疫，使黏膜免疫系统成为机体中最大的免疫器官。另外，黏膜部位是神经介质、内分泌细胞与激素分子在机体中数量最集中的部位，这说明在机体神经－内分泌－免疫调节网络中，黏膜部位具有绝对的重要性；也说明黏膜免疫反应受到高度严密的调控。黏膜免疫系统能对黏膜表面不时吸入或食入的大量种类烦杂的抗原进行准确识别和作出迅速准确的反应，即对大量无害抗原（食物或正常菌群）下调免疫应答，对有害抗原或病原体则产生高效体液和细胞免疫，以进行免疫排斥或排除。前面已经述及不同的黏膜部位，特别是呼吸道和消化道黏膜部位的免疫反应存在关联。而肺部和肠道表面共同具有的丰富的表面活性物质作为非特异性免疫防御机制的一种，更强化了这种关联，它在肺部及肠道的免疫防御和炎症反应早期及特异性免疫反应还未来得及出现或免疫受损时尤其重要。而中枢神经系统和免疫系统的双向联系又为肺肠相关提供了依据。继脑肠肽的概念之后，肺部也同样存在大量相同的肽类物质，它们大都以肾上腺素能非胆碱能（non-adrenergic non-cholinergic，NANC）类神经递质存在，使我们对"脑－肠肽轴"的称谓提出了质疑，而肺肠相关与大脑可能存在某种联系。局部黏膜受到刺激或免疫损伤，信号通过免疫－神经途径传到中枢，经中枢的整合后，反馈到黏膜系统调节免疫应答。而如延髓内脏带、下丘脑等整合中枢内部精密的联系，加之黏膜免疫尚具有部分整体免疫的特点，就有可能使这种免疫应答被泛化，又由于结肠和支气管上皮在形态学和发生学上存在相似性，循环免疫复合物介导的全身免疫反应参与了支气管和结肠病变，造成不同黏膜部位对局部刺激产生程度不一的免疫应答。尽管这种神经免疫网络应激更多属于良性反应，但有时也会有不利的一面，造成机体的损伤。总之，肺、肠除了黏膜系统这个共同的特征外，通过中枢及神经途径的联系和调控，因而形成了神经－内分泌－免疫（特别是黏膜系统，包含表面活性物质）网络，可能就是肺与大肠在生理上相互联系、病理上相互影响的基础。

第九章

肺与其他经的相关研究

第一节 肺与足阳明胃经的相关研究

一、研究基础

《素问·脏气法时论》曰:"肺病者,喘咳逆气,肩背痛,汗出……耳聋,嗌干。"从中医学角度分析,肺病有三个方面:一是与肺主气、司呼吸相关的呼吸系统疾病;二是与肺主行水、朝百脉相关的体液、血液循环疾病;三是与肺在体合皮相关的皮肤病。因此,从中医学的角度看,狭义的肺病是指与呼吸系统相关的疾病,包括鼻、咽喉、气管和肺自身的疾病;广义的肺病包括与体液、微循环及皮肤相关的疾病。针灸临床治疗此类疾病往往集中在手太阴肺经、手阳明大肠经及足太阳膀胱经上取穴,而以足阳明胃经穴位为主穴或配穴治疗肺病的报道相对较少。反之,基于肺胃相关理论,肺病治胃或肺胃同治在中医临床实践中运用得相当多,如麦门冬汤治疗慢性咳嗽、沙参麦冬汤治疗COPD等。经络所过,主治所及,经络循行经过多个脏腑、部位,刺激该经络可达到治疗该经所经过脏腑、部位疾病的目的。

《灵枢·经脉》云"肺手太阴之脉……还循胃口,上膈属肺""胃足阳明之脉……从大迎前下人迎,循喉咙,入缺盆,下膈属胃络脾"。肺经环绕于胃上口,从膈进入肺,属于肺。胃经的分支从大迎沿咽喉,入锁骨上窝,下膈,属于脾、络于胃。可见,肺经直接经过胃,胃经经过了咽喉、支气管等肺部所属的部位，二者的关系密切。经脉所过，主治所及，故胃经也可治咽喉、支气管等肺病。《素问·平人气象论》云："胃之大络，名曰虚里，贯膈络肺。"胃经分出的络脉，沿胃部上行，贯穿膈肌，将宗气上传，维持心、肺的生理功能。肺经的络脉与胃经的络脉是相通的，胃经也可通过络脉向肺提供所需的气血支持。《灵枢·经别》云"手太阴之正……入走肺……上出缺盆，循喉咙，复合阳明""足阳明之正……属胃……上循咽，出于口"。从二者的经别看，肺经经别在腋部的走向从胸走肺，向下散络大肠，向上出锁骨上窝，沿喉咙，最终与手阳明大肠经汇合。手阳明大肠经与足阳明胃经经别通过经脉与头面交接，六合之间并非相互独立，十二经别之间也是相互联络沟通的，手太阴肺经、手阳明大肠经和足阳明胃经三者的气血是相通的。因此，通过足阳明胃经治疗肺病是有依据的。《灵枢·经筋》云"足阳明之筋……上腹而布，至缺盆而结，上颈……上合于太阳"，即足阳明经筋，从股骨大转子向上经与呼吸功能相关的腹外侧肌、前锯肌、背阔肌连于后背的胸椎。可见，足阳明经筋与呼吸功能关系密切，足阳明经筋出现问题，可影响呼吸功能。

此外，足阳明胃经因受纳水谷，为五脏六腑之海，足阳明胃经为多血多气之经，其他经脉的气血需要足阳明胃经的不断充养，故足阳明胃经气血的盛衰与十二经脉的气血盛衰息息相关。阳明经气血的兴衰影响着其他经脉的兴衰，故调理足阳明胃经有助于肺经的气血兴盛。综上，从经脉路线来看，循行上，肺、胃二经各自经过的所属的脏腑、部位；络脉上，相互贯通；经别上，通过经脉相互交接联络；经筋上，足阳明经筋直接影响呼吸功能；生理特性上，足阳明胃经为多气多血之经，手太阴肺经为经脉循行之始，足阳明胃经不断充养着手太阴肺经和其他经脉。故肺病从阳明经治疗，理论上具有一定的可行性。

肺位于胸腔，膈肌上方，纵隔两侧，两肺的中间偏左下即是胃部。人体的食管上接于咽喉，下连于胃的贲门。气管在食管的前方喉结以下，气管和食管共同开口于喉咙，吞咽时气管关闭，以避免食物进入气道。从三焦的角度讲，上焦出于胃上口，从咽喉至胸膈部；中焦主要为脾胃，从膈下至脐上。二者在位置上是相毗邻的，从生理结构看，二者的关系非常密切，甚至于功能上可以相互影响。现代胚胎发育研究发现，呼吸道上皮和腺体由原肠内胚层分化而成，气管和胃的结构与之相同，它们均来源于原肠的一个皱襞，并且二者均由迷走神经的内脏传入及传出神经共同支配。因此，肺、胃二者任一器官发生功能紊乱，将会影响另

一器官的功能。

肺与胃位置相近，络脉相通，生理功能上它们相互配合，对肺一身之气的生成与运行提供源源不断的支持。中医学认为，肺主气、司呼吸，肺主一身之气的生成与运行。其中，与肺主气、司呼吸生理功能最为密切的是宗气。《医门法律》曰："膻中宗气主上焦息道，恒与肺胃关通。"宗气是由肺吸入的自然界清气与脾胃运化而来的水谷精气相合而成的。饮食物入于胃，经过其受纳、腐熟后化生为水谷精气，通过脾的升清功能上输于肺，与清气相互结合形成宗气。宗气走息道、司呼吸，即宗气帮助推动肺的呼吸。"宗气者，为言气之宗主也"，宗气是呼吸功能的重要保证，肺、胃二者在宗气的形成过程中起着关键作用。因此，肺的呼吸功能也受胃受纳、腐熟功能的影响。当胃的受纳、腐熟功能异常导致气血化生不足时，则直接影响宗气的生成，影响肺的功能。由此可见，宗气是肺呼吸的动力来源，是依靠脾胃化生气血的作用完成的。脾胃为全身气血化生的来源，为后天之本。当脾胃的功能异常时，会导致气血不足，水液聚于中焦，产生的痰湿会上贮于肺，导致肺胃不固，痰浊内阻，引起各种肺系疾病。因此，肺病可从（脾）胃入手。

肺主气，司呼吸，脾胃为气血化生之源。气血是肺主一身之气的重要物质基础，若脾胃失健运，一方面使气血化生匮乏，导致宗气与肺气不足，临证则见气短、喘促或咳嗽、神疲乏力等症；另一方面，痰浊内阻，影响水液的输布，水液进一步停于肺，聚而成痰，随肺上逆，进一步导致痰浊蕴肺，临证则见咳嗽气喘，喉中痰鸣，甚则不能平卧等症。脾胃健运是维持肺正常功能活动的前提，若胃的功能出现异常，则会影响肺功能。《素问·逆调论》记载："不得卧而息有音者，是阳明之逆也。……阳明者，胃脉也……其气亦下行，阳明逆不得从其道，故不得卧也。""息有音"相当于现代医学支气管哮喘的急性发作状态，并且指出哮喘与阳明胃脉息息相关。现代医学认为，支气管与胃由共同的神经支配。因此，一旦支气管黏膜上皮受到不同化学或物理刺激后，可以引起相应的肺胃反应。迷走神经分布于气管、食管、胃底，当它们受到外界的刺激时，会发生迷走神经反射。由于支气管和胃肠平滑肌紧张收缩，内分泌兴奋，呼吸功能会受到抑制，出现恶心、呕吐、气管分泌物增多等症状。又如胃食管反流性咳嗽，反流的胃液侵犯咽部、声带和气管，引起咳嗽，这是胃气上逆引起肺失肃降的明证。综上，从肺胃脏腑相关入手，发现二者位置相近，并且共同来源于原肠的皱襞，由相同的神经支配。生理上，胃为肺维持一身之气的生成与运行提供源源不断的气血支持。病理上，胃一旦功能失常，也会影响到肺功能。故从脏腑关系来说，两脏腑之间的沟通桥梁是经络，故治肺病从胃经入手是可行的。

二、现代临床研究

肺病的病机是气血阴阳失调，而气血阴阳与后天之本脾胃的关系密不可分。脾胃为气血生化之源，周身的各脏腑、经脉、筋骨、肌肉、皮肤均需脾胃不断化生气血来充养。肺病的本质可归结于脾胃的运化功能问题。故调理（脾）胃一定程度上可达到调理肺的作用。如《金匮要略》记载："咽喉不利，止逆下气者，麦门冬汤主之。"用人参、甘草、粳米、大枣补益胃气，滋养胃阴，使气血津液生，自能上归于肺来润养肺阴。《太平惠民和剂局方》记载，参苓白术散全方通过恢复脾胃的受纳与健运之职，可有保肺之效果，体现了培土生金的思想，通过调理（脾）胃来治疗肺病。此外，在《灵枢·经脉》中指出，丰隆也可治喉痹，"足阳明之别，名曰丰隆……其病气逆则喉痹卒喑"。《针灸大成》云："咳嗽寒痰，胸膈闭痛，肺俞，膻中，三里。"在"聚于胃，关于肺"的理论指导下，观察针刺肺胃经对感染后咳嗽的疗效，肺经组选用鱼际、侠白、中府、尺泽、孔最、列缺穴，肺胃经组选穴在鱼际、尺泽、孔最、列缺基础上加用天枢穴、足三里、丰隆穴。结果表明，肺胃组的疗效更明显，具有整体调整的优势。左伯婷运用文献学和统计学的方法，对丰隆穴的临床应用规律进行分析总结，丰隆穴对于肺系疾病中的咳嗽具有治疗优势，其优选配穴包括肺俞、足三里、定喘等。曾晓嫣等观察穴位贴敷足三里对COPD的具体效果和实际影响，研究结果表明，与常规治疗相比，穴位贴敷足三里能进一步缓解患者咳嗽、气喘的症状，减少疾病发作次数。上述为从胃经治疗肺病的可行性提供了实证。

中医学中"肺"的概念包括了现代医学中肺的实体，中医学中"胃"的概念与现代医学中胃的概念基本相同。现代医学也极为重视肺胃相关性，从病理机制到临床治疗均取得了进展。近年来有研究证实，胃食管反流（gastroesophageal reflux，GER）与部分反复发作的哮喘、慢性咳嗽、成人睡眠呼吸暂停综合征、COPD的发病关系密切。有学者认为，人类胚胎发育过程中，呼吸道、食管及胃均起源于前肠，受同样的神经支配，主要由迷走神经的内脏传入及传出神经支配，任何一个器官发生功能紊乱，将有害于另两个器官的功能。GER会导致或加重肺系疾病，可能与胃内容物微量吸入肺、神经反射机制及胃酸引起支气管高反应性有关。其中，神经反射机制尤为重要，3种机制共同作用导致气道介质释放、炎症反应及气道痉挛。肺部疾病亦可通过多种机制加重GER。如肺部疾病患者迷走神经反应性增高，胸膜腔内压、腹内压增高，支气管扩张剂的应用等使食管下端括约肌功能降低，而加重GER。有学者认为，GER是引起慢性咳嗽的常见病因。胃食管反流性咳嗽，占慢性咳嗽病因的10%~40%。支气管哮喘合并GER发生率远较正常人高，一些与哮喘有关的因素，如长期服用氨茶碱、饮酒、食用富脂食物及内源性哮喘等因素降低了食管下端括约肌的张力，从而引发GER，而GER又可增高哮喘患者的气道反应性，从而加剧或诱发哮喘发作。因此哮喘合并GER者应积极抗反流治疗，以利于控制哮喘发作。临床表现的咳嗽大多发生在日间和直立位，干咳或咳少量白色黏痰。进食时、进食后或饱食后咳嗽是重要的临床特征。部分患者伴有胸骨后烧灼样感、嗳气、反酸等症状，对诊断有一定的指导意义。

近年来，COPD呼吸肌疲劳与脾虚关系的研究取得了进展。现代医学关于COPD的病理生理学研究显示，COPD患者存在着包括气道炎症阻塞、气体交换异常、肺动脉高压和肺心病、黏液高分泌、纤毛功能失调等病理生理改变，这些病理因素使COPD患者出现营养不良、肺过度充气、低氧血症和酸中毒等临床表现，导致呼吸肌功能异常和能量供需失衡，引起不同程度的呼吸肌功能障碍，严重时即发生呼吸肌疲劳，在呼吸危重症及COPD等慢性病中是十分常见的。COPD呼吸肌疲劳与脾虚关系密切，因为中医学理论认为"脾主肌肉"，人体肌肉壮实与否同脾胃的运化功能是否正常相关。脾胃运化功能障碍，必致肌肉瘦削、软弱无力，甚至痿弱不用，治疗上可遵《内经》"治痿独取阳明"之旨，培土生金。

有资料显示，70.31%的慢性肺心病急性发作期患者胃排空延迟，表明慢性肺心病急性发作期患者上腹不适、餐后饱胀、恶心、呕吐等症状部分与胃排空功能异常有关。临床上，肺心病并发消化性溃疡者占17%~40%，较非肺心病者高出3~6倍，并发急性胃黏膜病变者占3.6%~23.8%。这与缺氧、高碳酸血症、酸中毒及长期使用肾上腺皮质激素、氨茶碱等药物，破坏了胃黏膜屏障有关。而在肺气肿，特别是合并肺心病右心衰竭时，右心室舒张末期压力增高，使肝淤血及胃肠道出血，胃黏膜缺氧，更加重胃黏膜屏障的损害。而上消化道出血的诊断一经确诊，即应给予相应处理。常选用质子泵抑制剂（如奥美拉唑或其他类似药物）或H2受体拮抗剂（雷尼地丁或其他类似药物）。

三、指导肺病治疗

黄某，男，43岁，以反复咳嗽5天为主诉就诊。平素患者喜饮酒，喜食肥甘厚味，自诉与朋友饮酒感寒后出现咳嗽，痰多，质略稠，色黄。咳嗽第二天开始自行服用"复方甘草合剂""感冒灵"，效果不佳。刻诊：咳嗽，呈阵发性，痰多，质略稠，色黄，咳嗽过于频繁时出现前额部及双侧太阳穴不适，胃腹部略胀，得矢气则舒，夜寐欠佳，纳差，大便2天未解，小便正常，舌质偏红，苔厚腻，脉弦滑。西医诊断：急性支气管炎。中医诊断：咳嗽（外寒内饮证）。选穴：足三里、丰隆、天枢为主穴，配以列缺、尺泽、合谷、曲池、印堂、膻中、太冲。除印堂、膻中外，其余均双侧取穴，常规针刺处理，嘱隔天1次。针毕，在肺俞、胃俞、胆俞进行刮痧，以皮肤潮红出痧为度。连续针刺3次后，咳嗽症状缓解显著，寐可，纳尚可，大便已解。按语：平素患者喜饮酒，喜食肥甘厚味，易损伤脾胃功能，导致脾胃健运功能失常，体内痰浊内生，久则郁而化热，上贮于肺，酒后复感外邪，引动伏痰，导致痰热蕴肺，痰气相搏，肺气上逆，发为咳嗽。肺胃之气不降，则导致大肠传导失司，症见胃腹部略胀、纳差、大便未解。方解：足三里为胃的下合穴，"合治内腑"，可疏理胃肠气机；天枢是大肠募穴，具有良性调理胃肠的作用，可改善便秘的症状；足三里与天枢合用可增强疗效。丰隆穴为气血物质汇聚而形成的天之下部，又为胃经络穴，沟通脾、胃两经的气血，增强两经的联系，为燥湿化痰之要穴。"经络所过，主治所及"，尺泽、列缺穴均为肺经腧穴，常用于调治肺系疾病，可肃肺平喘止咳。肺与大肠相表里，合谷、曲池为手阳明大肠经的穴位，具有清热解表作用。印堂位居眉间，可缓解局部头痛，膻中汇聚胸中之气，可达宽胸理气之功。肝主动主升与胆经之气相通，还可协助肺胃调畅气机，太冲穴为足厥阴肝经原穴，针刺太冲穴可推动肝经气血的运行，从而有效缓解双侧太阳穴头痛。综上，肺病针刺胃经具有一定的理论支撑，临床治疗研究具有一定的效果。肺病治从阳明的针灸思路包括以足阳明胃经取穴为主，还包括肺病中与胃经的相互配穴。内伤脾胃，百病皆生。脾胃为气血生化之源，在肺病的治疗中，其贯穿始终，故应兼顾和重视。治疗肺病从足阳明胃经入手具有一定的可行性。

经络与肺系病

肺系疾病与肺胃相关的证治在《内经》中较少涉及，《素问·咳论》中指出了咳病总的针刺治疗原则，"治脏者治其俞，治腑者治其合，浮肿者治其经"。"俞""合""经"指"五输穴"而言。五脏咳，宜针刺五脏之输穴，旨在治其注入之邪；六腑咳，宜针刺六腑之合穴，旨在治其传入之邪；至于久咳所兼见的浮肿，是邪入经络，水液随气逆乱泛溢，针刺宜取经穴以疏通经络，使气血和调，水肿可消，亦寓含辨证论治的思想。与肺胃相关的证治在《金匮要略》《伤寒论》及《温病学》等经典著作中论述颇多，究其病证，总离不开寒、热、虚、实，究其治法，不外乎温、清、和、补、消、下，而汗、吐两法则很少涉及。

咳病由"内外合邪"所致，在《素问·咳论》的原义为外感寒邪，寒饮内停，邪气以从其合，"形寒寒饮则伤肺"，内外合邪致肺咳。临床上肺系疾病的发病常因感寒而发，即使在炎热的夏季，也常因纳凉感寒、冒雨涉水而发病，尤其是COPD患者咳嗽常常复发于冬季，正是冬季寒冷，寒邪最易郁闭肺气，导致肺气上逆而咳之故。"寒饮"指过度生冷的饮食，因为肺脉起于中焦脾胃，生冷过度，寒气循经脉使肺气受寒凝滞而产生咳嗽，这种情况常见于脾胃阳气亏虚之人，因为"两虚相得，乃客其形"。临床上常见的慢性咳嗽、COPD、支气管哮喘等疾病常因饮食寒凉而发，现代人嗜食冷饮的习惯导致的咳病正是寒饮伤肺的体现。故肺系疾病的预防应外避虚邪贼风，避免形寒伤肺，内调饮食，忌食生冷寒凉，顺应自然，从而减少疾病的发生。笔者认为，"此皆聚于胃"之所聚之邪，当引申理解为广义之邪，扩展为寒（寒饮、实寒、虚寒）、热（痰热、实热、虚热）、虚（阳虚、气虚、阴虚）、实（实寒、实热、食滞）；"聚于胃"当指广义之胃，包括脾胃。因此，外避虚邪贼风，不仅要避免形寒伤肺，还要避免风、暑、湿、燥、火等六淫之邪袭肺，以及痨虫、花粉、烟尘、物理化学刺激等因素伤肺。内调饮食，不仅要忌食生冷寒凉，而且要做到"食饮有节"，忌偏嗜，"谨和五味"，因为嗜食甘、酸、咸味或进食海膻发物可以导致脾失健运，痰浊内生；嗜酒太过，或食辛辣煎炸厚味，则酿湿化热，熏灼于肺。此外，还应关注药物的不良反应，明代汪绮石所著《理虚元鉴》是一部中医虚劳证治专著，汪绮石认为引起虚劳的病因有6种，即先天之因、后天之因、痘疹及病后失理之因、外感之因、境遇之因、医药之因。其中，医药之因实为提示世人注意药物的不良反应。在临床肺系疾病的治疗过程中，通常使用抗生素、糖皮质激素、解热镇痛药、氨茶碱等药物，而应用这些药物所带来的胃黏膜损伤、胃肠道反应非常多见，提示临床用药应采取保护措施，尽量避免脾胃损伤，顾及脾胃，这亦是"先安未受邪之地""治未病"思想的体现。明代张景岳云："凡欲察病者，必须先察胃气，凡欲治病者，必须常顾胃气，胃气无损，诸可无虑。"只有这样，才能全面地理解"此皆聚于胃，关于肺"的含义。

"此皆聚于胃，关于肺"指出了从肺胃相关理论来论治肺系疾病的辨治纲领，为后世对咳病的治疗起到了执简驭繁的作用，至今仍有效地指导着肺系疾病的治疗。笔者在临床中从肺胃着手治疗肺系疾病收到了显著效果，但应强调中医的辨证施治，遵"观其脉证，知犯何逆，随证治之"之法。

第二节　肺与足太阴脾经的相关研究

一、研究基础

（一）脾与肺五行相关

《内经》首次将脾与肺联系起来，提出了"土生金"的五行相生理论，如《素问·阴阳应象大论》曰"中央生湿，湿生土，土生甘，甘生脾，脾生肉，肉生肺，脾主口"。《金匮要略》虽然未表述"土生金""脾生肺"的关系，但张仲景创立了从脾论治肺系疾病的方剂，如《金匮要略·肺痿肺痈咳嗽上气病脉证治》曰"火逆上气，咽喉不利，止逆下气者，麦门冬汤主之"，体现了培土生金的思想。陈士铎亦在此基础上对"培土生金"有所发挥，其《石室秘录》曰"然土必得水以润之，而后可以生金。倘土中无水，则过于亢热，必有赤地千里、烁石流金之灾，不生金而反克金矣"，认为补脾时要加以滋阴清热的药物，以防生热而伤肺。孙思邈认为，在治疗脾系疾病时不能专治于脾，需佐以补肺气之药，在《备急千金要方》中曰"凡脾劳病者，补肺气以益之，肺旺则感于脾"。脾与肺之间属母子关系，肺属金，脾属土，土生金，脾为肺之母，肺为脾之子。在生理上，《医碥》详细论述了脾与肺之间母子相生，肺受脾之益的关系，其曰"饮食入胃，脾为运行其精英之气，虽曰周布诸脏，实先上输于肺，（气亲上也。）肺先受其益，是为脾土生肺金，肺受脾之益，则气愈旺，化水下降，泽及百体"。土生金，脾所化生的水谷精气上传至肺，肺功能运行得以顺畅。在病理上，清代李濚《身经通考》云："若脾气虚冷，不能相生，则肺不足而易感风邪，故患肺恶寒者，多由脾虚得之。若脾气盛实，则又痞满中焦，而大肠与肺表里不能相通，夫中焦膈热，肺与大肠不通，其热必上蒸于肺，故患肺热者，多由脾实得之。"母病及子，脾虚弱亦会致肺气不足。无论在生理还是病理上，脾功能的正常运化与否都可以影响到肺的功能是否正常发挥。

（二）脾与肺共主气的生成与运行

宗气主要是由脾胃所化生的水谷精微之气与肺从自然界吸入的清气结合生成的。《灵枢·邪客》说："宗气积于胸中，出于喉咙，以贯心脉，而行呼吸焉。"宗气走息道助肺呼吸，贯心脉助心以行气血。此外，宗气作为后天生成之气，可以资助先天元气。宗气是一身之气的重要组成部分，决定着一身之气的盛衰，故气虚一般责之脾、肺二脏。脾运化失司，导致宗气不足，可以引起肺气宣发肃降失常，而致咳嗽、胸闷和气短。肺为主气之枢、脾为生气之源。脾胃为气血生化之源，脾胃虚弱，运化无力，气血化生乏源，则影响肺主气、司呼吸的功能，导致咳喘。肺主一身之气，脾胃为气机升降的枢纽，肺的宣发肃降与脾胃的气机升降关系密切。脾升胃降，气机调畅，肺得以宣发肃降有常。若脾胃功能失调，气机逆乱，肺失宣降，而致咳喘等症状。

（三）脾与肺共主津液运化

《素问·经脉别论》曰"饮入于胃，游溢精气，上输于脾。脾气散精，上归于肺，通调水道，下输膀胱"，系统地说明了肺、脾、胃功能正常，津液运行得以正常。脾胃为后天之本，为肺传输营养物质，若脾胃虚弱，则肺失去气血津液濡养而产生一系列生理病理症状。肺气宣降以行水，有助于脾气的运化水液功能；脾气主升，运化水液，有助于肺气的行水功能。二者相互为用，共同调节水液的输布。脾为生痰之源，肺为贮痰之器，是指痰饮的生成主要因脾的运化功能失常，而肺是痰饮易停滞之所。若脾运化失司，造成津液运行与代谢障碍，则水湿、痰饮停聚于肺，造成痰湿凝聚出现喘咳等症状。临床上治疗痰饮伏肺证，除治肺之外，还要调脾，令痰生无源。

（四）脾与肺经脉相联系

《灵枢·经脉》云："肺手太阴之脉，起于中焦，下络大肠，还循胃口，上膈属肺。从肺系，横出腋下，下循臑内，行少阴、心主之前，下肘中，循臂内上骨下廉，入寸口，上鱼，循鱼际，出大指之端。"十二经脉中，独肺经起源于中焦，脾位于中焦，可见肺与脾关系密切；肺、脾二经同为少阴脉，同气相求。

（五）肺与脾在病机上相互影响

肺病日久，卫外失固，久病伤脾，子病及母，造成脾虚，肺脾同病；脾病亦可影响到肺，引发肺部症状，《素问·咳论》曰"此皆聚于胃，关于肺，使人多涕唾而面浮肿气逆也"。脾胃病，气机上逆，或水湿不行，肺宣降失常，最终导致咳嗽、喘息和胸闷等一系列症状。

（六）肺病及脾

肺病日久可致肺气虚弱，宣降失常，水道不能通调，水湿内聚困脾，可影响脾的运化，或肺病日久直接影响到脾的运化，最终导致肺脾两病。正如《类经》所论"金病则及脾，盗母气也""肺金受伤，窃其母气，故脾不能守"。

（七）脾病及肺，内外合邪

素体脾胃虚弱，复加感受外邪侵袭，影响肺功能的正常运行。刘完素云"夫嗽者，五脏皆有嗽，皆因内伤脾胃，外感风邪。皮毛属肺，风寒随玄府而入，腠理开张，内外相合，先传肺而入，遂成咳嗽"。脾胃虚弱，卫外失司，邪气乘虚而入，肺气先伤，发为肺病。

（八）饮食不节

饮食不节，则胃气上逆致肺气上逆而咳。食膏粱厚味而生湿伤脾阳或食寒冰伏阳气，使脾经伏火，伏火灼其华盖，肺失宣降，肺气上逆，发为咳嗽。孙一奎《赤水玄珠》云："又自童幼时，被酸咸之味，或伤脾，或呛肺，以致痰积气道，积久生热，妨碍升降而成哮证，一遇风寒即发。"饮食不节，脾胃损伤则肺虚咳嗽。

（九）痰湿内生

湿性黏腻重浊，易困脾阳，脾失健运，聚湿生痰，痰湿阻肺，肺失清肃。多因饮食不节、情志不畅、劳倦内伤等影响中焦气机，致使脾胃运化失司，聚湿生痰，胃气上逆，痰阻气逆，上干于肺，肺失宣降，上逆为咳。邵长荣教授认为，痰湿是导致 COPD 反复发作的病理产物，子盗母气、饮食不节或反复感染使用抗生素会损伤脾阳，脾虚健运失常而导致痰湿内生。

（十）脾胃不和

"胃不和则卧不安"是指阳明胃腑失于和降，胃气上逆，累及肺，肺失肃降，导致喘促不能平卧。《素问·示从容论》曰"夫伤肺者，脾气不守，胃气不清，

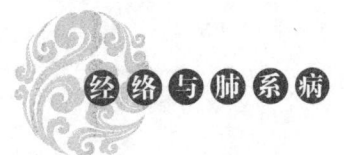

经气不为使",指出肺气虚损是由脾胃不和、经气不畅所致。

二、现代临床研究

从解剖上看,呼吸系统包括呼吸道(鼻、咽、喉、气管、支气管)和肺,大部分均由消化道发育而来,二者承上启下,且共同开口于咽喉部,共同与自然相通,所以病理上多是共同受病。呼吸系统各脏器与消化系统各脏器在经络上有着密切的联系,如肺与大肠相表里,各为属络;足阳明胃经面部支脉从大迎前下走人迎,沿着喉咙,进入缺盆部,经肺向下通过横膈;足太阴脾经通过横膈上行,经过手太阴肺经的中府穴,挟咽部两旁,联系舌根,分散于舌下;手太阳小肠经向下入缺盆,经肺络心。呼吸系统任何部位的炎症,其病理代谢产物均可首先进入消化道,引起消化功能紊乱,另外呼吸道炎症受阻,可导致循环障碍,造成胃肠道的淤血和缺氧,加重胃肠功能紊乱。呼吸系统疾病患者均可出现程度不等的食少纳呆,脘腹痞闷不适,大便稀溏或干结,或胃痛反酸,神疲乏力,或呃逆干呕等消化道症状。

"培土生金"主要通过增强免疫功能、抑制炎症反应及改善肺部菌群的途径来实现治疗肺部疾病的目的。王运平等建立了脾虚模型小鼠,用补中益气汤灌胃,其脾质量指数及脾脏白细胞计数均有所增加,结果证实了补中益气汤对脾虚小鼠有增强免疫功能的作用。李战伟等采用培土生金方联合 BiPAP 呼吸机治疗 COPD 急性加重期合并 II 型呼吸衰竭患者,发现其通过减少中性粒细胞百分比和嗜酸性粒细胞阳离子蛋白含量,增加巨噬细胞比例,从而达到抑制炎症反应的目的。胡秋利等运用培土生金法治疗肺部多重耐药菌感染,可有效提高细菌清除率,降低 WBC、PCT 值。谢荣名发现,通过健脾法能明显增加机体免疫球蛋白的含量,提高淋巴细胞转化率,从而治疗小儿支气管淋巴结结核。

在某些肺部疾病的病理解剖中发现,除见肺部等病变外,还发现大肠、小肠严重充气,小肠黏膜坏死,黏膜下层出现空气泡,这说明由于肺内通气、换气功能障碍,肠管内和血液内的气压升高,气体向压力较低处游散,进入疏松的大肠、小肠黏膜下层而形成气泡,并引起部分黏膜脱落形成溃疡,大肠、小肠的充气加重了肺排气的负担,导致肺部疾病加剧。苑慧清等提出,胃肠道功能紊乱在肺系疾病中较多见,呼吸及循环障碍造成的脏器淤血和缺氧可引起明显的胃肠功能异常。中医学认为,"正气存内,邪不可干",强调了机体抗病能力的重要性,古人早已提出了"四季脾旺不受邪"。可见，脾胃为人体最大的免疫系统。脾胃为后天之本，中焦之主，气血生化之源，若子病及母，母虚则子无所依，使其更虚，可致病情加重。另外，脾胃虚弱，运化无力，则上不能化生精微，升发清阳以养肺金，使其缺乏康复再生之动力；下不能运化水湿，降浊化气，通降气机，为病邪找出路，则咳、痰、喘诸症可见。所以在《理虚元鉴》中所论治肺之法，多从调治中焦脾胃入手，可见其深明培土生金之意义，认为脾土得旺，肺金自生。我们在临证中用健脾益气、和胃消食法治疗多种原因或多种脏器病损，或多种混杂病原体感染引起的新旧、老少咳嗽患者，收到了意想不到的效果。可见，以脾胃勃发之生机，洒陈五脏，顺通六腑，是使呼吸系统疾病尽早治愈的关键。在理肺时不忘补脾，补脾时还需理肺，在临床中治疗肺气虚衰、气虚下陷时，在补肺的同时补益脾气，培土生金，肺脾同补，疗效加倍；当湿邪滞脾时，其升清作用受到限制，在醒脾化湿时，加以宣发肺气，助化湿药物以行水，助脾以升清，气机升降正常，机体自和。

三、指导肺病治疗

《医方集解·补养之剂》云："脾者，万物之母也，肺者，气之母也，脾胃一虚，肺气先绝。脾不健运，故饮食少思；饮食减少，则营卫无所资养。脾主肌肉，故体瘦面黄，肺主皮毛，故皮聚毛落；脾肺皆虚，故脉来细软也。"脾胃虚弱首先影响的是肺，故应脾肺同治，培土生金，补中益气汤、玉屏风散、麦门冬汤等古代经典名方都体现了这个治法。补中益气汤出自李东垣所著《内外伤辨惑论》，主要由黄芪、白术、甘草、人参、当归、陈皮、升麻、柴胡8味药组成。该方中君以黄芪入肺、脾二经，补中益气，升阳固表；配以人参、白术、甘草甘温益气，补益脾胃，为臣；佐以陈皮、当归理气养血；使以升麻、柴胡入肺经，升举清阳。补中益气汤以补气药物配伍升阳解表药物，一可助清气上达于肺以固表，其次又引药力达于表，开达皮毛，鼓舞正气，肺脾同调，疗效愈佳。补中益气汤可以治疗肺脾两虚型的小儿反复呼吸道感染、COPD和肺癌。刘笑彤等通过观察56只Wistar大鼠，分为空白对照组、补中益气汤正常组、顺铂模型组、昂丹司琼阳性对照组、补中益气汤低剂量组、补中益气汤中剂量组和补中益气汤高剂量组7组，发现补中益气汤可能通过改善胃肠激素紊乱来防治化疗性大鼠消化道不良反应。升阳益胃汤是补中益气汤加炒曲、黄芩，主治"肺之脾胃虚"，可治疗小儿慢性咳嗽与脾胃虚弱型萎缩性胃炎。易于感冒者多是肺气不足影响脾导致肺脾同虚，多用玉屏风散主之。玉屏风散主要治疗气虚、风寒和脾虚证，临床常用于治疗过敏性鼻炎、上呼吸道感染和哮喘属表虚不固而外感风邪者。方以黄芪内补脾肺之气，外可固表止汗；白术健脾益气，助黄芪益气固表之功；防风入肺脾，走表而散风邪。三者共补肺脾。陈聪等研究发现，玉屏风颗粒可以有效减少感冒次数，改善脾虚体质。沙尚清等认为，玉屏风散在提高免疫、预防呼吸道感染方面有着独特的效果。研究结果表明，玉屏风散合香砂六君子汤加减治疗脾胃虚弱型泄泻临床疗效显著，可明显缓解临床症状的同时改善炎症因子水平，改善大便次数和性状，提高患者生活质量。

麦门冬汤源自张仲景的《金匮要略》，为甘凉培土生金法之代表方，功效为滋养肺胃、降逆下气，是治疗肺胃阴虚、气机上逆所致咳嗽或呕吐之常用方。君以麦冬甘寒清润，养肺胃之阴，又清虚热；臣以人参补益肺脾之气以生津液；佐以少量半夏化痰润肺降其燥腻之性；使以甘草、人参、粳米、大枣以培土生金。麦门冬汤以滋养脾胃药物配伍调畅气机药物，以达滋脾胃以补肺、调气机以降滋腻之效。申萌萌等实验发现，麦门冬汤能够明显改善肺纤维化大鼠肺功能，减少肺间质胶原沉积。麦门冬汤一方面能明显改善慢性萎缩性胃炎病理状态，具有改善胃肠功能紊乱、加速胃排空的作用，可用于治疗脾胃病；另一方面有控制炎症、降低呼吸道高敏感性、加强气道清除和抑制其分泌作用，对于多种因素促发的咳嗽、COPD及肺间质纤维化等疾病具有明确的疗效。

老年重症肺炎患者因免疫功能减退，往往起病时并没有明显的发热症状，咳嗽、咯痰也多不明显，且多伴有乏力、气促、倦怠、纳呆等症状，尤其体现在风温肺热病的后期。《温热经纬·陈平伯外感温病篇》记载："风温证，身热咳嗽，自汗口渴，烦闷脉数，舌苔微黄者，热在肺胃也。"这提出了其发病与肺脾关系失调有关。痰作为病因及病理产物在其治疗中尤为重要，而治痰之法，首当责之肺、脾。老年患者体质较弱，加之摄养不慎，极易损伤脾胃，在"素有内疾"与"新感外邪"的双重打击下，脾胃功能日趋衰减。脾土不健则水无所制，加之母衰则子亦弱，肺弱则治节无权，水液无以输布则泛滥而炼液为痰，痰阻亦可引起肺气不利、宣肃失常，故治当健脾益气化痰。而"湿聚"则易生内热，加之外热共同作祟，耗伤阴液，故治当清肺益阴。"培土生金"应当理解为调理肺脾功能，益气健脾化痰与清肺润肺共施，应当作为老年重症肺炎，特别是疾病后期的治疗重点。

黄芪味甘，性微温，归肺、脾二经。《医学衷中参西录》言其"能补气，兼能升气"。现代药理学研究证实，黄芪有增强免疫、双向调节免疫、抗纤维化等作用。益气活血通络法贯穿特发性肺纤维化（idiopathic plmonary fibrosis，IPF）治疗的始终，其中对黄芪的研究是最多的。栾增强等研究发现，黄芪具有抑制肺成纤维细胞增殖及其细胞因子、TGF-β、血小板衍生生长因子（platele derived growth factor，PDGF）表达，调节 MMP/TIMP 比例、Th1/Th2 型细胞因子平衡，抑制组织蛋白酶 B 和抗氧化性损伤的作用，无论是单体化合物、提取物、单味药，还是复方制剂，均具有一定的抗肺纤维化作用。韩永禧等通过实验证明，黄芪可以降低肺纤维化大鼠血清 NO 含量，从而改善肺纤维化，保护肺组织。彭清等研究发现，黄芪注射液可减少肺纤维化大鼠肺组织中 MMP-2 和 TIMP-1 的表达，可通过调整纤维化过程中各个时段的 MMP-2 和 TIMP-1 的表达以使 MMP/TIMP 趋于平衡，从而延缓甚至抑制纤维化的进程。中药复方研究方面，刘巨源等进行了中西药疗效对照的动物实验，结果显示，由黄芪、丹参、甘草构成的中药组与泼尼松组均能降低各期肺组织脂质过氧化物及经脯氨酸含量，肺泡炎及肺纤维化程度均明显减轻，且中药组作用优于泼尼松组，故认为黄芪、丹参、甘草等中药联合应用对肺间质纤维化具有良好的防治作用。

补益经典方剂四君子汤为治疗脾胃虚弱的常用方与基础方，全方仅 4 味中药，常用于治疗慢性胃炎、消化性溃疡等属脾胃气虚者。四君子汤由人参、白术、茯苓、甘草组成，四者共奏益气健脾养胃之功，但人参、白术与甘草皆入肺、脾二经，以补脾为主，兼以养肺。四君子汤在临床上多用于治疗脾系疾病，可以有效缓解脾虚症状，提高机体免疫能力，用于治疗肺系疾病往往也能收到奇效。唐华羽等通过观察 120 例 COPD 患者，发现四君子汤可以减缓炎症反应的发生，增加肺容量，改善 COPD 患者的通气功能，提升 COPD 患者的肺功能，从而有效缓解 COPD 患者胸闷、气喘等症状，进而提高临床疗效。六君子汤是在四君子汤的基础上加陈皮、半夏而成，用以燥湿健脾，多用于脾胃气虚兼痰湿证。罗杨敏等发现，六君子汤可以明显改善慢性肺炎患者的肺功能，疗效明确。参苓白术散出自《太平惠民和剂局方》，以人参、白术、茯苓、山药、莲子肉、白扁豆、薏苡仁、桔梗、甘草等组成，益气健脾以保肺，合桔梗宣肺且载药上行以益肺气，全方重点不在治肺，重在补脾以保肺，临床用于治疗肺损虚劳诸证往往能取得良效，是培土生金法的代表方。参苓白术散常常用来治疗肺病后期及素体脾虚而患肺病之人，以健脾来增大补肺之效，以达到治疗疾病的目的。研究结果表明，参苓白术散加减可以通过提高 IgA、IgM、$CD4^+$ 和 $CD4^+/CD8^+$ 水平来调节机体炎症反应，增强自身机体免疫能力，控制社区获得性肺炎患者的肺部感染。参苓白术散可以改善哮喘大鼠气道炎症，治疗功能性消化不良。可见，参苓白术散常用来治疗肺脾相关疾病。张锡纯的升陷汤是补气剂，主要用于治疗胸中大气下陷证，或气短不足以息、努力呼吸有似乎喘；或气息将停，危在顷刻。以黄芪入脾、肺经，大补脾肺之气，知母、柴胡、桔梗、升麻等皆入肺经，清肺、引气上行，升陷汤采用肺脾同治，在治疗肺病的同时加以补脾，疗效事半功倍。赵连梅等通过提取升陷汤中的成分，发现高浓度的正丁醇可以诱导肺癌细胞凋亡，低浓度的正丁醇可以显著抑制肺癌细胞的增殖与转移。郝伟欣等在临床治疗结缔组织合并肺间质纤维化时体会到升陷汤可提高人体免疫力，修复损伤的肺组织，改善微循环。史载祥在临床中运用升陷汤肺脾同调治疗肺不张、慢性结肠炎与慢性疲劳综合征，均取得较好疗效。

第三节　肺与手少阴心经的相关研究

一、研究基础

心、肺同居于人体上焦，共为阳脏，心为阳中之阳，肺为阳中之阴，二者阴阳相合，则邪气不侵；阴阳离合，则受邪而发病。《素问·咳论》言："皮毛者，肺之合也。皮毛先受邪气，邪气已从其合也。"肺主身之皮毛，外邪致病首先侵犯皮毛，日久不愈则引起肺脏发病，心肺同源，继则引起心脏的病变。

中医五行中，心属火，肺属金，火克金，因而心与肺之间的关系为心克肺。克我者为所不胜，我克者为所胜，心克肺，心为肺之所不胜，肺为心之所胜。《素问·五运行大论》言："气有余，则制己所胜而侮所不胜；其不及，则己所不胜，侮而乘之。"因此，把握心肺之间的五行关系有助于中医临床上选择合适的治疗原则与中药配伍。

肺弱心强，火旺伐金，则泻火润金，补肺抑心。当肺偏弱、心偏强时，出现肺弱心强，心则克肺。《冯氏锦囊秘录》中言："心火太盛，必克肺金。"因而心过强会使原本的肺病更加严重，一方面影响肺脏正常功能的发挥，另一方面阻碍肺系疾病的恢复，此时治疗上应当补肺抑心，在运用补气养阴药物的同时增加清心泻火之药，能够达到很好的治疗效果。如心火亢盛而克肺，煎灼津液，使肺阴受损，出现阳亢阴虚之证，在治疗心火亢盛而肺阴不足病症的过程中，应用百合固金汤等方剂滋阴泻火，其中既包含了滋阴的百合、生地黄、贝母等药，又有玄参、麦冬等清心泻火之药，在滋阴益肺的同时注重清泻心火，正是运用了中医五行相克的关系。

心弱肺强，金燥侮火，则补火泻金，养心清肺。当心偏弱、肺偏强时，出现心弱肺强，心弱则肺反侮心。当肺部出现实证病变时，会影响心正常功能的发挥。如当肺部受邪或饮食肥甘厚味，造成痰湿内聚，痰热内壅，壅结日久，郁而化热，出现痰热内盛，痰火扰心，或肺失宣肃，肺气郁滞，由肺及心，心气本弱，则更加影响心脉运行，出现心肺同病。因而当心弱肺强时，治疗上应在泻肺的基础上兼以补心。如黄连温胆汤主要以清热化痰、养心安神为主，临床中适用于痰热扰心证，方中黄连、陈皮、半夏清热化痰，竹茹、茯苓健脾养心安神。《素问·五运行大论》中亦言"气有余，则制己所胜而侮所不胜；其不及，则己所不胜，侮而乘之"，又从反面推敲了五脏之间的相克关系，说明心与肺之间相互影响，不仅肺病可以影响心，心病亦会影响肺，心与肺之间的疾病转化存在着密切的联系。

（一）心肺之间的气血联系

心主血，肺主气；心主行血，肺主呼吸。心肺之间最主要的联系是气血之间的联系，气血之间相互依存，相互为用。因而，中医学心肺之间的关系实际上是气血之间的关系。气为血之帅，气能行血，自然界的清气和脾胃化生的水谷之气结合形成宗气，宗气推动血行，使血液循经布散，运动不息，濡养全身。血为气之母，血能载气，血行的同时将气布散到全身各处，如此则气血得以正常运行，发挥正常功能。当出现气滞或气虚时，气行不畅，无力推动血行，血行迟缓，瘀血内生，引起气滞血瘀或气虚血瘀等证；血行不畅或血液亏虚，瘀血内生，无以载气运行，亦会引起气行不畅，影响气血的正常运行。因而，气血之间相互关联，互相影响，正如心肺之间的相互关系，只有保证心肺的正常功能，才能使气血运行正常。

（二）心肺之间的经络联系

心肺之间不仅气血关系密切，在经络循行上也相互联系。《灵枢·经脉》中

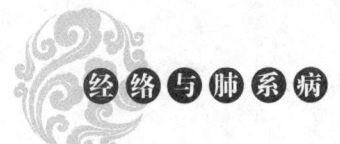

言"心手少阴之脉,其直者,复从心系,却上肺,下出腋下,下循臑内后廉,行太阴、心主之后""肺手太阴之脉……从肺系横出腋下,下循臑内,行少阴、心主之前"。由此可见,心经与肺经都分布于胸胁及上臂内侧,从胸前走行于臂内,在手臂内侧一前一后伴随而行,且心经又经过肺中,因而心经与肺经的关系是位置相邻、经络相连、阴阳相应。此外,亦有研究指出,艾灸心肺穴位所引起的热传导效应与心肺经络路线密切相关,而不仅与艾灸部位的绝对距离相关。经络所在,主治所在;经络所及,主治所及。心经与肺经的密切联系使得两经在治疗上亦有相通之处,心病治肺,肺病治心,两经和调,从而达到治愈疾病的目的。

(三)心肺之间的联系及中西医互通之处

在中医学理论中,心与肺之间关系的论述相对较少,但是在现代医学中,心肺之间的关系得到了极大的重视,通过心肺之间的密切联系研究出了众多心肺理论,指出心肺功能与人的生命活动、新陈代谢、血液循环息息相关。此外,心肺之间的气血循环被认为是最基本的生命支持,并研究出了紧急时刻救人生命的心肺复苏术,挽救了数千万人的生命。心脏起着泵血的功能,肺脏起着进行氧气与二氧化碳交换的作用,心肺之间的关系在现代医学中简而概之也是血与气的关系,这与中医心主血脉,肺主气、朝百脉有着相同的认识,这就使得中西医在心肺疾病的诊断与治疗方面能够相互融合。

(四)心肺之间的功能影响

心肺中的血液循环周而复始,环周不休,但是当某一部位出现功能障碍时,就会影响其他器官的血液循环。当心功能障碍时,如左心衰竭,血液不能泵到全身,引起肺内血液不能及时回流入心,导致肺淤血,进而出现胸闷憋喘、咳嗽咳痰、痰中带血等肺部症状。当肺功能障碍时,如肺部感染,出现头痛发热、咳嗽咳痰、呼吸急促等症状,日久则引起肺内氧气浓度降低,导致血氧饱和度下降,心脏搏动反射性加快,日久则引起心力衰竭。亦有研究指出,心脏与肺脏同处于一个有限的封闭胸腔之中,一个器官的功能障碍引起该器官体积改变会导致另一器官的体积改变,造成另一器官的功能变化。

二、现代临床研究

现代医学认为,心病与肺病之间可以相互影响、相互转化,出现心肺同病。这也是现在中老年人常见的疾病状况,如老年肺心病、心源性哮喘、左心衰竭、肺源性高血压等，都是因心与肺之间的相互影响而发生的。在现代医学中，非常注重心肺之间的相互联系，将气与血的关系细化研究，指出心脏血液循环障碍则导致肺的气体交换功能障碍，肺的气体交换功能障碍也会引起心脏的血液循环障碍，形成了一系列完整的心肺循环理论。李芷悦根据《素问·咳论》中"五脏六腑皆令人咳，非独肺也"，提出咳嗽从心论治的理论与辨证论治方法，认为咳嗽从心论治应注重气、血、水的关系。但是在传统中医学中，关于心肺之间关系的理论相对较少，因而通过中医基础理论与临床经验，总结出中医"肺病从心论治"的理论有助于更好地治疗人体心肺疾病，拓宽治疗思路。

心力衰竭在中老年人群中的发病率与病死率都非常高，且常常伴随着一系列严重的并发症。据估计，截止到2019年，全世界已经约有6 000万人患有心力衰竭，严重危害人们的生命和生活质量。心肺之间的疾病相互演变，左心衰竭会导致肺部淤血出现心源性哮喘，心源性哮喘又会影响肺的通气功能，出现换气障碍而导致肺心病，肺内气体交换不足又会使心力衰竭进一步加重。右心房—右心室—肺—左心房—左心室这一通路中，任何一处出现问题都会影响心肺之间气血的正常运行，其最终的表现形式往往以肺部症状为主，以往中医的哮病、喘证、肺胀、肺痿一般也与心力衰竭相关，而现代医学中的心力衰竭、肺心病、心脏结构功能异常、心包积液等病也都会表现出肺部症状。

通过以上所述可以看出，当人进入中老年阶段，往往会发生肺心同病的现象，严重影响人们的生活质量和身体健康。在相关疾病的西医治疗上，主要是以强心、利尿、扩血管、改善肺部缺氧症状为主，包括以下几点。①改善心力衰竭。应用利尿剂、强心剂、降压药等缓解水肿，增强心肌收缩力，改善心脏供血，改善心肌重构和心力衰竭。②通畅气道，改善缺氧与二氧化碳潴留。通过缓解气管、支气管水肿，使气道保持通畅，增加通气，防止呼吸衰竭；呼吸功能下降，通过吸氧和通气，增加肺内氧气和血液流动，改善缺氧和二氧化碳潴留。③控制感染。感染在心肺疾病中经常发生，抗菌治疗能够改善肺部症状，同时预防疾病恶化引起心力衰竭加重。④维持酸碱平衡和电解质平衡。心力衰竭导致的液体潴留和二氧化碳潴留会引起机体酸碱和电解质失衡，通过补充电解质和增强代谢来恢复电解质和酸碱平衡。⑤呼吸功能训练。肺内液体潴留、心力衰竭会引起呼吸急促、呼吸表浅，通过引导患者深大呼吸，能够改善缺氧症状，增加氧气与二氧化碳交换，恢复正常的呼吸功能。现代医学对心肺疾病有比较系统的认识，并形成了相

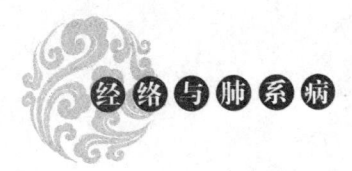

对完整的治疗措施，能够在一定程度上缓解疾病发作时的症状。

邓铁涛基于五行生克制化规律机械刻板的局限性，首先提出应以"五脏相关学说"替代五行学说，并用"五脏相关学说"指导临床实践，对于杂病的辨证论治尤其如此。王雪京从"肺心同治"的原则出发治疗肺胀，临床上收到了较好的效果。当肺胀出现肺、心两经的症状时，治疗肺与心往往出现协同作用，治肺可以起到养心、宁心、醒神的作用，治心可以起到益肺、敛肺、助肺恢复功能的作用。刘学法提出辨治冠状动脉性心脏病（coronary artery heart disease，CHD）时应以气血为纲，心肺同治。刘建博等调查346例肺心病住院患者的症状、中医证候表现，发现所有患者皆有心系症状，丰富了心肺相关理论。目前国内研究者比较关注COPD合并CHD的危险因素。刘梦等发现，高龄、肺功能差、CHD等病史、胸痛等伴发症状及凝血、炎症、心肌梗死与肝肾功能指标的升高等，是COPD急性加重期（AECOPD）合并急性冠脉综合征（acute coronary syndrome，ACS）的危险因素。骆文玲等发现，稳定期COPD患者气流受限是CHD的重要危险因素。陈志锋发现，高血压、WBC、血小板、纤维蛋白原、CRP及BMI是老年COPD并发CHD的相关因素，COPD的严重程度能影响CHD患者的预后，随着严重程度的增加，CHD患者的死亡率及复发心肌缺血事件明显增加。

国外虽无"心肺相关"概念，但已经关注到肺脏疾病主要是COPD，心脏疾病主要是CHD和先天性肝纤维化（congenital hepatic fibosis，CHF）常常合并存在。FEV_1下降是心血管疾病（cardiovascular diseases，CVD）风险增加、过早死亡尤其是CVD发病率和死亡率的强大预测因子，并独立于年龄、性别和吸烟状态。在心血管死亡率的预测因子中，FEV_1下降与血清胆固醇的预测性相当。FEV_1每下降10%，矫正的心血管死亡率升高28%。CHD患者中COPD也很普遍，尽管经常漏诊。为更好地理解这种病理生理关系，Christian等将这种影响心肺的共病现象称为"心肺一体"，共同的风险因子产生了全身炎症反应过程，这导致了动脉粥样硬化性疾病和COPD的进展。炎症在心血管和肺部疾病的发病机制中发挥了主要作用，是"共同的温床"。

三、指导肺病治疗

现代医学对于心肺疾病有了相对系统的诊疗措施，但是心肺疾病每年间歇性发作，住院率很高，往往以胸闷憋喘、呼吸困难、咳嗽咳痰、痰中带血等为主要症状。对现代医学心肺循环系统的认识增强了中医学对心肺关系的认识，陈守强教授在治疗久治不愈的肺病时，加强对心脏治疗的重视，从肺病治心的角度分析治疗，通过补心气、养心阴、补心血、温心阳、化心瘀、通心络等治疗方法，能够达到很好的治疗效果。

（一）辨证论治

1. 痰浊血瘀证

痰浊内盛，内郁于肺，影响肺之宣肃；瘀血内结，脉络瘀阻，影响心脉通畅，心血运行不畅，更加影响肺之功能。患者主要表现为胸闷憋喘，胸部胀痛，呼吸困难，活动后加重，喘咳气涌，痰多质黏或夹血痰，口苦口黏，食欲不振，或伴有肢体水肿，喘息不得卧，舌质暗红，苔白腻伴有瘀斑，舌下络脉增粗增长，脉沉而滑或结代。治疗以祛湿化痰、活血化瘀为主。方用瓜蒌薤白半夏汤合血府逐瘀汤加减。瓜蒌薤白半夏汤涤痰宣痹，血府逐瘀汤活血化瘀通络，两方合用，共奏豁痰化瘀之功。

2. 气阴两虚证

心气不足，血行不畅，心阴不足，血脉失充，气血亏虚，肺失濡养，出现心胸憋闷，心悸，喘促烦热，神疲乏力，少气懒言，口干口渴，五心潮热，两颧潮红，胸痛而夜间尤甚，夜间难眠，尿少肢肿，舌暗红少苔，脉虚数或结代。治疗以天王补心丹合血府逐瘀汤加减。前方补气养阴，后方活血化瘀，两方合用，恢复心肺功能，治疗肺之病症。

3. 气虚血瘀证

心气不足，无力推动血行，气血运行不畅，瘀血内生，影响肺之功能，同时心气不足亦会导致肺的气体交换不足，出现胸闷憋喘，气短难续，神疲乏力，少气懒言，咳嗽少痰，胸部隐痛间歇性发作，劳累后加重等症状，舌淡暗苔薄白，有瘀斑，脉沉涩或结代。治疗以补益心肺、活血化瘀为主。方用保元汤合血府逐瘀汤加减，保元汤补心气，血府逐瘀汤通心络，两方合用，缓解血瘀、水肿症状，恢复心肺布散作用。亦有研究指出，中医药治疗气虚血瘀证心肌病和血液循环不足效果显著，说明补气活血化瘀法在心肺疾病的治疗方面确有优势。

4. 阳虚水泛证

心阳不足，血液凝滞，运行不畅，影响全身阳气布散，阳不化气，水湿内生，泛于肌肤、四肢、腹部、胸胁，进而出现四肢、心肺、胸胁等全身水肿，胸闷憋气,喘咳难续、咳嗽咳痰等症,甚至端坐呼吸,痰中带血,畏寒肢冷,气短难行,口唇发绀,面白无华,颈脉显露,舌淡胖有瘀斑,苔白腻,脉沉迟或结代。治疗以益气温阳、化瘀利水为主。选用自拟方喘证2号方加减治疗,恢复肺之通调水道功能,针对水凌心肺型病证治疗效果显著。

(二)病案举隅

徐某,男,67岁。阵发性胸闷、憋喘5年,加重1周。患者近1周来无明显诱因出现阵发性胸闷、憋喘,时有咳嗽、咳痰,痰白稀薄,倦怠乏力,活动后憋喘加重,夜间尚能平卧,无头晕头痛、恶心呕吐、发热等。双下肢轻度浮肿,纳眠可,尿少,大便正常,舌淡胖有瘀斑,苔白滑,脉沉迟。综合脉症,四诊合参,本病当属中医学"喘证"范畴,证属阳虚水泛,当以温阳利水为治疗原则,予自拟方"喘证2号方"加减治疗。黄芪45 g,肉桂12 g,制附子(先煎)20 g,白术15 g,川芎15 g,丹参20 g,泽泻30 g,车前子(包煎)30 g,茯苓30 g,冬瓜皮15 g,葶苈子(包煎)30 g,黄连6 g,木香15 g,焦三仙各20 g,生甘草6 g。7剂,水煎服,日1剂,分早晚两次温服。

二诊:患者述服药后憋喘、咳嗽减轻,胸闷、倦怠乏力有所缓解,仍有尿少、下肢浮肿,纳眠可,大便正常,舌淡胖有瘀斑,苔白腻,脉沉。制附子加至45 g,继服7剂。

三诊:患者上述症状均明显减轻,尿量增多,纳眠可,大便调,舌淡,苔白,脉沉,上方继服7剂。

按:喘证是以呼吸困难,甚则张口抬肩、鼻翼煽动、不能平卧为主症的病证,其主要表现以肺部症状为主,积累日久可引发其他相关脏腑发病,最常见的是喘证日久引起心脏病变,可以发为喘脱危证。患者年老体衰,加之素有旧疾,阳气虚衰出现水饮停聚,停于胸肺则胸闷憋喘,停于四肢则乏力水肿,故以黄芪、肉桂、白术、附子温阳利水;以泽泻、车前子、茯苓、冬瓜皮、葶苈子利水渗湿;川芎、丹参活血化瘀;黄连、木香、焦三仙消食行气,健脾开胃;生甘草调和诸药,使阳气得复,水饮得散,喘证得平。二诊加重附子用量,以增强温阳作用,加快水饮散去。三诊时患者症状均缓解,故效不更方,继服7剂以巩固疗效。

第四节 肺与足太阳膀胱经的相关研究

一、研究基础

早在《内经》成书时代，就有反映肺与膀胱关系的论述，如《素问·阴阳离合论》提出"三阳之离合也，太阳为开……三阴之离合也，太阴为开"；《素问·汤液醪醴论》提出"开鬼门，洁净府"是治疗水肿的大法；《素问·经脉别论》言肺与膀胱在水液代谢过程中起到了重要作用。临床应用方面，张仲景在《伤寒论》中有用利尿清热之猪苓汤治疗咳嗽的记载。明清医家应用更广，但多以从肺论治膀胱病，如李用粹以清金降气及清金润燥之法治癃闭，以清肺泻火之法治淋证；唐容川以补肺、润肺之法治尿血；张志聪用疏风宣肺之法治疗水肿；尤怡（尤在泾）认为尿浊与肺气虚弱相关等。后世熟知的"提壶揭盖法"也可以理解为是从肺论治膀胱病。相较而言，从膀胱论治肺病的记载颇为寥寥，所受关注也相差甚远。在为数不多的相关记述中，《症因脉治》曰"古人有清肺则小便自利，此则利小便而肺自清也"，用通苓散利湿清肺治疗伤湿咳嗽，是对从膀胱治肺的直接印证。读叶天士《临证指南医案》则发现，其无论针对外感还是内伤之咳皆好用薏苡仁，除化痰排脓、健脾利湿之外，亦有取其淡渗下行、通利膀胱、引邪外出、助肺肃降之意。

（一）肺与膀胱生理相关

《内经》中多次提到了肺与皮毛的关系，如"肺生皮毛""皮毛者，肺之合也""肺主身之皮毛"等，故形成了"肺主皮毛"之说。肺又有宣通发散之功，借宣发卫气，调节皮毛腠理之开阖，从而起到护卫肌表、抵御外邪侵袭的作用。而关于膀胱（经）与"表"的关系则有更直接的记述，如《灵枢·营卫生会》曰"太阳主外"，《灵枢·本脏》曰"三焦膀胱者，腠理毫毛其应"，《素问·热论》曰"巨阳者，诸阳之属也"等，后世也将膀胱经称为"六经之藩篱"。陈修园曾直言二者联系，曰"太阳之气与肺金相合而主皮毛"；吴鞠通也对二者的联系进行了类比，曰"足太阳如人家大门，由外以统内，主营卫阴阳；手太阴为华盖，三才之天，由上以统下，亦由外以包内，亦主营卫阴阳，故大略相同也"。由此可见，肺与膀胱二者皆与"表"关系密切，同为卫外之屏障。

（二）从气化而论

气化是指通过气的运动而产生的各种变化，就人体而言，体内精微物质的化生及输布，精微物质之间的相互转化及废物的排泄等都属于气化。《素问·灵兰秘典论》首次提到膀胱的气化，即"津液藏焉，气化则能出矣"，张景岳注云"津液之入者为水，水之化者由气，有化而入，而后有出，是谓气化则能出矣"。肺主一身之气，参与气的生成，调节气的运动，故叶天士提出"肺主一身之气化"的观点。膀胱气化是脏腑气化的一个重要环节，与肺主气化是部分和整体的关系，膀胱气化有赖于肺宣发肃降功能的正常运转。

（三）从水液而论

《素问·经脉别论》记述"饮入于胃，游溢精气，上输于脾，脾气散精，上归于肺，通调水道，下输膀胱，水精四布，五经并行"，明言肺与膀胱在水液代谢中的重要性。肺主通调水道是指肺气宣发，水液向上向外输布，一方面润泽充养，若雾露之溉，另一方面将多余的水液通过汗液的形式排出，此其一也；肺气肃降，使水液不断下输膀胱，形成尿液，再由膀胱气化，将多余的水液以尿液的形式排出，此其二也。膀胱为州都之官，《内经》《难经》多处明言其为藏津液之腑，可见膀胱并非单纯为贮藏和排泄尿液之处。《灵枢·五癃津液别》有云"天寒衣薄则为溺与气，天热衣厚则为汗""天暑衣厚则腠理开，故汗出……天寒则腠理闭，气湿不行，水下留于膀胱，则为溺与气"，说明膀胱所藏津液实有尿液与汗液两条出路。唐容川也认为"气化则能出矣，此指汗出，非指小便"。因此，肺与膀胱均可通过汗液与尿液两条途径来代谢人体内多余的水液。

（四）从开、阖、枢而论

《灵枢·根结》曰："太阳为开，阳明为阖，少阳为枢……太阴为开，厥阴为阖，少阴为枢。"太阳、太阴同属"开"。太阳主阳分之开，可宣发卫阳之气，布散腠理；太阴主在里为开，可宣散精微、布散津液于体表。二者配合，津液才能输布正常，肌表才能开泄得当。若太阳失司，则肌表郁闭，邪不得出，津不得布；或肌表开泄无度，则致表气虚弱，损伤津液。若太阴虚弱不得开，则水液不能正常代谢输布而形成痰饮水湿等病邪，供应肌表的津液亦可不足。

（五）肺与膀胱病理相关

1. 肺及膀胱

若外感内伤等因素影响肺的生理功能，肺宣发肃降失常，不能正常调节腠理、通调水道，则易影响膀胱。肺气不宣可致卫气郁滞，不得散越，腠理闭塞而无汗；肺气虚损可致卫阳虚弱，"若阳气偏虚，则津液发泄"而汗出；肺失清肃可致通调水道失职，水液不能下输膀胱而出现尿少，也可致"肤腠闭塞，荣卫不利，气不宣泄"而水肿。若久咳不已，肺肾两虚，也可能导致膀胱失约，出现遗溺，如《素问·咳论》云"肾咳不已，则膀胱受之，膀胱咳状，咳而遗溺"。《灵枢·经脉》曰："（肺经）气盛有余，则肩背痛风寒，汗出中风，小便数而欠，气虚则肩背痛寒，少气不足以息，溺色变。"肩背为膀胱经所过，小便为膀胱腑所主，就经络角度而论，肺与膀胱病理上也有所关联。

2. 膀胱及肺

若因肾气不固、肾阳虚损等因素累及膀胱，影响膀胱气化，可能进一步导致肺主治节失常。气化无力，水液内停，不能下行，可导致肺宣降失司，从而出现咳喘气急等肺气上逆之症，诚如秦伯未所言"膀胱不洁，则肺气不达"。水液滞留体内，输布失常，可能形成痰饮水湿等病理产物，"水停心下，则肺为之浮，肺主于咳，水气乘之"，可诱发咳嗽。若足太阳膀胱经所行卫气不足，抵御外邪无力，则可导致邪气郁闭肌表，"邪之初伤，先客皮毛，故肺先受之"，影响肺之宣肃，从而引起气逆而咳。综上所述，肺与膀胱的病理联系主要表现在卫阳不固和汗液、尿液排泄异常两个方面，因其关系失常所出现的临床表现则包括咳、喘、汗出异常、小便短少、遗溺、水肿等。

二、现代临床研究

皮肤是人体的重要组成部分，与肺存在密切的关系。中医学认为，人体的皮肤是肺的外延部分，能够直接反映肺的实时情况，如果皮肤表面非常红润，同时经常出现过敏现象，则说明肺经气机过于充沛，血液循环加速而皮肤红润。如果皮肤颜色暗沉无光泽，则说明肺比较虚弱，血液循环速度较慢容易引发供血不足，导致皮肤暗沉。而肺、膀胱和皮肤也存在特定的关系，皮肤是人体抵御外界污染的重要屏障，而肺进行呼吸时也会受到大量污染物质的侵袭，膀胱的主要功能是排出尿液和毒素，三者都是人体重要的卫外屏障，相互之间也存在一定影响。

膀胱气化是指人体内的气息运动导致各器官功能出现变化，从而引发疾病。如人体的气息运转、废物排泄等都属于内脏气化的一部分。膀胱气化是人体水液代谢的重要保障，通过气化能够使不需要的水分和杂质形成尿液，进而排到体外。

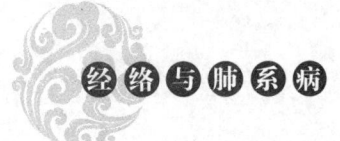

而肺是人体气息调节的重要器官,肺与膀胱的气化也具有非常重要的连接。

膀胱和肺存在相互影响,如肺功能失调会影响体内正常气化,导致水液代谢受到阻碍。肺虚弱是卫气郁滞的主要原因之一,而卫气郁滞会导致阳气虚弱,进而影响水液代谢,从而产生尿量少、下肢水肿等病症,如果没有及时得到治疗还会影响肾功能,导致咳嗽、水肿、泌尿系统异常。而膀胱功能障碍也会影响肺功能。膀胱受损会直接影响肾脏,出现肾气不足、阳气亏损。而病情发展恶化会影响肺,导致气化异常,肺无法正常起到调节作用,出现肺气上逆、肺气不达,最终导致体内水液无法正常调节,进而引发痰多、咳嗽等症状。综上所述,肺与膀胱在机制和功能上都存在一定联系,一器官出现异常就会严重影响另一器官,出现咳嗽、痰多、尿量少、水肿等各种并发症,进而危害身体健康。

三、指导肺病治疗

基于"肺与膀胱相通"理论,治疗咳嗽时往往需要格外关注小便、汗出、口干口渴等与水液代谢密切相关的症状,可将小便淋漓涩痛、量少、夜尿频多等不同的表现皆归属于"小便不利"的范畴。以此作为辨证的主要依据时,主要遵循李梴"肺病宜清利膀胱水"的原则,同时考虑是否有宣透发表的需要。总结常见病机及方药如下。

(一)常用方药

1. 苓桂剂

水饮作祟苓桂剂,温阳化气又解表。苓桂剂是张仲景治疗水饮证的经典方剂群,其核心药物是茯苓及桂枝。茯苓,《神农本草经》中直言其能"利小便",且张仲景方后加减法也多用茯苓治疗小便不利之症,通过利小便而给饮邪提供了最为直接的出路。桂枝性温,可通阳化气,亦有解表之功,化饮的同时可使水饮之邪从肌表而走,有开太阳之意。由此可见,苓桂剂通利温化兼而有之,使邪从汗、小便而走,充分体现了"从膀胱治肺"的思想。苓桂剂群方剂众多,后世也多有变方,临床应用五苓散及苓桂杏苡汤取得了较好疗效。

(1)五苓散 五苓散在苓、桂的基础上加入了猪苓、泽泻、白术。猪苓、泽泻同为淡渗利湿之要药,可增加通利膀胱之效;白术燥湿健脾,《本草备要》云"燥湿则能利小便,生津液",起到入土运中以治水的功效。诸药相合,通阳化气,渗湿利尿,益气补中,治疗水饮结蓄或挟有水饮之咳嗽,症见咳嗽,口渴,小便不利，可伴有水肿，有时兼有表证，舌淡胖有齿痕，苔薄白，脉沉紧。

（2）苓桂杏苡汤　苓桂杏苡汤见于叶天士《未刻本叶氏医案》，组成除苓、桂外，还有杏仁、薏苡仁、生姜、甘草。治疗饮邪作咳，症见"形凛背痛"，认为此乃"饮阻阳郁"所致。刘渡舟常用此方治疗水气挟湿所致咳嗽，认为除原文记述之外，此方还可见头重胸满、不欲饮食等症。临床见咳嗽，咳较多稀白泡沫样痰，伴有畏寒、背痛等饮阻阳郁之症时可选用，小便利或不利均可见。

2. 猪苓汤

水热互结阴血亏，猪苓汤用效验灵。猪苓汤方中猪苓、茯苓、泽泻、滑石利水渗湿，泽泻、滑石兼以清热，阿胶滋阴养血。《伤寒论》第319条明言其能治咳，临床多用治水热互结而阴血不足之咳嗽，症见咳嗽、痰黏、小便不利、口渴、心烦、夜寐不安，舌红少苔舌面水滑，脉细濡。本方虽利水、清热、滋阴并用，但从方药构成来看，以利水为主，用之治疗咳嗽，可以说是从膀胱治肺的又一体现。

3. 当归贝母苦参丸

血虚热郁小便难，当归贝母苦参丸。当归贝母苦参丸出自《金匮要略》妇人篇，本为治疗妊娠小便难所设，临床用治血虚热郁兼有阴伤之咳嗽效果亦佳。方中当归养血润燥，治血虚之本，又能"主咳逆上气"，止咳治标；苦参治"溺有余沥"，利尿兼能清泻肺热；贝母主"淋沥邪气"，又有清热化痰利尿之功。三药合方，补不足，除伏热，疗郁结，清水源。武维屏常用本方治疗痰热阴伤之咳嗽。临证多治疗咳嗽兼有阴血不足而有热之人，症见咳嗽、痰黏量少难咯出，小便涩痛色黄，大便偏干，舌偏红，苔薄黄略燥。

（二）常用治法

1. 温阳解表

温阳解表是运用"肺与膀胱相通"理论临床治疗咳嗽的有效措施之一，在《神农本草经》中针对人体止咳治疗时曾提到，茯苓能够起到利尿效果，通过茯苓能够对膀胱进行治疗，从而起到祛邪温阳的效果。如《伤寒论》中利用苓桂剂治疗膀胱，常用方药包括五苓散、苓桂白术汤、苓桂杏苡汤等，能够起到发汗、利尿、解表等效果，温养经络、恢复阳气，从而促进水液代谢，改善咳嗽病症。

2. 清泻肺热

部分患者由于血虚热郁阴伤导致出现咳嗽现象。针对此类患者需要通过清泻肺热改善病症。常用治疗方药为当归贝母苦参丸，当归贝母苦参丸原本多用于治疗产妇妊娠后小便困难,《金匮玉函经二注》说"小便难者,膀胱热郁,气结成燥,病在下焦,不在中焦,所以饮食如故"。而使用当归贝母苦参丸能够祛除血热、缓解郁结,从而达到清泻肺热的效果,在临床中多用于治疗小便困难、大便干燥、咳嗽痰少。

3. 滋阴养血

部分患者临床出现咳嗽、痰多、小便不畅、脉象细濡等症状,此类病症多为阴血亏损引发。多发血热导致阴血不足,针对此类患者需要通过"肺与膀胱相通"理论进行治疗。针对血热、阴血亏虚采用猪苓汤进行治疗,猪苓汤为祛湿剂,具有利水、养阴、清热之效,主治水热互结证、小便不利、发热等病症。猪苓汤主要包括猪苓、阿胶、茯苓、泽泻、滑石等。使用猪苓汤能够达到滋阴养血、清热、利水的效果,从而治疗咳嗽症状。

(三)病案举隅

患者,女,32岁,有肺结核、支气管扩张、肺气肿、肺大疱病史,2014年2月24日因咳嗽就诊。主诉:咳嗽1周。1周前感冒,咳嗽,背酸痛,痰多色白呈泡沫样,大便不成形,小便不利。舌暗红,苔薄黄,脉细滑。中医诊断:咳嗽(水饮内阻)。治法:温阳化饮。方药:苓桂杏苡汤加味。处方:茯苓12 g,桂枝10 g,杏仁10 g,炒薏苡仁15 g,浙贝母10 g,桔梗10 g。7剂,水煎服,早晚温服。患者1周后复诊,诉咳嗽明显减轻,日咳1~2声,痰量明显减少,大便渐成形,小便正常,背痛已。前方去桔梗、浙贝母,加苍术10 g,7剂善后。

按:患者为青年女性,既往慢性呼吸系统疾病10余年,平素畏寒、乏力、纳差、便溏,阳虚是其根本的体质状态。本次因感冒后咳嗽就诊,症见咳嗽伴白色泡沫样痰、后背酸痛、大便不成形、小便不利等,故诊断为咳嗽,证属水饮内阻。患者素体阳气不足,运化、蒸腾、输布水液无力,聚而成饮,水饮内阻,气机不利,肺气上逆,故见咳嗽伴大量白色泡沫样痰;水湿壅盛,水道不通,故见小便不利;水饮为患,饮阻阳郁,故见背酸痛。除此之外,患者因外感诱发咳嗽、背痛,背为足太阳膀胱经循行之所,亦不能排除尚有未解之表邪。故选苓桂杏苡汤,方中茯苓健脾利湿,桂枝解表通阳,二者配伍,通利温化;杏仁下气利肺,炒薏苡仁利水渗湿,合用可开上畅下;又加用浙贝母化痰、桔梗宣肺,与杏仁共用,一升一降使气机调畅,如此则诸症自除。从辨证来说,本案以水饮为抓点;在治疗方面,一方面"利膀胱水",一方面兼顾解表,体现了从膀胱治咳的思路。

第五节　肺与足少阴肾经的相关研究

一、研究基础

肺、肾二脏的关系体现在呼吸、水液调节、阴阳互相滋生及经络等方面。"诸气者，皆属于肺"。虽然肺主气、司呼吸，但肾主纳气，肺功能的正常发挥需要肾的帮助。

肺为水之上源，肺通过宣发肃降功能通调水道，使津液到达全身，浊液下行到肾而流注膀胱。肾为水之下源，肾通过蒸腾气化作用，输布和排泄津液，保证体内津液正常运行。肾主水功能在水液调节方面尤其重要，故"其本在肾，其标在肺"。

肺吸入清气转化为肾精，肺之阴阳转化为肾之阴阳，即"金生水"，故谓"肺生皮毛，皮毛生肾"(《素问·阴阳应象大论》)。肾气助肺气保护卫表，肾阴、肾阳是各脏腑阴阳之本，肾精滋润肺金。《医医偶录》曰："肺气之衰旺……全恃肾水充足，不使虚火烁金，则长保清宁之体。"

《灵枢·经脉》云"肾足少阴之脉……其直者，从肾上贯肝膈，入肺中，循喉咙，挟舌本""肺手太阴之脉，起于中焦，下络大肠，还循胃口，上膈属肺。从肺系，横出腋下，下循臑内"。肺经、肾经循行加强了二脏在生理功能上的联系，同时在病理上也有所表现。《灵枢·经脉》指出足少阴肾经"是动则病饥不欲食，面如漆柴，咳唾则有血，喝喝而喘，坐而欲起"，在肾经病中有呼吸症状出现。另外，肾经穴位涌泉可治疗"咳吐有血，咳而喘，坐欲起""咳嗽身热"等呼吸道疾病。按照五行生克规律，肺金与肾水为母子关系，二者在生理、病理上相互影响。因此，临床上多见肺肾两虚证，治疗时应肺肾同治，虚则补其母，实则泻其子，又因肺金能化生肾水，肾水能滋生肺阴，故有"肺肾同源"之说。沈其霖认为肺肾共同完成气体在体内的循环，正如《类证治裁》所说"肺为气之主，肾为气之根"。水液与气体在体内又有相互推行、运载的关系，肺肾也参与了水液运行。临床上常见患者同时有咳嗽、咳痰、气紧、喘息、乏力、小便遗溺甚至癃闭等症状，皆提示肺肾协调气机、调节水液功能障碍，属于肺肾阴虚、肺肾气虚等证型，治疗时需肺肾同治。

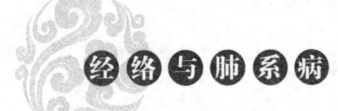

肺间质纤维化归属于中医学"肺痿"范畴。"肺痿"之词最初见于《金匮要略》中，该书设专篇论述肺痿，并对肺痿之义、病因病机、临证特点及治疗均做了较为全面的介绍。如《金匮要略》云："寸口脉数，其人咳，口中反有浊唾涎沫者何？师曰：为肺痿之病。"明确指出肺痿是指肺叶痿弱不用，临床以反复咳吐浊唾涎沫为主要症状的一种慢性衰弱性肺病。清初医家喻昌提出："肺痿者……肺失所养，转枯转燥，然而成之。"尤在泾说："痿者，萎也……为津烁而肺焦也。"李用粹言："久嗽肺虚……因津液重亡……如草木亢旱而枝叶萎落也。"历代医家均认识到肺痿的病机总因肺脏虚损，重亡津液，终致肺叶枯萎不用，迁延难愈。而本病缠绵难愈的最主要原因是极易累及他脏。《难经·七十七难》云："见肝之病，则知肝当传之与脾，故先实其脾气。"五脏之间存在着密切的相生相克、伐损滋生之关联。肺脏受损，必累及他脏，其中又以脾、肾联系最为紧密。肺为脾之子，肺病日久，子盗母气，致脾土无力运化水液，水津停积，聚而为痰，则生浊唾涎沫。脾胃为后天之本，脾胃弱，无以化生气血，土虚无以生金，则肺愈弱，虚损更甚。肾为肺之子，肺病日久，母病及子，致肾中阴液亏虚，肾水无以上承，咽喉失养，咽燥则痒，则出现干咳、少痰。肺金清肃失职，肾虚失于摄纳，呼吸异常，则为喘促、动喘。肺主气，肝调气，肺失宣发肃降，金不制木，亦反克于肺金。气火循经上行影响肺气清肃，易出现咳血等症。肺痿病至后期肺、脾、肾俱衰，亦损及心阳，心阳虚弱不能行血，则见心悸、气短等。若病情持续发展，致心阳欲脱，则易出现喘促持续不解等喘脱之候。本病的传变规律首先应在肺，继则传至脾、肾，后期殃及肝、心。肾为先天之本，精血化生之源，肺之津气实为肾所藏之精通过脾之散精功能归于肺的部分所化，肺之阳气根于肾阳，肺之阴液源于肾阴，肺气非肾阳而不能发，肺阴非肾阴而不能滋。《内经》云"肾者水脏主津液"，肺痿之根本亦为津液亏乏。可见，本病虽与多脏相关，但尤以肺、肾更为重要。肺金与肾水为相互滋生之脏，关乎五脏荣昌损耗，患者患肺系病日久，必伤及肾阴，耗损肾气，引发五脏传变恶性循环链中最为严重的一环。由上可知，补益肺肾法应贯穿肺痿治疗的始终。

二、指导肺病治疗

（一）肺间质纤维化

肺间质纤维化属慢性消耗性疾病，肺肾亏虚为本病迁延难愈的关键。越来越多的临床试验表明肺间质纤维化的治疗应重视肺肾之间的关系。张溪等认为肺间质纤维化的治疗应着重应用调补肺肾法，其临床研究结果发现调补肺肾方比单纯口服西药组疗效好，患者临床症状明显改善。蔡志国从肾虚论治肺间质纤维化，其认为肾虚为肺间质纤维化的关键，注重运用补肾之法可以收到良效。张莉结合现代医学研究结果，认为肺间质纤维化与肺肾关系密切，她认为应进一步深入研究本病，进行动物实验及临床科研。张学燕提出从肾论治肺间质纤维化，同时也应重视肺在气机升降中的作用，肺肾结合而治。而在具体的治疗中，补肺、补肾哪个为重？笔者认为，肺间质纤维化的论治应根据病变是否已伤及肾脏，临证权衡。

肺为五脏之华盖，外合皮毛，易感外邪。又因肺叶娇嫩，不耐邪扰，易于损伤，故为娇脏。六淫外邪及内生五邪均能扰肺，且肺痿之病多继发于其他疾病或误治之后，患者患病初期，邪袭肺卫，此时肺脏生理功能虽未出现异常，以祛邪为重，但也应佐以少量养肺补肾之药，如五味子、天冬、黄芪、龙骨等，防止肺肾摄纳失常，卫外不固，助肺生气，共奏抵御外邪之功。正如《内经》所云，"圣人不治已病治未病"，即未病先防之观点。

若肺功能已出现异常，但尚未伤及他脏，则如《难经·四十九难》所说"是正经之自病也"。此时用药重点虽在肺不在肾，但若以肺燥阴亏为主证时，在滋阴润肺的同时，切勿忘加入少量滋养肾阴的药物，如山萸肉、女贞子、生地黄、枸杞子等，即"金水相生"之意。肾之阴液充足则肾水能润肺金，并使肾阴不受损，以肺气虚冷为主证时，治疗重在补气温肺，但同时应佐以补肾温阳之药，如鹿茸、海龙、海马、龙骨等，鼓舞肾中真阳，以助肺生气，即《温热论》"先安未受邪之地"之意。

若伤及肾阴，应以补充肾之阴液为主，此时应着重选取壮肾水之药。既可促进肾水的充盈，又可在肺阴受损时使其得以肾水之滋润。如麦味地黄丸有滋肾化源之功效，即滋阴补肾基础方六味地黄丸加清养肺阴之麦冬、敛肺滋肾之五味子，8种药物配伍组合共奏补肺肾、敛肺阴之功。一身之阳在于肾，若母病及子，伤及肾阳，应以补肾壮阳药为重，如肾气丸加补肾温肺之核桃仁，壮肾阳补肺气之蛤蚧，诸药合用，助肺生气，使其宣则能使阳守于外，降又能下引肾阳。正合中医"补子救母"之理念。

诚然，在治疗肺间质纤维化患者时重在补虚。应强调的是，肺间质纤维化虽

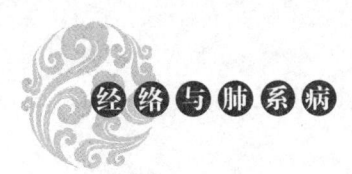

总属虚证范畴,但不惟纯虚。肺肾摄纳失司,不能使阳守于外,遂致邪气稽留,渐生瘀血、痰浊等病理产物,正邪交争,更易耗气耗阴。因此应当结合实际,辨证论治,但在权衡标本缓急的辨证过程中,时刻考虑本虚的病性特点。结合临床而施攻补之法,在调补肺肾的同时加入陈皮、旋覆花、川贝母、胖大海等化痰药及乳香、没药、延胡索、川芎等活血药。只有这样,才能提高治疗效果。

(二)咳嗽

现代医学把咳嗽定位为肺系疾病,中医学理论则根据病因病机分为外感咳嗽和内伤咳嗽。历代医家对外感咳嗽论述较多,且大多数医家均论及肺咳。究其原因,肺为娇脏,在体合皮,其华在毛,外感之邪最易伤肺,以冬春季节为著。《内经》云:"皮毛者,肺之合也。皮毛先受邪气,邪气以从其合也。其寒饮食入胃,从肺脉上至于肺,则肺寒,肺寒则外内合邪,因而客之,则为肺咳。"内伤咳嗽在临证中亦不少见,《内经》早有记载,如《素问·咳论》曰"五脏六腑皆令人咳,非独肺也"。除肺咳之外,还有心咳、肝咳、脾咳、肾咳。《内经》论述为"肺咳之状,咳而喘息有音,甚则唾血。……肾咳之状,咳则腰背相引而痛,甚则咳涎。"五脏久咳不已,则亦移于六腑,引起六腑咳。脾咳不已,则胃咳;肝咳不已,则胆咳;肺咳不已,则大肠咳;心咳不已,则小肠咳;肾咳不已,则膀胱咳。因此在论治咳时,要标本并治。笔者在临证中遇到不少咳嗽患者,经辨证,属于五脏咳中的肾咳,故根据临证经验和名家医案对肾咳进行辨析。

咳嗽的病机主要与肺、脾、肾三脏相关。肺为水之上源,脾为水之中源,肾为水之下源。水液运行失常,不能正常输布,困阻于中焦,胃内水谷不能转化为精微上输以养肺,反而聚生痰浊,阻于肺,肺气不得降,故上逆为咳。久延则肺脾气虚,气不化津,痰浊更易积聚,脾当升不升,肺当降不降,水液停留于肺脾之中,此为"脾为生痰之源,肺为贮痰之器"。然疾病是一个渐进的过程,当病及于肾,导致肺气虚不能主气,肾气虚不能纳气,由咳致喘,发为肾咳。故有"肺为气之主,肾为气之根"之说。清代沈金鳌对咳嗽的论述较清晰,他在《杂病源流犀烛》中论述咳嗽病机时说"盖肺不伤不咳,脾不伤不久咳,肾不伤火不炽,咳不甚,其大较也",提出了咳嗽由轻及重的过程,由肺及脾,由脾及肾。赵献可在《医贯》中进一步说明咳嗽与肺、脾、肾的关系,并多次强调肾的重要性,对于火炼肺金之咳,是因肾阴虚,阴不制阳,则阳相对亢盛,当滋阴以降火,为斥寒凉之弊,力主用六味地黄丸壮水制阳,使虚火下降,则肺金自降，而干咳自止。清代林珮琴认为肾咳还与肺肾之气失常密切相关，他在《类证治裁·喘证》中说："肺为气之主，肾为气之根，肺主出气，肾主纳气。阴阳相交，呼吸乃和。若出纳升降失常，斯喘作焉。"肺气不足，或久病损伤肺气，长久损及肾气，而致肾不纳气，轻则呼吸表浅、呼多吸少，重则气短、咳嗽、遗尿。

（三）咳嗽变异性哮喘

肾藏精而主纳气，为呼吸之本，为"气之根"。而久病则致肾精肾气亏虚，肾摄纳失常，气不归元而发为本病。《医学从众录》曰："痰之本，水也，原于肾……痰之行，气也。"《医贯》认为："真元耗损，喘出于肾气之上奔，其人平日若无病，但觉气喘，非气喘也，乃气不归元也。"《景岳全书》云："肾主精髓而在下焦，若真阴亏损，精不化气，则下不上交而为促，促者断之基也，气既短促而再加消散，如压卵矣。"综上所述，肾与咳嗽变异性哮喘之发病密切相关。只有肾精肾气充足，封藏功能正常，肺吸入的清气才能通过其肃降而下纳于肾，以维持呼吸的深度。肾在咳嗽变异性哮喘的发生、发展中扮演着重要的角色，所以在治疗咳嗽变异性哮喘时，应注重从肾论治，因为"肾失摄纳"为咳嗽变异性哮喘的关键病机。

在临床治疗中，名医辨治用药经验及临床疗效是对基于"金水相生"理论论治咳嗽变异性哮喘的最佳佐证。王书臣认为，咳嗽变异性哮喘发病与肺肾密切相关，治疗重在补肾祛风。张亚鹤等在治疗本病时结合现代药理学研究，在治疗中善于应用淫羊藿、补骨脂及黄芪，滋补肺肾之气。郭金洋等运用润肺止咳方滋养肺肾之阴，治疗阴虚型咳嗽变异性哮喘，在改善临床症状、降低气道高反应性、降低气道炎症方面均有较好疗效。郑耀建等运用麻黄附子细辛汤滋肾阳以补肺阳，治疗肺肾阳虚型咳嗽变异性哮喘临床取得良好疗效。常振森自拟"七味二三汤"滋肾润肺，顺气化痰，从肺肾治疗小儿咳嗽变异性哮喘功效明显。高鑫临床观察运用泻白散加减滋肾阴药物以补肺阴治疗肺热阴虚型咳嗽变异性哮喘，可明显改善患者症状，临床总有效率为86.2%。成菲在临床中使用益气补肾汤滋补肺肾之气治疗老年肺肾气虚型咳嗽变异性哮喘效果确切，能有效改善患者肺功能，减少患者不良反应，安全性理想。郝东临床观察中运用金水六君煎治疗肺肾两虚证咳嗽变异性哮喘取得了良好疗效，以金水相生之法化痰平喘，润肺生津，滋阴补肾，可提高患者机体免疫力。王雪莉使用金水六君丸在改善肺肾两虚型咳嗽变异性哮

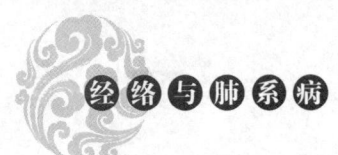

喘患者临床症状方面有显著作用，并能减少本病的发作次数。肺、肾二脏，阴阳相生，经脉相连，阴阳相资，在呼吸运动与水液代谢运动中密切相关，相辅相成；与咳嗽变异性哮喘一病密切相关，既具有一定的中医理论基础，也在古今临床实践中得到了验证。因此在治疗咳嗽变异性哮喘一病时，基于"金水相生"理论，治肺亦治肾，治肾亦治肺，以"肺肾同治"之法，将进一步提高中医治疗本病的临床疗效。

第六节　肺与手少阳三焦经的相关研究

一、研究基础

"三焦"首见于《内经》，其中确定了其形态的存在，然而《难经》提出"有名而无形"形态之争，历代医家多有分歧，至今仍以部位之三焦和功能之三焦"引文"系统作区分。明代张景岳《类经附翼·求正录》中解释三焦时说"夫所谓三者，象三才也，际上极下之谓也"。"三才"即《周易·说卦》所载之"天、地、人"，对三焦从上至下的位置划分，三焦应连通人体躯干的"天、地、人三才"，直接关系到人体生理与病理的统一。三焦之"焦"，亦为"膲"。又谓肉之空松处为"膲"，属象形文字，"膲"有月（肉）字旁，且其系六腑之一。从《内经》认为三焦"有名有形"到《难经》提出三焦"有名无形"，从明代如张介宾概括三焦的"盖即脏腑之外，躯体之内，包罗诸脏，一腔之大府也"、虞抟的"腔子说"，到清代唐宗海的"膜油说"、张杲的"右肾下脂膜说"、沈金鳌的"匡廓说"等，直到现当代各家认同的"脂膜说""组织间隙说""十二指肠说""胰腺说"等三焦实质形态之争。中医学史上，以三焦为纲，将三焦系统化为理论的代表人物应属清代吴鞠通，其著《温病条辨》，以病变的部位和脏腑为基础提出辨治温病必以三焦辨五脏的证治体系等。中医诊疗注重脏腑功能，对三焦的功能，各时代医家认识基本是一致的，认为三焦能通行元气，运行津液。元气通行，能温养肺脏，其宣发肃降功能正常；肺主通调水道，三焦为津液输布与排泄的通道，三焦通畅可保证肺主行水功能正常。反之，若三焦不能通行元气，肺脏失于温养，或三焦水道不利，阻碍肺输布津液，均能引起肺宣降功能异常，产生肺病证。故可运用三焦理论治肺病证。正常三焦的功能描述，使用了隐喻思维方式，历代多有记载，直接论述三焦与肺病关系的记载在《素问·咳论》中，"久咳不已，则三焦受之，三焦咳状，咳而腹满，不欲食饮。此皆聚于胃，关于肺，使人多涕唾而面浮肿气逆也"，说明咳病日久，病情加重，影响相关脏腑的气机运行和气化功能。上焦阻滞，肺失宣降，故咳；中焦郁滞，气机不畅，故腹满，不欲食饮。由此可见，"咳"与上焦和中焦关系密切。

三焦与肺经络气血相通。《灵枢·经脉》曰："三焦手少阳之脉，起于小指次指之端……入缺盆，布膻中，散络心包，下膈，循属三焦。"明代李梴《医学入门》曰："膻中主哮喘。"由上述可知，手少阳三焦经通过膻中与肺相连。西晋皇甫谧《针灸甲乙经》曰"咳逆上气，唾喘短气，不得息，口不能言，膻中主之"，说明手少阳三焦经可通过膻中，起到宽胸理气、降逆止咳平喘的作用。韩景献认为肺之宗气的形成及宣发肃降与三焦调节气化功能息息相关，自创通调三焦的"三焦针法"（取穴外关、足三里、血海、气海、中脘、膻中），以达到益气调血、扶本培元的目的。《灵枢·营卫生会》曰"营出于中焦，卫出于下焦"，提示营气运行始于手太阴肺经，而手太阴肺经起于中焦；卫气昼始于足太阳膀胱经，夜始于足少阴肾经，膀胱与肾位于下焦，可知卫气出于下焦。黄泓文等提出下焦膀胱促进卫气成熟，卫气的原动力是肾阳，卫气是膀胱气化作用的具体体现，卫气输布与津液布散有相同通道。然而《灵枢·本脏》言"卫气者，所以温分肉，充皮肤，肥腠理，司开阖者也"，并且后世《黄帝内经太素》《备急千金要方》《外台秘要》等都有"卫出上焦"之说。李具双等探究三焦功能和营卫生成的关系后提出胃生津液，卫气为上焦分泌津液所成，营血为中焦泌津液所化。营卫之气由中焦脾胃水谷化生，但依赖肺的宣发肃降功能才能敷布全身。故卫气生于中焦，布于上焦，根于下焦。《难经·三十二难》曰："心者血，肺者气，血为荣，气为卫，相随上下，谓之荣卫，通行经络，荣周于外。"若卫闭营郁，则临床出现风寒伤营的太阳表实之麻黄汤证。贾志超等以三焦理论为基础，认为麻黄汤证病位应在肺和三焦；病机为风寒束表，营卫失调，三焦功能失常；法当辛温发汗，泻卫调营，通利三焦。由此可知，通过调理三焦可控制气血的流注，从而调节肺的功能变化。

三焦与胆同属少阳。《素问·阴阳离合论》曰："太阳为开，阳明为合，少阳为枢。"张景岳解释："少阳为枢，谓阳气在表里之间，可出可入，如枢机也。"

此处"少阳为枢"正是以取类比象的方法，来说明少阳的功能特点如枢机主运转而能够促进并调节表里阳气的正常出入。胆主阳气之升发，三焦统领阳气之气化，胆启运枢机，三焦则畅达路径，达到枢运机转。清代唐容川《伤寒论浅注补正》描述"少阳"为"少阳之初，水木之阳也；少阳之终，木火之阳也""盖水生木，为少阳之根柢，木生火，为少阳之极功"。三焦具备少阳之特性，处于由阴转阳的中间阶段，兼有水木与木火之性。依据五行生克制化理论，三焦与肺的关系犹如水木与金、木火与金之间的关系，故临床常见的水饮凌肺、木火刑金等证型均可在本证治法的基础上调畅三焦，升发少阳之气，以达到通阴达阳治疗肺病的目的。贾英杰等辨治肺癌时，重在运用疏通三焦气机，以调代补，通则受补的治法等。《灵枢·本输》曰："少阳属肾，肾上连肺，故将两脏。"此句中"少阳"为三焦，其中"两脏"指肺与肾，"属"是通联之意，"将"有带领行走之意，全句说明三焦通联于肾与肺。清代张志聪曰："少阳，三焦也……是一肾配少阳而主火，一肾上连肺而主水，故肾将两脏也。"表明"两脏"指肺与三焦。此句既体现出三焦为水道，通行水液，上达肺，下至肾，参与水液代谢的始终，更能反映出三焦活动与肺肾气化活动密切相关，三焦功能正常才能保证"肺中之宗气"和"肾中之元气"功能协调。金代元刘完素提出的"气液宣通"学说和清代章虚谷提出的"凡表里之气莫不由三焦升降出入"学说均表明三焦沟通表里内外，司职体内气和水的运行，若邪犯少阳，气机升降出入的通道阻塞，均能引起肺气壅滞、皮肤水肿等肺病证。

《难经·六十六难》曰："三焦者，原气之别使也，主通行三气，经历于五脏六腑。"其中"焦"有气的出入通道的意思，提出三焦是元气运行的通路，通行上、中、下三焦之气，布达于五脏六腑。元气是人体生命活动的原动力，藏于肾中，依靠三焦，分布全身，推动肾纳气、肺主气、营卫之气、宗气等功能正常，故有"三焦主持诸气"之说。反之，若因元气通行不畅，气机阻滞，形成气郁，易导致肺失宣降，故可通过疏畅三焦、通行元气，促进肺功能恢复。《素问·灵兰秘典论》曰"三焦者，决渎之官，水道出焉"，证实三焦能畅通水道并运行水液。若三焦水道不利，肺、脾、肾等输布调节水液代谢的功能便会紊乱，导致水湿痰饮病理产物产生，而水湿痰饮是导致肺病证的常见病因，出现水饮停于胸胁，上迫于肺，肺失宣降，或痰饮伏肺，复感寒邪而致的寒饮阻肺，或痰热蕴结于肺，肺失宣降所致的痰热壅肺等证型。历代医家将三焦司职水液代谢的功能称为"三焦气化"。《难经·三十一难》曰"三焦者，水谷之道路，气之所始终也"，《医学入门》记载"三焦……主气、主食、主便，虽无形而有用"等均说明三焦是水谷消化、吸收、输布、排泄的通道，气化活动开始与终止之处。三焦具备以动而传输为特点的传化水谷的功能。若三焦水谷运化转输功能失调，水谷精气不能上注于肺，导致肺的宣发布散功能异常，产生肺病证。

五行生克，多脏易同病。脾土生肺金，土为金之母，金为土之子，生理上，脾主运化，脾化生的水谷之精和津液是维持肺生理活动所需的重要保障。另外，肺主呼吸，吸入的清气与脾产生的谷气合为宗气，一身之气的盛衰取决于宗气的生成与否。故有"肺为主气之枢，脾为生气之源"之说。病理上，子病犯母，或是母病及子，如脾土不足，无以生养肺金，可使肺金随之虚弱，最终引起脾肺两虚，脾失健运，聚湿成痰，影响及肺，肺失宣降，则致痰饮咳喘之症，故有"脾为生痰之源，肺为贮痰之器"之说。同时肺金生肾水，金为水之母，水为金之子，生理上，肺主气、司呼吸，肾藏精、主纳气，故云"肺为气之主，肾为气之根"。肺阴充足，下输于肾，使肾阴充盈，金能生水，肾阴为诸阴之本，肾阴充盛，上滋于肺，肺阴充足，水能润金。肾阳为诸阳之根，能资助肺阳。病理上，肺气久虚，肃降失司，若肺虚久病必定累及其子，致肾气不足摄纳无权，二者常互为影响，终致肺肾皆病之证。肝气以升发为宜，肺气以肃降为顺，肺气充足，肃降正常，有利于肝气的升发，肝气疏泄，升发条达，有利于肺气的肃降，二者相互为用；病理上，肝、肺也可相互影响，如肝郁化火，或肝气上逆，肝火上炎，可耗伤肺阴，使肺气不得肃降，易出现咳嗽、胸痛、咯血等肝火犯肺之证，或称"木火刑金"。

互为表里，脏腑易同病。手太阴经属肺络大肠，手阳明经属大肠络肺，通过经脉的相互络属，肺与大肠构成表里关系。肺与大肠关系紧密，生理上主要表现为肺气肃降与大肠传导功能之间相互为用，肺气清肃下降，气机调畅，并布散津液，能促进大肠的传导；大肠之气通降，则腑气通畅，有利于肺气肃降，则呼吸匀调。病理上，肺与大肠在病变时常相互影响，肺气壅塞，失于肃降，气不下行，津不下达，可引起腑气不通，肠燥便秘；若大肠实热，传导不畅，腑气阻滞，也可影响到肺的宣降，则易出现肺系常见咳喘、满闷之症。故临床可见肺病治肠之法，如通下大肠可泻肺热、逐痰饮、降气止咳平喘等。张仲景之厚朴大黄汤、葶苈大枣泻肺汤是通下安肺之具体应用。综上，肺系疾病易累及多脏，或是易脏腑同病，涉及肺、脾、肝、肾、肠等脏腑，传统辨证论治较为复杂，治肺需兼顾脾、肝、肾及大肠。但仔细研究，肺在上焦，脾、大肠在中焦，肝、肾在下焦，若按照肺系疾病发生与传变的机制概括在"始上焦，终下焦""由上及下……须竖看"的范围内，与三焦辨证的特点及精髓不谋而合，故肺系疾病运用三焦辨证，有的放矢。

二、指导肺病治疗

疾病的发生、发展、变化过程及治疗经过，患者的自觉症状、既往病史、生活习惯、饮食嗜好等，是医生诊断和治疗疾病的重要依据，这些资料只有通过问诊才能获得。医者根据问诊得来的资料，进行辨证分析，然后予以相应的施治。传统问诊方式的典型代表即十问歌："一问寒热二问汗，三问头身四问便，五问饮食六胸腹，七聋八渴俱当辨，九问旧病十问因。"此问诊方式容易全面地收集疾病的信息资料，考虑较周全，但凡事有利有弊，传统的这种方式没有针对性的问诊，信息量太广，若抓不住重点，临床辨证思路就会被干扰，时有影响临床疗效。三焦问诊指的是按照三焦的顺序，即由上到下的顺序逐一问诊，因肺系疾病为重，故以肺系问诊内容为核心，具体阐述为：先问上焦心肺，如肺部的主要症状为咳喘，再根据肺开窍于鼻、肺主皮毛等相应展开以肺为核心的问诊，如有无鼻部症状（如鼻涕、喷嚏、鼻塞等），有无恶寒发热、皮疹等症状，有无胸闷、胸痛等症状，以此类推，以心为核心的症状主要表现为有无心悸、心慌等症状；中焦主要为以脾胃为核心的症状，如胃口好坏，有无反酸、嗳气等症状，有无腹胀、腹痛症状；下焦问二便情况，如大便是否稀溏，是否便秘难解，小便是否清长或短赤或尿频、尿急、不畅等，有无腰膝酸软、下肢水肿等症状。通过三焦问诊，利用这些全面的问诊信息可逐层了解每一焦的虚实寒热，很有针对性，并为后面的治法奠定重要的基础。

三焦治法，先后有别。按照三焦所属脏腑的特点，在《温病条辨·治病法论》中提出"治上焦如羽，非轻不举；治中焦如衡，非平不安；治下焦如权，非重不沉"，总结出了温病三焦分治大法，为后世医家治疗温病提供了理论依据。吴鞠通对温病的理法方药均按三焦详细辨析，要求治上不犯中下，治中不犯下。吴鞠通用"羽、衡、权"形象地概括了三焦温病的治疗法则和选药原则。邪在上焦，多属肺卫，法宜辛散，药取轻清，达邪外出；邪在中焦，非热盛阴伤，即湿郁阻遏，法宜清热护阴或祛湿宣阳，使阴阳归达于平衡；邪在下焦，肝肾阴伤，虚风内动，需用血肉有情或厚味滋填或重镇潜阳之品直达下焦，滋阴潜阳息风。按照三焦治法的精神，无论病情复杂程度如何，都按照结构分上、中、下三焦治疗，每一焦都有各自的治疗大法，这样立法用药始终有纲领。肺属上焦，肺系疾病按照八纲可分为寒、热、虚、实，按照脏腑分门别类，如前述，经常多见肺、脾、肾、肝、肠脏腑同病，治法多变，错综复杂，如按三焦治疗，肺系疾病亦牵涉中、下二焦，这样可简单地概括治疗上、中、下三焦，但在治疗次序上需引起重视，肺系疾病无论虚实还是寒热，治疗当需处处以中焦为轴，以顾护中焦为先，这样可左右逢源，无往不利，切不可因肺系疾病而局限于肺，忘乎中、下二焦，尤其是中焦，这是治疗肺系疾病的前提和基础，按照三焦治法的思路，也更体现了中医的整体观念，总结如下。

  肺为娇脏，清虚而处高位，若病情较轻，或患者素体较强，可遵"治上焦如羽，非轻不举"的原则，选方遣药多宜轻清，以达疏解、宣畅之功。肺为娇脏，不耐寒热，恶燥，治宜辛平甘润，以使肺气自降，清肃之令得行，此类情形多可忽略中、下二焦，因该类治法药物选择多轻清、辛平甘润，对中、下二焦影响甚微，可忽略，当然此类疾病病情较轻，用药多偏平和，患者体质不虚是前提。临床上肺热以实热为多见，根据"实则泻之""热者寒之"的治疗原则，多选用清肺之品，此类药物（如黄连、黄芩、石膏、栀子、桑白皮、葶苈子等）多苦寒，否则难以达清肺之效，然苦寒之品易败胃，若素体壮实尚可耐受，平素有脾胃功能稍差者，多难以耐受，可见服用该类药物后出现胃脘及腹部疼痛、胀满，或大便不实，纳渐差等中焦之气被伤之症，若见平素中焦脾胃功能较差者，更是难以耐受攻伐，所以用此类药物治疗这类肺系疾病，需以"实者攻之，顾护中焦"为大纲，可佐以顾护中焦之品，甚则以治疗中焦为先、为主，待脾胃功能恢复尚可后乃可攻之。其实张仲景早就为我们确立了这方面的大纲，很多名方已用到此类方法中，如葶苈大枣泻肺汤、十枣汤等，仲景在应用攻伐药较甚时往往借助甘温的大枣来补中益气、缓和药性，麻杏石甘汤也借助缓和之甘草来顾护中焦，白虎汤更是借助粳米、甘草类顾护脾胃，在大攻之时不忘顾护正气，此类用药思路早已成为典范。史师法崇张仲景，通过研读《伤寒论》过程中发现张仲景在治疗咽痛一症中颇具卓识。若虚火上炎咽痛者，治宜润肺滋肾，清热利咽，方用猪肤汤滋肾润肺，扶脾止利。临床上经常会遇到既有阴虚咽痛，又夹脾虚易泻之机，此

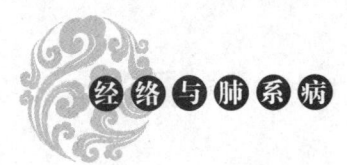

时用药颇感掣肘,易于落入苦寒动泻之境,学习此证,对临床遇此等矛盾证情时就有所启发。临证若既遇虚热上扰,又遇脾虚易泻之中、上二焦同病时,可仿此立法,可以选用甘润微寒、滋阴润肺之品,除了猪肤汤外,还可选用橄榄、白薇辈,同时配入粳米和胃补脾防动泻,上、中二焦同治,效显而除弊。再通过这样的思路来理解《伤寒论》麻黄升麻汤方证的运用,发现本方中的麻黄、石膏、甘草为越婢汤之主药,能发越上焦之阳气;桂枝、芍药、甘草为桂枝汤之主药,善调和营卫、祛邪和表里;升麻、黄芩、天冬主清上焦之肺热、利咽喉;茯苓、白术配桂枝、甘草为苓桂术甘汤,能镇中焦、利水湿;当归、葳蕤、白芍、天冬滋阴养血为扶正之品,又能防止发越太过之弊。足见麻黄升麻汤合补泻寒热为一剂,治上而顾护中焦,并使其相助而用不相悖,具有滋阴养血、清上温中、发越阳郁的作用,每每遇到呼吸系统疾病出现上热下寒,既有咽痛干痒、久咳难愈、口腔溃破,又有怕冷、易泻等症状时,运用本方取得了满意疗效。慢性肺系病症,虚者亦多,常常见咳喘多年,缠绵难愈,动则气喘,吸气较呼气费力等肾不纳气的表现,还会伴有痰多咸味难消、咳则遗尿等下焦肾虚等症状,最典型症状为喘,这类疾病的治疗毋庸置疑以"虚则补之"为大法,根据"肾主纳气"之说,定以补肾为主。此类疾病多以治下焦为主,但仍需先看中焦脾胃,因补肾之品多易阻碍脾胃运化功能,补肾纳气药物代表熟地黄,此药补肾填精,更为消痰纳气、降逆平喘之佳品。由于熟地黄味厚,易滋腻碍胃,使用不当则会加重脾虚运化失常及胃弱受纳无权的症状,易引起胃脘腹胀、饮食不香等症状。故按照三焦治疗方法次序,需紧紧抓住中焦。

  针对这一弊端,实践总结出两种治法。其一,脾肾两虚,脾虚较甚、胃纳困顿,则先顾护脾胃、健脾开胃打基础,可予异功散、资生丸辈,待胃气来复,胃口一开,即上熟地黄类方;其二,脾虚不甚,则脾肾同补,并与健运脾胃之品(如苍术、谷芽、鸡内金辈)同用,这样达到了"虚则补之,虚则受补"之境地。按照三焦治法不同,常用熟地黄类方及适用情况如下。①单补下焦,补肾填精六味地黄丸,此方适用于中焦不虚,而有肾不纳气之慢性肺系疾病,属调补肾虚之正法,临床可见动则气喘、吸气费力、腰膝酸软(为主症),胃纳可,无腹胀、腹痛等其他兼夹症状。②上下同补,滋肾润肺百合固金汤,本方出自《慎斋遗书》,由熟地黄、百合、生地黄、当归身、芍药、甘草、贝母、麦冬、桔梗、玄参等组成,润肺止咳,补肾填精,金水相生,适用于如肺结核、慢性支气管炎、支气管扩张等疾病，见咳嗽久作、咽痛、气喘、手足心热、舌红少苔、脉细数等症。③中下同补，补肾运脾黑地黄丸，出自刘河间《素问病机气宜保命集》，方由熟地黄、苍术、干姜、五味子4味药物组成，苍术、干姜配伍熟地黄，很好地解决了脾虚不受补，而肾虚当补之的矛盾，特别是苍术，制约了熟地黄碍胃的特性，使本方具有脾肾双补、补虚不恋邪的功效。本方证见除上述六味地黄丸肾精亏虚证候外，兼有进食后腹胀、大便稀溏、平素神疲乏力、舌质淡胖边有齿痕、苔微腻等脾虚夹湿的表现。以上三方为三焦分治运用的代表方，临床可根据实际情况灵活加减。因诸多慢性肺系疾病不能痊愈，且呈进行性发展，以控制症状为主，在辨证准确的基础上，在治疗过程中大胆逐步增加熟地黄的使用量，根据三焦治法的精神领悟，每次增加熟地黄的用量时，增加健脾开胃药物的使用及其用量，临床取得显著疗效，患者服药后未有不适。

COPD是在三焦气化失司基础上，多个脏器气阳虚衰的疾病，其治疗不能只着眼于上焦、中焦或下焦某一气化环节，或肺、脾、肾某一脏器的气阳亏虚，必须在三焦整体气化的基础上，统筹多脏器治疗气阳亏虚。清代医家吴鞠通对于内伤疾病的三焦辨证，按脏腑辨别病位，按脏腑的体用不同选方用药，他在《医医病书·治内伤必须辨明阴阳三焦论》中说："必究上中下三焦所损何处。补上焦以清华灵空为要；补中焦以脾胃之体用各适其性，使阴阳两不相忤为要；补下焦之阴，以收藏纳缩为要。补下焦之阳，以流动充满为要……补上焦如鉴之空，补中焦如衡之平，补下焦如水之注。"可以看出，吴鞠通所创三焦辨证和脏腑定位并不冲突。因此，针对COPD要根据上焦心肺、中焦脾胃和下焦肝肾各自病理产物的性质和阻滞的程度对通调三焦采取不同的策略，以保证在三焦气机通畅的基础上温阳益气。

通调上焦在于宣降肺气。肺禀清虚之体，其用宣降。相对于COPD气阳亏虚的整体病机来说，肺之病机偏向于邪实壅滞，即在三焦气化无权、气阳亏虚的情况下，病理代谢产物阻滞于肺而引发COPD。肺之病理产物主要来源于三个方面：其一是脾失健运，聚津为痰，上贮于肺，故有"脾为生痰之源，肺为痰贮之器"之说；其二是气阳亏虚，虚阳上越而浮火上炎于肺；其三是肺之宣肃无权，浊气滞留于肺。因肺为娇脏，上焦肺之病以"上焦如羽，非轻不举"为治则，处方用药以轻清、宣散为主，多选用前胡、射干、细辛、防风等辛而不燥之药，少用麻黄以免耗伤气阴，但肺之宣发有赖于肺之肃降且与肾之摄纳密切相关，多选用半

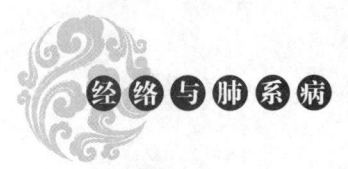

夏、瓜蒌实、紫苏子、海浮石、紫石英降逆化痰，组方以肃肺降气为主。

通调中焦在于温运脾胃。中焦脾胃是水谷精微代谢的枢纽，也是呼吸之气升降出入的转输通道。COPD以三焦气化无权、气阳虚衰为基本病机，而子盗母气或火不暖土均可使脾不能运化升清，胃不能腐熟降浊，表现为中焦气滞而脘腹胀满。中焦气滞则脾不能升清以养肺，肺不能降气以归肾。故温运中焦、消食导滞可以使脾胃勃发生机，洒陈五脏，顺通六腑，从而使肺脏摄入的清气通过中焦脾胃的流转最终为肾所摄纳。《景岳全书》曰："故人之自生至老，凡先天之有不足者，但得后天培养之力，则补天之功，亦可居其强半，此脾胃之气所关于人生者不小。"张景岳指出，中焦脾胃的运化升降是培补先天之本，临床上多取人参、黄芪、甘草资生元气，补益中气，化生肺气；取干姜、附子温补下焦，补火生土，取桂枝通行三焦阳气，使肺、脾、肾三脏阳气以三焦为通道互相滋生；取神曲、炒莱菔子运化中州、消痰下气，使上焦肺脏恢复清透空灵之性；陈皮、厚朴理气调中，配合温阳益气以升清降浊。补气药和消导药合用是温通中焦的关键，单纯补气则中焦郁滞虚不受补，中州阳气不足则消痰下气难以建功。张旭等研究认为，莱菔子和人参同煎影响人参皂苷的溶出。笔者在实践中把人参另煎与莱菔子复方煎剂兑服，使人参和莱菔子相畏相使，补而不滞，避免莱菔子和人参同煎影响人参皂苷的溶出。结合COPD的临床演变规律发现，脾胃虚弱、中焦壅滞为其逐渐加重抑或减轻的重要转折点，如《素问·五脏生成》云"咳嗽上气，厥在胸中，过在手阳明、太阴"，故温运中焦脾胃是温阳益气、通调三焦的关键。

通调下焦在于肾气沉纳。人体的呼吸运动，虽为肺所主，但吸入之气必须以三焦为通道下归于肾，由肾气为之摄纳，呼吸才能通畅、调匀。COPD患者肾不纳气是在三焦气机壅滞基础上产生的气机上逆，因此，通调下焦气机的关键在于沉镇摄纳，临床多用紫苏子、紫石英、沉香、龙骨等重镇入肾，降气固元。COPD之肾虚，不是单纯的肾阴或肾阳的亏损，而多是以肾阴或肾阳之虚损为主所致的阴阳俱损，由是培补下焦真元要注重燮理阴阳，以达到阳中求阴或阴中求阳之效。气阳虚衰、浮火上炎者，在益气温阳的基础上加白芍、龙骨等酸甘养阴、重镇摄纳之品；气阳亏虚、阳损及阴者，一味滋阴降火可出现腹胀、泄泻等症状，给予益气养阴，阳中求阴佐以健运中焦之品，可阴阳双补而解滋腻不化之虞。综上，三焦气化失司是COPD气阳亏虚、痰瘀伏肺的基础，以通调三焦统领温阳益气、祛邪伏火是中医论治COPD的基本大法。

三、验案举隅

(一)病案一

患者,男,76岁。因反复咳嗽咯痰气促10余年,加重1周,于2014年10月5日入院。入院症见:神清神疲,口唇发绀,咳白黏痰,动则气喘,口干少饮,脘腹胀闷,进食加重,矢气则舒,大便干结,2~3天1行,双下肢凹陷性浮肿。查体:面色潮红,形体适中,口唇发绀,颈静脉怒张;桶状胸,双肺叩诊过清音,听诊双肺呼吸音减弱,双肺底闻及细湿啰音;心界叩不清,心率90次/分,律齐,各瓣膜听诊区未闻及病理性杂音;双下肢凹陷性浮肿;舌暗红,苔浊腻,脉浮大重按无力。血常规显示,WBC 5.63×10^9/L。N% 64.34%。血气分析显示,pH 7.256,二氧化碳分压67.8 mmHg,氧分压56.1 mmHg,血氧饱和度90%。痰培养提示,正常菌群生长。胸片显示,慢性支气管炎、肺气肿并双侧胸腔少量积液。西医诊断:COPD急性加重期;呼吸衰竭(Ⅱ型);慢性肺源性心脏病(失代偿期)。中医诊断:肺胀(气阳亏虚,痰热壅肺)。治则:通调三焦,温阳益气,消食导滞,豁痰泄浊。方药:保元煎合小陷胸汤加味。红参(另煎)10 g,炙黄芪30 g,桂枝10 g,桃仁15 g,法半夏15 g,瓜蒌30 g,黄连6 g,玄参10 g,焦山楂15 g,炒莱菔子10 g,桃仁15 g,炒神曲15 g,紫石英10 g,大黄粉(冲服)10 g。3剂,上方加水500 mL煎至150 mL,温服,每天1剂。并配合吴茱萸贴敷天突、定喘、关元穴及吸氧等治疗。

二诊(2014年10月8日):药后大便通畅,每天1次,气促、腹胀明显减轻,时伴烦躁,舌暗红,苔白微腻,脉虚浮沉取无力。虚阳外越之象明显,本虚之象突出,治以扶正为主,攻邪为辅。治则为通调三焦,补肾纳气,健脾化痰,引火归元。上方去大黄、炒莱菔子,改黄连为3 g,加肉桂3 g、干姜6 g、龙骨30 g。5天后患者精神明显好转,气喘减轻。于2014年10月16日病情好转出院,并继续巩固治疗。随访半年,患者病情稳定,未再出现急性发作。

按:患者肺胀10余年,急性发作表现为痰多、气喘、腹胀、便秘等痰浊壅滞气机征象,似乎是一派实证,但脉象浮大无力提示元气无根,舌质暗红、苔薄黄而口干少饮是虚阳无力推动血行,阳虚浮火上炎则见苔黄、口干少饮、面红等戴阳之象。缘于三焦气化失司、气阳亏虚为本,阳虚浮火、痰浊搏结壅滞气机为标,故全程以标本兼治、攻补兼施为法。一则通行三焦阳气以降逆平喘,一则益气温

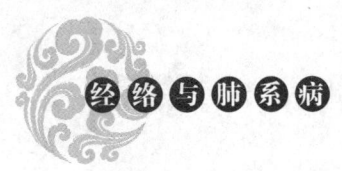

阳、引火归元以消痰瘀于无形，双管齐下以获佳效。

（二）病案二

患者陈某，女，30岁，2017年5月11日就诊，咳嗽微喘6个月余。某中西结合医院诊为支气管炎。给予抗生素、中药止咳定喘、宽胸理气方药效果不佳。近1周感寒，咳嗽加重、气喘、咯痰清稀量多、胸闷满，伴胁痛、小便涩，舌胖苔白滑，脉细沉。辨证为水饮凌肺证，治当温肺化饮、止咳平喘、调畅三焦。拟小青龙汤加味。麻黄10g，桂枝10g，芍药10g，紫苏子10g，白芥子10g，葶苈子10g，干姜10g，半夏10g，柴胡10g，香附10g，五味子10g，细辛3g，炙甘草6g。水煎服5剂后，咳嗽、气喘减轻，痰量减少，胸胁舒缓，小便通畅。再服5剂，咳喘渐平，诸症基本消失。

按：《灵枢·本输》曰"少阳属肾，肾上连肺，故将两脏"。该病病程较久，病位不仅在肺，亦涉及肾，单用小青龙汤恐效果不显，拟温通上焦、固摄下焦、止咳平喘、升发少阳为法。方中麻黄、桂枝发汗散寒，兼宣肺平喘，化气行水，麻、桂相须，开腠畅营，宣肺利水，使气血畅运无阻，三焦水道通调；干姜、细辛温通上焦化饮；紫苏子、白芥子、葶苈子降气化痰，止咳平喘；香附入三焦经，与柴胡疏通三焦，升发少阳，调畅气机；五味子敛肺止咳，固摄下焦；芍药和养营血，既可增强止咳平喘之功，又可制约诸药辛散温燥太过之弊；半夏燥湿化痰；炙甘草益气和中，调和诸药。若证属风邪束肺，风水相搏，治当疏风解表，宣肺利水，通调三焦水道，行"开鬼门，洁净府"之法，表里双解，祛一身皮里之水；若证属肝气犯肺，治当解郁降气，调畅三焦气机；若肝郁化火，木火刑金，治当清肝降气，调畅三焦气机；若证属肺气虚，治当补益肺气，温调三焦，使三焦相火"代天行化"。入三焦之中药常见如下。香附可开三焦之郁，宽中理气，调经止痛；栀子可清三焦之热，凉血泻火；芒硝可泻三焦之实热，通下软坚，清火消肿；白颖苔草可利三焦之水，利尿通淋；水胡满根可通三焦之痹，活血燥湿，消肿止痛；巴豆叶可开三焦之寒，祛风活血。

第七节 肺与足厥阴肝经的相关研究

一、研究基础

（一）五行生克制化

《医宗金鉴》云："医明阴阳五行理，始晓天时民病情。"在中医五行学说中，肝属木，肺属金。根据五行生克制化，肺金克肝木。换言之，肝木需要肺金的克制才能发挥正常的生理功能。病理上，任一脏腑功能失调，都会影响疾病的转归。如肺金太过、肝木不足易致金乘木；而肝木太过、肺金不足易致木侮金。正如《素问·玉机真脏论》所言："五脏受气于其所生，传之于其所胜，气舍于其所生，死于其所不胜……肝受气于心，传之于脾，气舍于肾，至肺而死。"

（二）将相和谋

《素问·灵兰秘典论》云："心者，君主之官也，神明出焉。肺者，相傅之官，治节出焉。肝者，将军之官，谋虑出焉。"王冰注："位高非君，故官为相傅。主行荣卫，故治节由之。""相""傅"，均为辅佐、辅助之意。因此，放之一国，肺为宰相、丞相，而肝则为将军、将领，将相和则国泰民安。放之人之一身，亦即气机条达，阴平阳秘。另从个性特点看，肺为相傅之官，不耐寒热，肝为将军之官，体阴而用阳，肺为娇脏，肝为刚脏，二者一阴一阳，一刚一柔，刚柔相济，才能保证五脏和谐。

（三）经络相贯

《内经》云："夫十二经脉者，人之所以生，病之所以成，人之所以治，病之所以起。"可见，经络是沟通人体五脏六腑、阴阳表里、气血津液的通道，也是邪气传递的重要通路。《灵枢》云："肝足厥阴之脉……上贯膈，布胁肋，循喉咙之后，上入颃颡……其支者，复从肝别贯膈。"而十二经脉的气血流注顺序是起于肺经，止于肝经，肝经与肺经首尾相连，使十二经脉气血生生不息。

（四）升降协调

肝居左，喜条达，主气之升发，其经上注于肺，故可舒启肺气。肺居右，主气之宣肃，以降为主，以宣为辅。周慎斋言"五行不克则不生"，故肺金虽克肝木，实则可调节肝木之升发之气，避免太过或不及；而肝气条达又可使肺气得以宣肃。故叶天士言："人身左升属肝，右降属肺，当两和气血，使升降得宜。"《类证治裁》指出："肝木性升散，不受遏郁，郁则经气逆。"由此可见，人一身之气的条达全在于肺、肝二脏。

（五）阴液代谢

水液代谢方面，肺主行水，为水之上源，能够推动和调节全身水液的输布和排泄；而肝主疏泄，通利三焦，能够促进水液代谢。血液代谢方面，肺朝百脉，主治节，能够助心行血，推动和调节血液运行；而肝主藏血，能够贮藏血液、调节血量、防止出血。二者在人体阴液代谢上相互协调。

（六）肝与咳嗽的关系

咳嗽的病因，常以外感与内伤为主。参"正气存内，邪不可干"之意，内伤常为外感致病的基础。风为百病之长，故风邪常为咳嗽之外因，更可夹杂寒、热、燥等邪气，致肺气上逆。咳嗽为内因所致者，多源自内风。明代龚廷贤《万病回春·咳嗽》指出："从来咳嗽十八般，只因邪气入于肝。"肝为风木，常与"风气"息息相关，木郁易生风。"见肝之病，知肝传脾"，木郁愈久，脾肺愈虚；脾虚则多痰湿，痰湿蕴久更可化热；肺气愈虚，又易引外邪杂至而为病。同气相求，内风更可引动外风，使得本病虚实夹杂、病程缠绵，且风气易耗伤津液，后期可出现口干、咽干等"阴伤"之症。久病必瘀，肝主藏血，肺朝百脉，病久可致血液运行不畅。风、痰、瘀互相胶着，使得本病更加难以治愈。而木郁之由，常由木虚、木实所致。肝木升发之气是人体生长之气，生于肾水而长于脾土，水土合德，肝木才能直而不曲，故木实，实则木虚。

二、指导治疗

（一）从肝论治外感咳嗽

对于外感咳嗽的治疗，曹安来等多以疏肝散风为法，常用小柴胡汤加荆芥、防风、紫苏等；董艳等常以疏肝祛风利咽法，多用败毒散加减，辛散凉润，散中兼收。李耀辉等认为，外感咳嗽多与风邪有关，可联合过敏煎，方由银柴胡、防风、乌梅、五味子组成，具有柔肝、疏肝、祛风之效。连建伟常方选桑菊饮加贝母、黄芩等以清散肺、肝二经风热以治疗外感咳嗽。

（二）从肝论治内伤咳嗽

曹安来等常根据患者病情的不同，多使用宣疏肝木、平冲降逆、制木安金等方法治疗内伤咳嗽。邵长荣认为，久咳之病，病初总因表邪内郁，少阳枢机不利，治疗当以疏肝理气为主；病初失治，肝郁气滞，化痰化热，且木伐刑金，治当以平肝顺气为主，病程日久，则肝肾阴虚，肝阳浮越，治疗当以柔肝敛气为主。吴元栋认为，肝气不舒，郁而化火刑金，可出现顽咳、顿咳，在润肺止咳时可佐以清泻肝火之法。董艳、连建伟等在辨治内伤咳嗽时，所用方法类似，有疏肝理气化痰法、平肝清肺降火法、疏肝健脾化痰法及镇肝滋阴息风法。李耀辉等则强调解痉法及乌梅丸法：解痉法，尤以咳声频作、短时间不易缓解为著，可配伍芍药、甘草、全蝎、地龙等；乌梅丸法，所治咳嗽以夜间23时至3时为主者，因半夜子时、丑时正是胆经、肝经气血旺盛之时，可以乌梅丸化裁施治。而路志正则论述更为详细，除清肝泻火、疏肝解郁等法外，更是提出以下方法：暖肝温肺法，治以温补肝阳佐以宣肺化痰止咳，方用暖肝煎加减；温肝利肺法，以柴胡桂枝干姜汤加减治疗；清肝活血法，方用柴胡疏肝散合三七粉、青蒿鳖甲汤加减；清利湿热法，治以清利肝胆湿热止咳为法，方以龙胆泻肝汤加减；通络法，治以疏肝通络法治疗，实证取旋覆花汤加桃仁、桂枝、牡蛎、泽兰、郁金等，虚证以桃红四物汤加减，或以逍遥散加枳壳、青皮、牡丹皮、玄参等治疗；泻肝和胃法，肝气犯肺胃，导致咳而呕逆者，治宜疏肝肃肺和胃，方以旋覆代赭汤加减。史锁芳参考清代医家王旭高在《西溪书屋夜话录》中提出的"治肝三十法"，将其总结为"缓肝"，即缓肝之所急，更在于"平肝"，即使肝之阴阳、气血平和。仿《金匮要略》中"夫肝之病，补用酸，助用焦苦，益用甘味之药调之"之意，临证时常运用柴前连梅煎合芍药甘草汤加减。

肝喘患者除喘、咳等肺系症状外，常有情绪抑郁或急躁易怒、胸部胀闷、嗳气叹气，甚者有口干口苦、胸胁胀满、大便秘结等肝系表现。肝、肺的气机本为左升右降，肝喜升，肺喜降。若左升太过，则右降无权，如肝气郁结，气郁而化火，木火刑金，又或肺阴不足，不能制肝，则金不制木。若左升不及，则无升无降，肺气上逆亦可致喘。总之，肝气疏泄不及则肝气郁结，疏泄太过则肝气上逆。木郁达之，治疗上不外疏肝理气，或佐以泻火、柔肝、养血之法。以求肝升肺降，升降有调，调畅气机，喘可治也。

肝喘患者常选用柴胡疏肝散加减治疗。柴胡疏肝散出自《医学统旨》，治

"胁肋疼痛""寒热往来",方由柴胡、香附、枳壳、白芍、川芎、陈皮组成。柴胡、香附、枳壳疏肝解郁,柴胡主升,枳壳、香附主降,一升一降使气机通畅,郁结得解。白芍柔肝养阴,陈皮醒脾化湿,调血和胃。全方共奏疏肝解郁之功,疏肝之中兼以养肝,理气之中兼以调血和胃。从古至今运用广泛,常被用于治疗肝郁型的月经不调、胆囊炎、肋间神经痛、冠心病、慢性盆腔炎等疾病,疗效确切。若出现口臭目赤,大便干结难解、性情暴躁易怒,则应考虑肝郁日久化火,可加入栀子、牡丹皮、龙胆、黄芩、大黄等清热泻火的药物。若有五心潮热、舌红少苔、脉细数等症状,则应考虑肝郁化火,日久伤阴,则可加用滋养肝阴的药物,如白芍、生地黄、女贞子、墨旱莲、麦冬、石斛、北沙参、天冬,阴液充足,则可收敛肝气,使肝柔和得养。若兼见咳嗽、痰多,则可加用白前、前胡、天花粉、贝母、半夏、天竺黄等化痰止咳药物。肝郁日久,气滞不通,久可至瘀,若见瘀象,如刺痛、月经见暗红瘀块、舌苔瘀斑,可加用赤芍、牡丹皮、鸡血藤、丹参、桃仁、红花等活血化瘀药物。肝主风,肝风多属内风,多由肝脏阴血不足所致,肝风内动宜平肝潜阳,切勿使用升散之品,助长肝风,常选用天麻、钩藤、僵蚕、地龙、全蝎、乌梢蛇,重者可加用磁石、牡蛎、龙骨、鳖甲、龟甲重镇降逆。肝气郁结可伤及脾胃,若患者出现脾虚,可加用补益健脾药物,如茯苓、白术、党参、陈皮。若上扰心神,可在辨证基础上稍加酸枣仁、首乌藤、合欢皮、茯神等养心之品,也可直接选用逍遥散加减。若辨证属实,则一日即可见效。

三、验案举隅

(一)病案一

患者,男,59岁,因恶寒、发热、咳嗽、咳痰4天于2015年10月11日入院。入院后完善相关检查考虑为肺部感染,予以抗感染治疗及中药7剂宣肺止咳。服药后患者咳嗽、咳痰缓解,出现气喘、憋闷,舌红苔白腻,脉略数,考虑为肺失宣降,肺气胀满,呼吸不利所致,予宣肺平喘汤剂7剂后症状无缓解。再次仔细询问病情,患者近期因母亲生病情绪抑郁,叹气后气喘、憋闷好转,舌淡红苔稍干,脉弦,考虑为肝郁气滞证,予以柴胡疏肝散加减。处方:柴胡10 g,制香附15 g,枳壳10 g,白芍20 g,川芎15 g,代代花15 g,佛手15 g,合欢皮20 g,泽泻20 g,当归10 g,薄荷(后煎)10 g,炙甘草10 g。2剂后气喘、憋闷好转过半,后坚持服药7剂,病愈。

按：患者情志不遂，忧思气结，复感外邪，肺气痹阻，气机不利。予以宣肺止咳药物后咳嗽、咳痰好转，气喘无缓解。加之患者有情绪抑郁病史，叹气后好转，考虑为肝郁气滞所致。予以柴胡疏肝散加减治疗，柴胡、制香附、枳壳疏肝理气，代代花、佛手、合欢皮解郁宁心，芍药、炙甘草养血柔肝。当归、川芎养血活血，助柴胡解肝经之郁滞。全方共奏疏肝解郁、宁心安神之功。

（二）病案二

李某，2014年2月26日初诊。患者咳嗽3个月，遇冷则咳甚，以阵发性呛咳为主，过劳后也可咳嗽，咳少量白痰，鼻塞，流涕，咽痒，无其他不适，胃纳可，二便调，苔薄质暗，脉细。拟祛风缓肝、温肺止咳法。方药如下：麻黄4g，附子6g，细辛3g，射干10g，杏仁10g，熟地黄20g，当归10g，柴胡10g，前胡10g，川黄连3g，乌梅10g，党参15g，紫苏叶10g，紫苏子10g，僵蚕10g，全蝎4g，蜈蚣3g，远志6g，诃子6g，葶苈子15g，大枣10g，陈皮6g。7剂。2014年3月7日患者复诊，诉咳嗽较前好转，原方改熟地黄为40g，加山药40g。14剂。

按：本案病机为风寒犯肺，肝风内动，肺失宣肃。治疗则以祛风缓肝、温肺止咳为主，兼以补肾纳气。以麻黄附子细辛汤温肺散寒；佐以射干、紫苏叶、杏仁、紫苏子、前胡等增强疏风降气之效；更以僵蚕、全蝎、蜈蚣搜风搜肝，通治一切外风、内风；以柴胡、乌梅疏肝缓肝，一散一收，以平肝风；参"实则泻其子"之意，少佐川黄连，以达泻心火制肝气之功；以当归补益肝体，养肝柔肝，也可降逆止咳；更加熟地黄补肾纳气，使肺气得以封藏。诸药相伍，共奏祛风缓肝、温肺止咳、补肾纳气之功。

第十章

经络与肺系病

第一节 经络与咳嗽

一、咳嗽概述

咳嗽名"咳"或"嗽"。古代曾将"咳"与"嗽"加以区分，如刘河间《素问病机气宜保命集·咳嗽论》说："咳谓无痰而有声……嗽谓无声而有痰……咳嗽谓有痰而有声。"现代临床往往痰声并见，很难将二者截然分开，故一般通称为咳嗽。咳嗽是指肺气上逆发出咳声或以咳吐痰液为主要临床表现的一种肺系疾病。咳嗽是肺系疾病最常见的症状，同时也是一种独立性疾病。从现代医学角度来说，咳嗽是机体防御性反射，是现代医学中上呼吸道感染、急性气管炎、支气管炎、肺炎、COPD 哮喘等疾病的常见症状。频繁剧烈的咳嗽会对患者的工作、生活和社交活动产生一定的影响。

（一）咳嗽的病理概述

1. 咳嗽的产生

延髓咳嗽中枢受刺激引起咳嗽。鼻咽部，或气管、支气管、胸膜等部位受刺激，使气道黏膜受到异物刺激或者炎症刺激，此冲动传入延髓咳嗽中枢，咳嗽中枢再将冲动传向运动神经发出指令，作用在呼吸肌，呼吸肌出现猛烈收缩，分别引起咽肌、膈肌和其他呼吸肌的收缩运动，把气流突然从声门处发出，引起咳嗽动作和声响。咳嗽作为一种生理反射，与大多数生理反射相同，其反射弧包括感受器、传入神经、中间神经元、传出神经和效应器。咳嗽中枢位于延髓孤束核附近，呈弥散性分布，咳嗽中枢不等同于延髓呼吸中枢。其传入神经主要是气道黏膜下层腺体神经，同侧迷走神经等；咳嗽反射弧的传出神经是脊髓神经：第3~5颈神经（膈神经）、胸神经（肋间神经）、迷走神经（气道）、喉返神经（喉、声门）。咳嗽反射的效应器则是气道平滑肌、呼气肌（主要是肋间内肌）、膈肌和声门等。

2. 咳嗽神经生理学研究

研究发现，支配气道的迷走传入神经亚型分为快适应感受器（rapidly adapting receptor，RAR）、慢适应感受器（slowly adapting receptor，SAR）和C纤维。

RAR是有髓鞘轴突，也称动态感受器，其对气道机械性能改变（如直径、长度和组织间隙压）起应答，也对一些化学刺激起应答（如辣椒素、缓激肽）。RAR活化可通过副交感途径，导致支气管痉挛和黏液分泌。研究发现，选择性消除有髓鞘神经纤维的活性（包括RAR）可以阻止咳嗽。

SAR是有髓鞘轴突，对呼吸期间的机械力高度敏感。SAR的活性在吸气和呼气前的峰值时增加。目前认为，SAR是肺牵张反射的传入纤维，在肺足够膨胀时，导致吸气停止和呼气启动。SAR活化使呼吸中枢和气道胆碱能活性抑制，导致膈神经活性减少和气道平滑肌张力降低（因胆碱能神经活性减少）。有研究发现，用袢利尿剂呋塞米可增加基线SAR活性，并产生镇咳作用，但也有研究发现，SAR可促进咳嗽。SAR在咳嗽中的作用尚未完全明确。

支配气道和肺的大多数传入神经都是无髓鞘的C纤维，C纤维调节气道的防御反射。虽然C纤维对化学和机械刺激起应答，但与RAR和SAR相比较，其对机械刺激的敏感性较低。C纤维主要对化学刺激敏感，如辣椒素、缓激肽、柠檬酸、高渗盐溶液和二氧化硫。C纤维活化会导致气道副交感神经活性增加和化学反射增强，如导致快速浅呼吸之后的呼吸暂停、心动过缓和高血压等。在一些物种（尤其豚鼠和大鼠）中的研究发现，激活C纤维会导致轴突反射，从而引起支气管痉挛、黏液分泌和神经源性炎症。也有研究发现，C纤维可以抑制咳嗽。C纤维在咳嗽中的作用也未完全明确。

引起咳嗽的传入神经亚型之间也有相互作用，如C纤维刺激后，可通过轴突反射释放P物质、神经激肽A和降钙素基因相关肽，导致支气管痉挛、黏液分泌、血管扩张和白细胞募集，并改变副交感神经活性。其中，神经激肽A和P物质可激活RAR，使咳嗽加剧和持续。研究发现，β受体激动剂、吸入神经激肽受体或吸入中性肽链内切酶（可钝化速激肽和缓激肽）可阻止RAR激活，并减轻由辣椒素、香烟烟雾、支气管痉挛或中性肽链内切酶抑制剂磷酸美沙酮诱发的咳嗽。神经激肽受体拮抗剂可以降低中枢疼痛感受器刺激的敏感效应。食管中可能存在相同的机制，从而导致胃食管反流病（gastroesophageal reflux disease，GERD），可启动和（或）加重咳嗽。

研究发现，耳部的机械刺激可引起咳嗽，可能是通过耳部传入神经输入，经过中枢整合并在气道表达的结果。咽部刺激可引起咳嗽，研究认为，咽部传入神经可能起源于迷走神经，但也可能来源于舌咽神经或来自三叉神经的分支。咽部的机械刺激、后鼻滴流和快速喝水会导致人和动物剧烈咳嗽，而服用辣椒素时可不引起咳嗽。咽部传入神经调节咳嗽的生理学特性尚未明确，但可能与支配喉、气管和支气管的咳嗽感受器相同。

GERD的研究发现，对GERD进行有效的抗反流等治疗，可明显减少GERD患者的咳嗽。其原因认为是反流物吸入气道，直接激活气道的迷走传入神经并引起咳嗽。研究显示，胃或食管的疾病可以引起气道反射（如黏液分泌、支气管痉挛和咳嗽）。经过迷走神经切断术后，这些气道反射可有效减少甚至消失。食管源性咳嗽的机制，目前仍未完全明确。

（二）咳嗽的生理学概述

咳嗽分为吸气、压缩和呼气3个阶段。吸气阶段是咳嗽的初始阶段或准备阶段，是指气体吸入支气管树和肺泡，少量的气体吸入即可引起咳嗽。这种深吸可使声门以下的异物进入细支气管内发生阻塞，对机体产生不利的影响。压缩阶段即升压阶段，这期间包括声门关闭，呼吸肌肉强烈收缩，在这个过程中，胸腔内压力急剧升高。高胸腔内压可引起一些心血管疾病、胃肠系统和神经系统的并发症。呼气阶段即排出阶段。声门打开，从支气管冲出一股气体，气流携带异物和分泌物进入咽喉部，然后从口咽咳出。在特定的呼气流量下，减少气道横切面面积即可增加空气射流速率。咳嗽期间的动态压缩，是由管腔内、外气道压力不同所致。正常情况下，动态压缩是在气管和支气管处于高肺容量时开始的，当肺容量减少时扩展至更多的外周气道，确保全部的气管支气管树都"咳嗽"。

咳嗽能够清除吸入呼吸道的异物和储留在呼吸道内的分泌物。移除分泌物的主要物理力包括气流平均速度和黏液的流变性质。气流平均速度是液体转化成气流类型的主要决定因素。高气流速度促进液体黏液快速分散成气流，有效发生黏液-气体相互作用，帮助解除黏液黏附和提升清除机会。黏液的物理性质也影响咳嗽的有效性。黏液的清除与黏液的深度成正比，与黏液的黏滞性、弹性成反比。也就是说黏液深度越大、弹性越小，清除黏液越困难。

（三）现代医家对咳嗽病因病机的认识

现代医家认为，咳嗽的基本病机为邪犯于肺，肺气上逆。现代医家指出六淫之邪从口鼻或皮毛入而袭肺，或吸入烟尘、异味气体，均可导致肺失宣降，产生咳嗽。王银菊认为，六淫以风邪为首；咳嗽多系风邪犯肺，并以疏风宣肺、缓急止咳之法治之，更有学者认为，表证已解，但风邪未尽，肺之宣降失于常度，故咳嗽迁延不愈。陶睿等认为，咳嗽常以风邪为先导，并兼夹寒、热、燥、痰等共同致病。现代医家认为，风寒之邪留恋于肺为病机，治疗以疏风散寒、宣肺止咳为主；风热袭肺，肺失宣肃，肺气上逆，治疗以疏风清热止咳为主；还有学者认为病机为风痰郁肺，亦认为应用寒凉之品伤及脾阳，脾失运化生痰浊，亦成风痰之证，久则郁而化热，形成风、痰、热之证；外感风邪夹湿，客于肺卫，外感之邪与湿胶着，滞于气道致咽痒，咽痒甚则咳亦剧；燥易伤肺，肺燥伤阴，肺失滋润，肺气上逆而为咳。

有学者认为，肝之疏泄功能失常，三焦气机不利，肺之宣降失于常度，故咳；外邪入里郁而化热，气阴两伤，或久病邪气入里伤及肺阴，肺气虚、肺阴虚，祛除外邪无力，肺失肃降，故咳嗽；根据六经传变规律，认为咳嗽多为太阳表证，若失治误治，久则病邪入里，客于少阳，病位在半表半里，治宜和解少阳，少阳气机郁结化火，肺气失调，导致咳嗽；脾虚失运，痰湿内蕴，上贮于肺，脾肺受损，复感风邪，肺宣肃失职，故咳；咳嗽之所以迁延难愈病因系正虚与邪实并见，正虚邪恋作祟，肺失清肃，肺气上逆导致咳嗽。

二、经络理论与咳嗽的相关性探讨

络病，是指多种病因作用于络脉，并引起络脉功能或（和）结构发生异常的一类疾病。叶天士认为，"久病入络"，是指任何疾病久治不愈都易深入络脉，进而影响络脉的功能或（和）结构，导致异常状态的产生。王永炎等提出了"病络"概念，认为"病络"属中医学病机范畴的概念，鉴于络脉分布的广泛性，在任何疾病的发生、发展过程中，只要影响到络脉的功能或（和）结构，就会出现病络

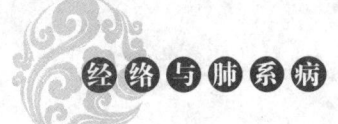

病机，引起相关疾病或病证。故有"病络生则络病成"之说。

肺脏生理功能得以正常发挥的结构基础为肺络。肺络，顾名思义，就是与肺脏相通的络脉。依照络病理论，自然有气络和血络、阳络与阴络之分。肺之气络，司呼吸。肺为多气多血之脏，其气络与血络相伴而行，二者在生理上相互依赖，在病理上相互影响。同时，肺络同全身的络脉一样，具有络体狭窄迂曲、气血流行缓慢的特点。

（一）腧穴配伍规律文献研究

周思远等手工检索《中华大典·医药卫生典·医学分典·针灸推拿总部》所收录的清代及清代以前的针灸治疗咳嗽的条文。其研究发现，治疗咳嗽时十四经脉中均有选穴，体现了"五脏六腑皆令人咳，非独肺也"的理论。从所选腧穴在本经腧穴数目中所占的比例来看，手太阴肺经、手厥阴心包经、足厥阴肝经、足少阴肾经和任脉较高。其中，手太阴肺经的腧穴选取比例最高，达到了穴位总数的90.9%。这与《灵枢·经脉》记载手太阴肺经"上膈属肺"，与"主肺所生病者，咳，上气，喘渴"相符合。在治疗五脏咳时，选用本经的输穴；治疗六腑咳时，选用本经的合穴；而伴有浮肿时则选用本经的经穴。肺俞穴属于背俞穴，为肺脏之气输注于背部之处，可以治疗肺系的病症。咳嗽可由多种病因引起，但其病机不离邪犯于肺，肺气上逆，故无论何种咳嗽皆可以选取肺俞穴治疗。八会穴中的气会穴膻中，调畅全身气机，治疗肺气上逆之咳嗽。八脉交会穴中列缺穴在治疗咳嗽的古代文献中使用频率颇高，因列缺可以理气止咳。于尚多等以近现代期刊论文库中国知网数据库、万方数据库、维普全文期刊数据库为基础，检索出符合标准的穴位贴敷治疗小儿慢性咳嗽的文献31篇。穴位贴敷主治小儿慢性咳嗽腧穴共21个，穴位使用频次前5位分别为肺俞、天突、膻中、定喘、膈俞，其中肺俞使用频次最高。

（二）腧穴配伍治疗咳嗽的临床研究

"配伍"最早在中药学中得以体现。当应用一种药物疗效不佳时，就需要选择其他的药物进行合理的应用或将2种有效的药物配在一起，从而获得1+1>2的效果。腧穴配伍方法亦然。针灸治疗咳嗽在腧穴优选方面体现了局部选穴、远端选穴、特定穴选穴及循经选穴的规律。于洋等查阅和筛选1949年至今针灸治疗咳嗽的相关文献，发现各种配伍所占比例为局远配伍54.74%，局部配伍22.36%，远端配伍11.42%，前后配伍11.47%。按部配伍以局远配伍出现的频次最高。张莘等采用现代计算机与数据挖掘技术对1949—2011年穴位贴敷疗法对不同疾病的治疗效果进行研究，发现治疗咳嗽选穴以近部选穴为主。有研究发现，在针灸治疗咳嗽的古代文献中主要采用灸法，较少采用刺法，且刺法以放血法为多。

"局""远"是以病变位置为中心，相对病变部位而言的局部和远端。咳嗽病位在肺，肺脏位于人体胸腔之中，故分布于人体胸部、背部、上腹部的腧穴，即为治疗咳嗽的局部腧穴；分布于人体头颈部、上肢部、下腹部、腰部、下肢部的腧穴，即为治疗咳嗽的远端腧穴；二者配伍使用，即为局远配伍法。陈全伟选取慢性咳嗽患者70例，给予膀胱经循经走罐加大杼、风门、大椎、肺俞、膏肓、心俞、脾俞、委中拔罐放血，每周1次；针刺天枢、中脘、足三里、太白等脾胃经穴位。治疗结果显示，治疗组总有效率为100%，而对照组只有60.4%，两组有显著性差异。循经走罐的吸拔作用，将充斥于体表的病灶及经络、穴位乃至深层组织器官内的风寒、痰湿、瘀血、热毒、脓血等，经膀胱经和皮毛吸引出来。朱晓婷选取咳嗽变异性哮喘患者120例，治疗组除常规治疗外加针刺鱼际、尺泽、列缺、足三里、丰隆、肺俞等穴位，总有效率为92.50%，兼顾了足阳明胃经、手太阴肺经、足太阳膀胱经的经气调节，多途径治疗。

分布于人体胸部、背部、上腹部的腧穴，即为治疗咳嗽的局部腧穴；此部位腧穴配伍使用，即为局部配伍法。吕泽康运用针刺"咽四穴"治疗喉源性咳嗽1例，治疗3次后咽喉痒及咳嗽全消。寻满香等研究表明，针刀疗法对不同证型的喉源性咳嗽均有较好疗效，且疗效无明显差异。刘鲁炯选取咳嗽变异性哮喘患者60例，治疗组口服孟鲁司特钠治疗基础上给予针刺治疗，取肺俞、肾俞、气海、关元、定喘、膻中和足三里穴，结果显示治疗组总体疗效优于对照组，且复发概率较小。肖鹏云等运用针刺呼吸补法为主治疗感染后咳嗽30例，治疗后患者中医证候评分、咳嗽症状积分均较治疗前降低，穴取大椎、肺俞、天容、列缺、合谷、太渊，主因感染后咳嗽为外感后遗留，初起为太阳表证，治疗当追根溯源，温通诸阳解表，激发太阳经气。大椎为七条阳经之会，虚可补、实可泻，以振奋阳气，疏风散寒，祛邪外出。

分布于人体头颈部、上肢部、下腹部、腰部、下肢部的腧穴，即治疗咳嗽的远端部位腧穴配伍使用，即为远端配伍法。李雪青选取90例感染后咳嗽患者，治疗1组取鱼际、尺泽、孔最、列缺、天枢、足三里、丰隆穴，治疗2组取鱼际、侠白、中府、尺泽、孔最、列缺穴，对照组口服药物治疗。治疗结果显示，治疗

1组总有效率为90.0%，治疗2组为83.3%，对照组为80.0%。从肺胃同治理论出发，针刺治疗感染后咳嗽疗效显著，进一步论证了"聚于胃，关于肺"的理论，可以明显提高患者的生活质量，具有整体调节的优势。

前后配伍法是以腹背线为分界线，将胸腹部腧穴和腰背部腧穴配伍使用的一种方法。腰背部为阳，胸腹部为阴，前后配伍，调和阴阳，使机体从阴阳失衡向阴阳平衡的状态转化，从而达到治疗疾病的目的。马树怀依照"冬病夏治，夏病冬治"的理论，对秋季多发的咳嗽、哮喘采用三伏贴治疗，以肺俞、定喘、天突为主穴，按不同症状辨证选用配穴2～3个。治疗后260例患者中治愈182例，占70.0%；显效66例，占25.4%；好转12例，占4.6%；总有效率达100%。这进一步说明穴位贴敷法治疗咳嗽有重要意义，其应用前景广阔。王晓芳等对咳嗽患者进行治疗，对照组采取抗感染、化痰止咳、吸入止咳化痰药物治疗，观察组在对照组治疗基础上采用远红外咳喘化痰贴，分别贴敷于神阙、天突和双侧肺俞4穴。结果显示，观察组在改善小儿咳嗽、平喘、化痰等临床症状方面疗效显著。远红外咳喘化痰贴剂是将现代红外技术、透皮给药技术及环境敏感技术融为一体，起到化痰止咳、理气平喘的作用。持续刺激穴位，以达到加速血液循环、修复受损呼吸道黏膜的治疗效果，更促进人体内环境整体调节、提高机体免疫力，具有疏通表里、宣肺止咳的作用。蒲应炎等的研究发现，治疗外感久咳患者对照组在基础治疗上给予天突穴和双肺俞穴作为贴敷穴位行穴位贴敷治疗，治疗后，对照组患者的咳嗽、咽痒、气喘、食欲不振、精神疲倦症状积分下降程度显著大于观察组。中药结合穴位贴敷治疗外感久咳的临床疗效显著，与现代医学治疗相辅相成，协同缓解临床症状，对于改善预后具有积极作用。

第二节　经络与哮喘

一、哮喘概述

哮喘是常见的呼吸系统疾病，以发作性的哮鸣气促、呼气延长，甚至张口抬肩、不能平卧为特征。其病程迁延，常反复发作，甚至成为终身痼疾。本病包括现代医学中的支气管哮喘、慢性喘息性支气管炎、嗜酸性粒细胞增多症或其他急性肺部过敏性疾病引起的哮喘。

（一）哮喘的病理学概述

慢性气道炎症被认为是哮喘的本质，气道的炎症程度与哮喘控制水平密切相关。死于哮喘或者其他原因的哮喘患者，或者是进行了肺部切割手术的哮喘患者，尽管严重程度不尽相同，但是都提供了相似的结果——持续性的气道炎症。气道壁的增厚与哮喘的严重程度相关。这种增厚源于多种组织结构，包括平滑肌、上皮组织、黏膜组织、外瓣膜和黏液腺体。炎症水肿涉及整个呼吸道，尤其是下黏膜层、杯状细胞显著肥大、增生。在致命哮喘中，杯状细胞的肥大和增生伴随着上皮细胞的丢失，形成了炎症占主导的微环境，在外膜层、肌层和微血管出现了肥大现象。对哮喘患者诱导的痰中炎症细胞数进行分析，可将其分成嗜酸性粒细胞增多型哮喘、中性粒细胞增多型哮喘、粒细胞缺乏型哮喘及混合细胞型哮喘4种炎症表型。

支气管高反应性（bronchial hyper-responsiveness，BHR）是哮喘的一种特征性功能异常，其特征是对刺激的反应过度或过早地收缩气道。支气管上皮组织的破坏，是慢性哮喘最主要的特征。哮喘中柱状上皮细胞从基细胞中分离出来，导致上皮组织破坏和脱落，这是个漫长且伴随严重炎症的过程。胶原蛋白是胞外基层的主要成分，气道壁结构主要由胶原Ⅰ、Ⅲ、Ⅴ组成，而胶原Ⅳ是基底膜的主要成分，免疫组织化学显示，网状的基底膜的增厚成分是胶原Ⅲ、Ⅴ及少量的胶原Ⅳ和纤维蛋白连接素。这些黏膜下的胶原可能是由成肌纤维细胞分泌的，因为成肌纤维细胞的数量与胶原厚度是一致的。肥大细胞、嗜酸性粒细胞和T细胞也会在层粘连蛋白处聚集，这里也发现大量的成肌纤维细胞，表明其在各个炎症细胞间的通信起重要作用。支气管上皮细胞是可以正常再生的，但是基膜下的增生却不正常。平滑肌的肥大和杯状细胞的增生不可逆，众多的细胞因子影响到气道纤维化：TGF-β增强了纤维连接素、黏蛋白、胶原Ⅰ、胶原Ⅲ的合成；基层纤维生长因子碱性成纤维细胞生长因子能诱导形成暂时性的基质；其他细胞因子包括PDGF、表皮生长因子、TNF和胰岛素样生长因子（insulin-like growth factor，IGF）。

（二）哮喘的细胞学概述

嗜酸性粒细胞在各种因素的刺激下可以被激活，被激活后能够释放出较多细胞因子和细胞介质并且能够参与气道炎症反应，与此同时还能释放出具有细胞毒性的蛋白质颗粒，这些颗粒可以引起气道上皮细胞损伤，从而引发哮喘。还有研究显示，哮喘患者的嗜酸性粒细胞数量明显高于健康受试者或轻度哮喘受试者。T淋巴细胞主要可以影响到Th1与Th2两种细胞的功能活动。其中Th1细胞可以参与气道上皮细胞的炎症反应，进而参与支气管哮喘的病理过程；Th2细胞可辅助淋巴细胞分化为抗体分泌细胞，参与体液免疫应答。目前有研究显示，$CD4^+$、$CD25^+$调节性T细胞一方面能够有效抑制Th1的应答反应，另一方面也能够促进Th2的极化，故而T淋巴细胞在体内的变化将影响到Th1/Th2的平衡，从而诱导支气管哮喘的发生。

还有研究显示，支气管哮喘发作的主要原因是NF-κB信号通路在气道中被过度活化。NF-κB信号通路是一种核转录因子，可以促进多种细胞因子的转录和细胞基因的表达，参与多种气道炎症反应、免疫应答反应等重要的过程，所以NF-κB信号转导通路在整个支气管哮喘气道炎症的发生过程中起关键作用。

NF-κB信号转导通路参与支气管哮喘的发病主要包括以下三个方面。①NF-κB的活化和信号转导：通过胞外刺激等多种途径均可激活NF-κB信号转导通路，使其异常活化，进而导致支气管哮喘的发病。②NF-κB与气道重塑：NF-κB信号转导通路可以通过生长因子、细胞因子、炎症介质、嗜酸性粒细胞趋化因子、血管细胞黏附分子和细胞间黏附分子（intercelluar adhesion molecule，ICAM）等作用渗透于气道重塑机制的多个环节，从而参与哮喘气道重塑过程。③NF-κB与气道炎症：实验证实许多气道炎症蛋白基因的表达都受到了NF-κB信号通路的调控。研究发现，在哮喘患者气道炎症细胞和支气管活检标本中均存在NF-κB的激活；有学者还发现通过抑制NF-κB p65的蛋白活性可以有效控制支气管哮喘的炎症反应，从而减少哮喘的发病。由此可见，NF-κB信号转导通路的异常活化可能是支气管哮喘气道炎症基因表达升高的病理基础。

在哮喘患者的支气管黏膜中，肥大细胞处于一种"活化"状态，递质在分泌，细胞因子在合成，还有大范围的脱颗粒。患者对变应原早期的反应，可能就是肥大细胞在起作用。肥大细胞合成分泌一系列的前炎症因子，如IL-4、IL-5、IL-13，这些因子调控IgE的合成、Th2淋巴细胞的分化和嗜酸性粒细胞引起的炎症。另外，肥大细胞还会分泌一些因子和中性蛋白酶，包括TNF-α、TGF-β、成纤维细胞生长因子（fibroblast growth factor，FGF）及胰蛋白酶、糜蛋白酶，这些因子会激活纤维化从而重塑气道壁。越来越多的证据表明，肥大细胞不仅会加重哮喘气道炎症的程度，而且对紊乱的气道病理起着关键作用。气道高反应性与肥大细胞的数量也有很强的关联性。

气道上皮是一种特异化的屏障，用来阻挡环境异物对肺组织的入侵。除了屏障作用外，上皮组织还会参与免疫细胞和炎症细胞的募集、激活和分化，尤其发生了异物入侵（如变应原、病毒、花粉等）。上皮组织的破坏会上调黏附因子（ICAM-1、CD40）、细胞因子（GM-CSF、IL-4、IL-13、IL-9、IL-11）等，这些因子维持肥大细胞、嗜酸性粒细胞、嗜碱性细胞的存活，并诱导B细胞分化为分泌IgE的浆细胞。上皮组织的破坏会刺激产生FGF、IGF、血小板衍生生长因子、TGF-β。体外用EGRF选择性抑制剂AG1478处理受伤的上皮单细胞层，引起了TGF-β高量表达。动物模型证实，Th2细胞因子IL-13、IL-4参与炎症，但是只有IL-13在上皮下纤维组织参与重塑；但在体内IL-13、IL-4都刺激上皮细胞产生TGF-β，从而激活了上皮下纤维层。因此，上皮破坏和Th2炎症都可以释放肥大和增生因子。

（三）哮喘病因病机现代研究进展

1. 发作期的病因病机

"内有壅塞之气，外有非时之感，膈有胶固之痰，三者相合，闭拒气道，搏击有声"是哮喘发病的主要病因病机。哮喘可用自制具有温肺化饮、降逆平喘之功的哮宁口服液治疗。药理学实验证明，哮宁口服液对卵蛋白致敏的豚鼠有明显的保护作用，对腺病毒和合胞病毒有灭活作用，并有明显的止咳解痉作用。占伟等在总结王会仍辨证支气管哮喘的经验中认为，哮喘主要病机为伏痰遇外邪引触，痰随气升，气因痰阻，相互搏击气道，而致喉中哮鸣，气息喘促。痰气交阻为本病发病关键。王长洪等总结董建华治疗哮喘的经验时认为，哮喘之发生既有外因也有内因，宿痰积饮是中间环节。由于痰饮留伏，结成窠囊，潜伏于肺，一经外感、情志、饮食、劳倦等因素触发，则痰气搏结，阻塞气道而发病。毛玉燕总结钱育寿治疗哮喘的经验时认为，小儿哮喘多由外感诱发，此类患儿原有宿痰，感邪后入里甚快，肺气被外邪闭阻，失于宣肃。肺位于上焦，有布散精微、通调水道之功，肺气闭阻，水精凝聚，化生为痰，新痰宿痰阻于气道则发为哮喘。

宿痰伏肺，痰浊滞经，则血运不畅，形成瘀血。另外，肺主一身之气，是气血交汇之所，百脉运行靠气之推动，今痰阻肺络，肺气闭塞，则不能贯心脉而行血，以致痰瘀互结。宿痰内伏为其根，气闭喘鸣为发病之标。哮喘日久，肺气郁

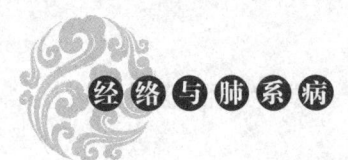

滞，必然导致气滞血瘀，瘀阻脉络，可见痰、瘀是哮喘的两大病理产物，也是难以根治的原因。哮喘多因胸间宿有痰饮，复遭风寒外邪侵袭，内外合邪，阻滞气道，肺气宣降失常，日久而致痰郁，以温阳散寒、祛痰化痰为主治疗。小儿为纯阳之体，受邪易从热化，或因过食肥甘积滞，热自内生，痰因热动，痰热郁肺，气机阻滞，临床表现热性哮喘较为多见。痰瘀的产生与气机不利互为因果，再则小儿多为纯阳之体，感受外邪后易入里化热，故治宜泻肺除壅、涤痰祛痰、止咳平喘。以感受风邪为主，感受风邪后引动内伏之风痰作祟，倡外风引动内伏风痰论。

胃气不和，脾亦难运，同样生痰。同时，胃气不降，气逆于上，引发哮喘。胃气不和与现代医学胃食管反流、消化性溃疡、慢性胃炎相似。近年来，不少学者发现，胃食管反流是诱发哮喘的一个重要原因，并提出反射理论和反流理论以阐明发病机制。同时胃不和患者的痰液量明显高于正常人，痰液细胞数亦多，且嗜酸性粒细胞偏高，加之痰液细菌培养阴性，说明宿痰与胃密切相关；肾实证以哮喘为主的临床症状可见咳唾有血、喉鸣而喘、坐而欲起、胸胁时痛、喘咳汗出、痰实不利、气急、面色如炭（发绀）、多怒多妄、便秘尿黄等，与中医典籍中记载的肾实热证有相关性。

2. 缓解期的病因病机

人体津液的输布、代谢与肺的宣发肃降及脾的转输、肾的蒸化作用分不开。所以，肺、脾、肾三脏中任何一脏功能障碍，尤其是气化功能不足，是痰饮留伏的主要原因。临床所见，哮喘患者极易感冒，在季节转换、气候变化时易诱发本病，乃由表虚卫弱所致。卫气根于下焦，滋养于中焦，开发于上焦，肺、脾、肾三脏中某一脏功能衰减，均可导致正气亏虚，而极易为外邪所侵，又常无力祛邪外出，形成哮喘反复发作的根本原因。

肝常有余，脾常不足。脾主运化水湿精微，脾失健运，则水湿内停，日久变生痰湿，而痰又是哮喘最主要的病理因素。导致脾虚的原因常有感受外邪，表邪不解，入里伤脾，饮食不当，如嗜食甜食、冷饮、油腻、海鲜等损伤脾气。脾为生化之源，脾气虚弱，土不生金，亦会导致肺气虚弱，卫外不固，更易为外邪所袭，诱发哮喘而加重病情。有研究表明，哮喘患者下丘脑－垂体－肾上腺皮质功能均有不同程度低下改变，使得气道慢性变应性炎症不易消退。补肺肾药远期观察能提高T抑制细胞功能，抑制血清IgE季节性升高，降低组胺释放率，能有效调节下丘脑－垂体－肾上腺皮质功能，因而改善气道变应性炎症。

哮喘总属本虚标实之证。发作期以实证为多，表现为痰、气、瘀、寒、热等证相互夹杂；缓解期以虚证多见，以肺、脾、肾三脏虚弱为主，也可涉及心、胃等脏腑。

二、经络与哮喘的相关性探讨

肺络是指存在于肺脏中的络脉。广义上指广泛分布于肺中的小支气管、肺泡及肺内各小血管、微血管等；狭义上多指肺内血管系统。肺络是肺脏所需营养物质的载体，是连接肺脏和其他脏腑经络的重要桥梁。肺络是肺脏经络最小的分支，因此肺络中的络气也具有参与呼吸运动和水液代谢调节，以及推动络血汇聚于肺的功能，这与现代医学中微循环交换气体和营养物质的功能类似。

（一）经络理论与哮喘病机

清代叶天士《临证指南医案》言"初为气结在经，久则血伤入络""经几年宿病，病必在络""大凡经主气，络主血，久病血瘀"，提出"络病学说"，自此便有了较为完善的理论阐述和临床治则。"久病入络"中"久"与"络"字分别体现了时间性与空间性的特点，并认为络病的形成是一个慢性过程。肺主气、司呼吸，外合皮毛，主通调水道，主宣发肃降，主治节，为血脏。肺络病是在痰饮、瘀血等多种病理因素作用下，依次表现为"病络→络病→络伤"的加重过程，将肺络病机归纳为络伤肺虚、肺络失约和邪伏肺络三类。哮病是肺系常见的临床疾病之一。

肺络绌急是哮喘发病的基础。肺络绌急是指由感受外邪、情志过激、过劳等各种原因导致的肺络收缩、痉挛状态。哮喘病位首先在肺，多由肺体素虚、迁延失治、痰伏于肺、外邪侵袭诱发。痰气搏结于气道，导致肺络绌急，络气宣降失职，络血渗灌障碍，肺气温养、协调、传导、推动等功能受损，血运不畅，肺气不利，导致哮喘发作；肺络瘀滞是哮喘加重的关键。肺络绌急日久，肺之络气宣降失常，津血互化功能障碍，痰浊内生，呼吸道黏液大量分泌，清除功能受损，易形成痰栓阻塞气道，导致肺络瘀滞，痰瘀互结；络毒蕴结是哮喘恶化的最终环节。哮喘后期，肺络瘀滞，阻碍气机，宗气大虚，不能鼓动血液周流，络积化毒生热，毒热深伏于肺，内灼肺络，致肺络损伤，络脉失养，血运不畅，补气难进，复又生瘀，形成恶性循环，继发肺组织异常和肺血管结构性改变。此外，肺络受阻，血流中断，津血难以互生，肺失灌注濡养，久之母病及子，累及肾脏，致肺肾两虚。肾虚温煦不能，则脾失健运，内生痰浊，痰浊（热）壅盛于肺，形成"上盛下虚"之候，致虚者愈虚，实者愈实。

（二）从经络理论治疗哮喘

络病治法较为丰富，有人总结为常用八法，如虫蚁通络法、散寒通络法、活血化瘀通络法、祛湿逐痰通络法、补气活血通络法、祛风散邪通络法、解毒通络法、柔肝息风解痉通络法。然而在众多医家的治法中，均紧紧围绕着"通络"二字。络病的发生多以络脉阻滞不通为主，治疗的根本目的在于保持络脉通畅以恢复其正常功能，故"络以通为用"的治疗原则正是针对络脉的生理。其中"通"字有广义和狭义之分，诚如叶师所言，"通"字需究其气血阴阳，又如王永炎所说"通络、活络最要紧处在于通阳"等。所以临床应依据不同的病机而采取相应的治法，才可谓善用通法。肺络瘀滞是哮喘加重的关键，故治疗哮病也应重视通络法。

通络法常用药物有搜风通络药、活血通络药、疏风通络药、祛风通络药、舒筋活络药、温阳通络药、化痰通络药、息风通络药等，所涵药物众多，可供医家自行选择，灵活应用。有医家根据多年临床经验提出疏风解痉治法，经大量随机对照研究表明，疗效显著。吴银根等在治疗支气管哮喘时，多加用蜈蚣、地龙、僵蚕、全蝎、蝉蜕等虫类药物来缓解肺络绌急。药理学研究发现，蝉蜕、地龙、僵蚕在抗炎、平喘、抗组胺、缓解支气管平滑肌痉挛、抑制肺血管重塑等方面有较好作用。

有研究观察了祛痰活血方治疗 39 例支气管哮喘缓解期痰瘀阻肺证患者的临床效果，3 个月后治愈率与总有效率显著高于对照组（$P < 0.05$），且 FEV_1 和 FEV_1/FVC 的改善水平明显优于对照组（$P < 0.05$）。张燕的临床研究也证实了祛痰通络法治疗哮喘的有效性。朱良春教授提出的扶正通络法治疗哮喘疗效显著，有学者观察了朱良春教授所创定喘汤加味联合沙美特罗替卡松治疗 50 例哮喘患者的临床疗效，3 个月后与单纯西药组比较，联合用药组总有效率优于对照组（$P < 0.05$）；治疗后 1 个月及 3 个月两组的哮喘控制测试评分、FEV_1/FVC 均高于治疗前，FEV_1 变异率、TNF-α 水平、IL-4 水平均降低，且联合用药组改善情况优于对照组。王书臣认为哮喘治疗当标本兼治，化痰解痉、解毒通络治其标，调补脾肾治其本。

经络综合疗法，即出现阳性反应的某些穴位或与疾病有关的经穴注射一定量的药物，通过针刺、药物、穴位三者相结合的整合作用，调整集体功能，改变病理状态。选取48例小儿哮喘患者，选用经络综合疗法治疗观察组，结果显示观察组有效治愈率优于对照组，且复发率较低。"药之不及，针灸治之"。研究表明，刺激穴位能有效改善免疫反应，改善患者气喘症状，减轻气道炎症反应，且刺激方法不同，疗效有一定的差异性。经络注血疗法是李俊雄教授基于"经络理脏，以血治血，针血结合，长病长治"理论，将中医经络学说、针刺方法、血液作用综合运用的创新成果。有临床研究观察显示，经络注血疗法联合哮喘控制方案能有效降低支气管哮喘慢性持续期患者的临床症状，改善肺功能，降低气道炎症反应。

体针疗法即以毫针提、插、捻、转作用于人体腧穴，并通过经络内传脏腑、外络肢节的作用，以传导经气直达病所进而治疗疾病。有临床实验对肺肾阳虚型支气管哮喘慢性持续期患者采用温阳平喘针刺法治疗，取大椎、风池、膻中、气海、太溪、肺俞等穴，留针时气海采用悬起灸。经治疗发现，患者哮喘控制调查问卷评分（asthma control questionnaire-5，ACQ-5）及呼出气一氧化氮（fractional exhaled nitric oxide，FeNO）降低，而FEV_1升高，表明温阳平喘针刺法可显著改善肺肾阳虚型支气管哮喘慢性持续期患者肺功能及临床症状。体针疗法临床单独使用或联合他法治疗哮喘效果显著，针刺取穴以肺经腧穴为主，主要通过提高支气管哮喘急性发作期或慢性持续期患者肺功能而达到改善临床症状的目的。电针疗法是将毫针与电针仪结合起来，以参数固定的电刺激信号刺激人体腧穴，进而达到治疗疾病的目的。有学者通过功能磁共振观察电针治疗前后哮喘患者（大椎、风门、肺俞30分钟）右侧脑岛各亚区与全脑功能连接性（functional connectivity，FC）的变化，结果表明，电针可显著增强哮喘患者右侧脑岛各亚区与默认网络相关脑区的功能连接性。火针疗法又称"焠刺""烧针"等，是指将烧红的毫针快速刺入相应腧穴以防治疾病的方法。该疗法对辨证为热证的哮喘患者疗效优于寒证患者，提示临床医生在治疗哮喘时应首先辨清其所属证型而后施治，方可达事半功倍的效果。

基于络病理论，我们发现"肺络绌急-肺络瘀滞-络毒蕴结"是哮喘的动态性与周期性表现。中医学历来注重整体观念与辨证治疗，只有掌握疾病发病机制和发展各阶段的动态演变，才能从根本上了解和控制疾病。病机是确立治法的依

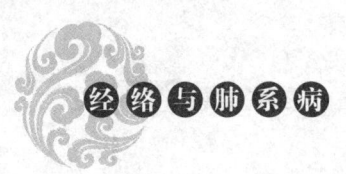

据，把握疾病核心病机既可充分发挥中医辨证论治之特色和优势，又可延伸、充实、启发中医对于疾病的认识，更有助于疾病的临床诊疗与科学研究，使中医药在防治疾病中发挥其应有的作用。

第三节　经络与肺痨

一、肺痨概述

肺痨属于中医病名，是由痨虫感染所引起的具有传染性的慢性消耗性疾病，临床以咳嗽、咯血、潮热、盗汗及身体逐渐消瘦为主要表现，相当于现代医学的肺结核。结核病为严重危害人类健康的重大传染病之一，因结核分枝杆菌（Mycobacterium tuber-culosis，MTB）感染所致。

（一）基本病理变化

结核病的基本病理变化是炎性渗出、增生和干酪样坏死。结核病的病理特点是破坏与修复常同时进行，故上述3种病理变化多同时存在，也可以某种变化为主，而且可相互转化。以渗出为主的病变主要出现在结核性炎症初期阶段或病变恶化复发时，可表现为局部中性粒细胞浸润，继之由巨噬细胞及淋巴细胞取代。以增生为主的病变表现为典型的结核结节，直径约为0.1 mm，数个融合后肉眼能见到，由淋巴细胞、上皮样细胞、朗汉斯巨细胞及成纤维细胞组成。结核结节的中间可出现干酪样坏死。以增生为主的病变发生在机体抵抗力较强、病变恢复阶段。以干酪样坏死为主的病变多发生在MTB毒力强、感染菌量多、机体超敏反应增强、抵抗力低下的情况。干酪样坏死病变镜检为红染、无结构的颗粒状物，含脂质多，肉眼观察呈淡黄色，状似奶酪，故称干酪样坏死。

抗结核化学治疗问世前，结核病的病理转归特点为吸收愈合十分缓慢、多反复恶化和播散。采用化学治疗后，早期渗出性病变可完全吸收消失或仅留下少许纤维条索。一些增生病变或较小的干酪样病变在化学治疗下也可吸收缩小逐渐纤维化，或纤维组织增生将病变包围，形成散在的小硬结灶。未经化学治疗的干酪样坏死病变常发生液化或形成空洞，含有大量MTB的液化物可经支气管播散到对侧肺或同侧肺其他部位引起新病灶。经化疗后，干酪样病变中的大量MTB被杀死，病变逐渐吸收缩小或形成钙化。

MTB是胞内致病菌，主要引起以T淋巴细胞为主的细胞免疫反应。T淋巴细胞不能和胞内菌直接发生作用，其先与感染细胞发生反应，致使细胞崩解释放MTB。MTB侵入呼吸道后，由于未活化的巨噬细胞抗菌能力较弱，无法抑制MTB的生长繁殖，反而容易引起MTB的播散。但巨噬细胞吞噬MTB后可递呈抗原，令周围的T淋巴细胞达到致敏状态，从而产生多种炎症因子，如IL-2、IL-6、α干扰素（interferon-α，INF-α）等。这些炎症因子与TNF-α协同杀死侵入的MTB。在肉芽肿形成期间，巨噬细胞吞噬且氧化杀伤MTB，中性粒细胞参与了这一过程。基质金属蛋白酶也可破坏结核免疫。MMP-1、MMP-2、MMP-3、MMP-8和MMP-9可促进MTB感染后的组织损伤。MMP-14通过刺激胶原降解和调节单核细胞迁移，在结核病的发病机制中发挥核心作用。

（二）结核分枝杆菌对肺损伤的研究

MTB导致的肺损伤影像学改变依据病理学改变有以下几种类型。①渗出性病变影像：主要表现为小叶中心结节（直径2~4mm）或肺内分支线状结构，称为细支气管肺泡炎或树芽征。如果病变较为广泛，则表现为肺内多发结节状模糊阴影。②增生性病变：特征为结核结节，影像表现为直径5~8mm、边缘模糊的结节。支气管壁变形塌陷，黏膜增生形成气道闭锁。

气管支气管结核临床诊疗指南把气道内病变分为六类，但仍是在病理改变基础上进行划分的。渗出性病变镜下可见气管、支气管黏膜充血水肿，局部散在粟粒状结节，气道黏膜下组织肿胀导致管腔狭窄。增生性病变黏膜充血水肿减轻，局部组织增生修复。镜下可见肉芽组织增生阻塞部分管腔，其表面有坏死物附着；也可见黏膜被增生的纤维组织取代形成瘢痕，瘢痕挛缩导致气管狭窄或闭锁。坏死性病变局部支气管黏膜在充血水肿的基础上出现深浅不一、边缘不整齐的溃疡，表面覆盖干酪样坏死物。病灶侵蚀血管、气管和支气管软骨，导致气管和支气管塌陷、出血。

（三）中医学对肺痨病因病机的认识

中医学认为，肺痨是感染"痨虫"所致的以潮热、盗汗、咳嗽、咯血、倦怠乏力、身体逐渐消瘦为临床表现的肺部慢性消耗性传染性疾病。

感染痨虫是肺痨发病的唯一外因，亦是本病发生、发展必不可少的环节。早在汉代，华佗《中藏经·传尸》就已认识到肺痨可通过与患者接触而感染，认为"钟此病死之气，染而为疾，故曰传尸也"。唐代，在前人认识到肺痨具有传染性特点的基础上，考虑到"虫"为本病的关键致病因素，复创痨虫、瘵虫之说。《实用中医内科学》认为肺痨之病因是痨虫，痨虫侵袭肺脏，腐蚀肺叶，引起肺失清肃。夏苏英等认为本病阴津耗散为本，痨虫感染为因。

七情所伤而致肺痨，其因主要有二，一者怒，一者思。明代徐春甫《古今医统大全·痨瘵门》有记载，"惟过于思者，寝成痨瘵。今之痨瘵而多起于脾肾之劳，忧思之过者也。先哲所谓五劳、六极、七伤，盖因证而言也"，指出肺痨乃由忧思太过劳伤脾肾所致。劳倦致痨，可分为房劳过度与体劳过度。有学者除认同劳倦房欲之过可致肺痨外，亦认为起居无常，劳倦太过，日久肾阴枯竭，虚火上炎，阴阳失序而致肺痨。此外，部分医家认为，痰与血瘀也与肺痨发病有密切关系。先天禀赋不足，易致痨虫侵袭机体致病。

有学者检索相关文献，显示内伤、虚邪、痨虫、久病、体虚、劳倦、禀赋不足、后天失养与历代医家描述基本一致；尚有痰邪、外邪、阴邪、热邪、疠气、风邪、火邪、燥邪、外因、瘀血、寒邪、误治、暑邪、温邪、伏邪、内热在以往文献中未明确提及。风邪、火邪、燥邪、寒邪、暑邪、外邪均易侵犯机体卫表，疠气、温邪易从口鼻而入，肺为娇脏，主气、司呼吸，易受六淫邪气、疠气等侵袭，肺之宣发肃降失调，卫外功能降低，易受痨虫侵袭而发病。痰邪、阴邪、瘀血、伏邪、内热均形成于体内，属病理产物，肺为水之上源，通调水道，朝百脉，主治节，这些病理产物易影响肺输布津液、调节气血的功能，使机体代谢失常、正气虚弱，感染痨虫后易于发病。

历代医家认为，肺痨的病机为阴虚火旺及气阴两虚。《实用中医内科学》提出本病病变性质为阴虚，痨虫致病最易伤阴动热，病变过程中可以形成五脏亏损，而以肺、脾、肾三脏为重点。除了虚热致痨外，寒热失调，实热之邪熏蒸气血，附于骨髓，亦可患病。或因先天禀赋不足，或因病轻之时误用汗下，又或久病之人，皆可致气血失调，气血亏虚，以致正虚难于抗邪，痨虫乘虚而入，导致肺痨。

检索文献发现，肺痨的病机分为虚证类和实证类。虚证类有阴虚、阴虚火旺、肺阴虚、气虚、气阴两虚、肾阴虚、肺脾气阴两虚、肝肾阴虚、肺气虚、气血两虚、肺肾两虚、阳虚、脾肾阳虚、肺脾气虚、阴阳两虚；实证类有肝失清肃、血瘀、肺络受损。其中，病损主要在肺的有痰热壅肺、肝火犯肺、肺热炽盛、阴虚肺燥、痰浊阻肺、风燥伤肺、水饮停肺、痰饮停肺、燥热伤肺、燥热伤阴、燥邪伤肺；病损伤及脾胃的有脾失健运、脾胃虚弱、胃气上逆；病损伤及肺、脾、肾三脏的有肾气虚、气滞、痰涎壅盛、痰瘀互结、热壅血瘀、气滞血瘀、阴虚阳亢，这些在以往专著论述中未明确提及。

二、经络理论与肺痨的相关性探讨

络病学说在不断发展，越来越多的研究学者开始尝试从肺络论治肺结核，并取得了一定成就。而肺结核作为一种慢性传染性疾病，本就正气虚损，且病程较长，气血不通，易形成肺络虚滞，痰瘀阻络的病机，因此，"治络"之法应该贯穿肺病治疗的全程。腧穴为脏腑经络气血灌注于人体体表的部位，我们认为穴位贴敷能够直接作用于腧穴，并且通过药物对局部的刺激，促进药效通过经络直达病所，从而达到疏通肺络、调理肺脏的功效。

有研究通过观察抗痨合剂联合穴位贴敷对肺阴虚型肺结核患者的临床疗效，探讨"治络"之法在肺阴虚型肺结核治疗中的作用。连续性收集结核病科门诊和住院部符合入组标准的肺结核病患者90例。研究结果显示，穴位贴敷联合抗痨合剂治疗肺结核与单纯西药化疗组及西药化疗联合抗痨合剂组相比，更能够改善肺结核患者的临床症状，提高其治愈率。本研究通过外敷加内服的方式治疗肺阴虚型肺结核，缩短了肺结核患者痰菌转阴的时间，提高了患者的免疫功能，改善了患者的临床症状及外周血液的高凝状态。本研究所使用的抗痨合剂为大量临床经验积累下所形成的院内制剂，是在月华丸、沙参麦冬汤等经典方的基础上形成的，具有滋阴润肺、生津润燥的功效，方中北沙参和功劳叶滋阴润肺杀虫，为君药；浙贝母、白及、萆草为臣，养阴补肺，宁络止血，清肺排痰；党参、黄芪为佐，补益肺脾，增强免疫；百部温润肺气，止咳，杀虫，为使药，旨在引药入肺等。该制剂既能够改善肺结核患者干咳、潮热盗汗等临床症状，同时又顾护胃气，促进机体正气抵御外邪，在临床使用中收效甚佳。穴位贴敷联合抗痨合剂治疗阴虚型肺结核，既能疏通肺络，又不伤阴津。

腧穴是人体脏腑经络之气输注于体表的部位，是人体脏腑器官之生理活动及病理变化的信息窗口，在人体脏腑-体表信息传递过程中扮演着重要的角色。腧穴反映病症的效应是古代医家运用望、闻、问、切等方法收集患者临床信息，从整体、宏观角度研究发现的。有研究采用M301医用红外热成像仪，分别采集肺结核患者、健康志愿者包括双上肢在内的正面半身红外热成像。以经穴红外高温

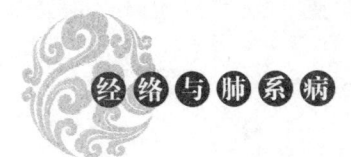

异常频率、经脉红外温度温差率为指标,进行比较分析。结果显示,肺结核患者高温异常经穴在肺经上呈集中分布趋势;肺结核患者手三阴经脉温度变化均高于对照组,双侧肺经尤为显著;心包经内关穴高温异常频率显著,提示病变部位相关经脉和经穴同样具有循经病理效应。结论:肺结核患者病变脏腑及部位相关经脉、经穴红外温度均呈高温改变;病理效应以经穴为显著,并具有循经特异性的特征。

第四节 经络与肺胀

一、肺胀概述

COPD 是一种以持续气流受限为特征的可以预防和治疗的常见疾病。气流受限多呈进行性发展,与气道和肺对有毒颗粒或气体的慢性炎症反应增强有关。

COPD 多属于中医学的"喘病""肺胀"等范畴。本虚标实为 COPD 的主要病理变化,正虚积损为 COPD 的主要病机。正虚是指肺、脾、肾虚损,而以肺虚为主,久必及肾,以气虚为本,积损难复;正虚不运,酿生痰瘀,痰瘀常互结成积,复愈损伤正气。正虚积损互为因果,终致肺之形气俱损,呈持续进展而恢复困难。急性加重期以痰(痰热、痰浊)、瘀及其互阻的实证为主并兼有正虚;稳定期以肺气虚、肺脾气虚、肺肾气虚、肺肾气阴两虚的虚证为主,常兼见血瘀、痰浊。危险窗期则邪实渐去,本虚显露,出现以痰浊、痰瘀与气虚、气阴两虚相互兼夹的证候,病理性质为虚实夹杂并重。

COPD 的现代病理机制如下。

(一)炎症细胞机制

COPD 气道炎症的特点是气道内中性粒细胞、巨噬细胞、T 淋巴细胞、B 淋巴细胞增加,其炎症机制涉及固有免疫与适应性免疫。香烟烟雾中的有害成分进入肺组织后可通过触发模式识别受体活化各种固有免疫细胞(如中性粒细胞、巨噬细胞、嗜酸性粒细胞、自然杀伤细胞和树突状细胞等),同时,气道内结构细胞(气道上皮细胞、肺泡上皮细胞、内皮细胞、成纤维细胞)也相继活化,直接或间接地激活炎症相关的损伤相关分子模式,导致各种细胞因子、趋化因子、生长因子、急性期反应蛋白和抗菌肽的释放。活化的树突状细胞可诱导适应性免疫应答，包括辅助性（Th1 和 Th17）CD4$^+$T 细胞、CD8$^+$T 细胞和 B 细胞的免疫应答，导致淋巴滤泡增生，诱发持续性的肺组织慢性炎症。COPD 患者的痰液和支气管肺泡灌洗液（BALF）内活化的中性粒细胞数量增加，并与病情的严重程度相关。活化的中性粒细胞释放丝氨酸蛋白酶，如中性粒细胞弹性蛋白酶（neutrophil elastase，NE）、组织蛋白酶 G、蛋白酶 3、基质金属蛋白酶（matrix metalloproteinase，MMP）-8、MMP-9、半胱氨酸蛋白酶和各种氧化性物质等，这些酶类促成黏液高分泌、肺泡间质及肺实质破坏，导致肺组织出现肺气肿性改变。COPD 患者的气道、肺间质、BALF、痰液内的巨噬细胞（一般是 M1 型巨噬细胞）数量增加，对病原菌和凋亡细胞的吞噬和清除能力较低，而促炎作用较强。巨噬细胞可释放炎症介质和趋化因子，如 TNF-α、CXCL1、CXCL8、CCL2、LTB4、活性氧类（reactive oxygen species，ROS）等，驱使中性粒细胞和单核细胞等炎症细胞募集到肺部并促进巨噬细胞的成熟，肺泡巨噬细胞还可分泌弹性蛋白分解酶，如 MMP-2、MMP-9、MMP-12、组织蛋白酶 K、组织蛋白酶 L、组织蛋白酶 S 等促进疾病进展。临床研究结果表明，许多 COPD 患者的痰液含有嗜酸性粒细胞，其在 COPD 中的发病机制尚不明确。嗜酸性粒细胞数量的升高与 COPD 患者肺功能下降及急性加重有一定的相关性，同时还预示对支气管扩张剂和糖皮质激素治疗的反应良好，也可能提示同时存在哮喘或哮喘 - 慢阻肺重叠综合征。COPD 患者的肺间质、中央气道、外周气道的 T 淋巴细胞数量增加，其增加的程度与肺泡破坏及气流受限的程度呈正相关，其中 CD8$^+$T 细胞（TC1 细胞）高于 CD4$^+$T 细胞（Th1 细胞）。在气道出现感染时，TC1 细胞增多，其可释放穿孔素、颗粒酶 B，引起肺泡上皮细胞吞噬、凋亡，促进肺气肿的形成。CD4$^+$Th17 细胞可分泌 IL-17A 和 IL-22，介导中性粒细胞炎症。B 淋巴细胞也参与 COPD 的发病，但是相关研究不多。此外，COPD 患者的树突状细胞数量增加、活性增加，并与疾病严重程度相关。树突状细胞是天然免疫和适应性免疫的重要连接点，可激活一系列炎症细胞和免疫细胞，在肺部对烟草、有毒颗粒或气体的免疫应答中具有重要的作用。小气道上皮细胞还可表达转化生长因子 -β（TGF-β），后者可促进局部纤维化。VEGF 和肝细胞生长因子（hepatocyte grwoth factor，HGF）在保持肺泡结构的完整性方面发挥了重要的作用。而在 COPD 患者的气道上皮中，VEGF 和 HGF 均表达下降，可能促进肺气肿的形成。COPD 患者气道上皮细胞的表皮生长因子受体表达增加，促进鳞状上皮增生，也可能促进黏液高分泌。

（二）氧化应激

与健康对照者、吸烟者相比，COPD患者体内存在氧化-抗氧化失衡，即氧化应激损伤。产生氧化应激损伤的外源性因素包括吸烟、生物燃料、有毒气体、颗粒物，内源性因素包括炎症细胞（尤其是中性粒细胞、巨噬细胞）、结构细胞（气道上皮细胞和平滑肌细胞）通过线粒体呼吸、NADPH氧化酶（NADPH oxidase 2，NOX2）、黄嘌呤/黄嘌呤氧化酶和血红素过氧化物酶等引起氧化应激损伤。常见的ROS包括含有未成对电子的羟自由基，极易和体内的蛋白、脂质和DNA等发生过氧化反应，诱导组织损伤，或诱导生成更多的损伤性氧化产物，如过氧化氢、丙二醛、8-羟基鸟苷、4-羟基壬烯醛等。肺组织氧含量较高，且直接暴露于环境病原体、污染性气体和毒素，更易受到氧化应激损伤，进而产生大量的ROS诱导COPD的发生。如ROS能够激活NF-κB等转录因子和p38MAPK信号通路，导致炎症基因和蛋白酶表达增加；抑制内源性抗蛋白酶［如α1抗胰蛋白酶（α-1-antitrypsin，AAT）］导致肺泡弹性成分分解增加；介导DNA损伤，影响其修复功能，增大并发肺癌的风险；介导蛋白羰基化，导致体内自身抗体增加，诱导肺组织炎症和损伤持续存在并加重；激活TGF-β，介导纤维化。此外，ROS还可降低组蛋白脱乙酰酶2（histone deacetylase2，HDAC2）的活性和表达，进而促进炎症基因的活化。另外，HDAC2活性的降低使得核因子E2相关因子2乙酰化水平增高，导致Nrf2稳定性降低，甚至失活。现有的各类抗氧化药物在动物模型中显示出一定的抗炎效应，但是在临床实践中的疗效尚不稳定。

（三）线粒体功能异常

线粒体是大多数真核细胞的细胞质内具有特性的细胞器，其内膜折叠形成线粒体嵴，内含氧化磷酸化酶复合体和电子呼吸链，参与能量调控和生物合成。线粒体不仅是细胞内三磷酸腺苷的主要来源，还能通过自身的生物合成、自噬、分裂融合等过程参与钙离子平衡、免疫反应、炎症反应、细胞增殖分化、细胞修复和细胞衰老死亡等诸多过程。多项临床研究结果表明，COPD患者的呼吸肌、骨骼肌、气道平滑肌、气道上皮、肺组织存在氧化应激、线粒体功能异常。另有研究结果表明，COPD的发生、发展与线粒体活性氧类（mtROS）产生增加、抗氧化能力下降、氧化磷酸化酶复合体异常及线粒体数量减少有关，还与mtROS激活的炎症小体活化有关。作为COPD的重要诱因，烟草可以通过诱导线粒体结构和功能的损伤而介导氧化应激；烟草可以通过诱导线粒体自噬功能异常，通过 PINK1/Parkin 途径介导支气管上皮细胞 mtROS 的产生，并可增强线粒体分裂活动而介导细胞衰老；烟草还可以通过诱导线粒体片段化而介导细胞凋亡或焦亡。此外，与健康成人相比，COPD 吸烟者的白细胞线粒体 DNA 复制率较低，这与血清还原型谷胱甘肽水平降低有关。针对线粒体机制障碍的研究可能为 COPD 治疗性干预提供新思路。

（四）衰老机制

衰老是很多慢性疾病最重要的危险因素之一。衰老的九大特征包括基因组不稳定性、端粒缩短、细胞衰老、表观遗传改变、蛋白内稳态失衡、营养感应失调、线粒体功能异常、干细胞耗竭、细胞间信息交换改变。正常肺的老化表现在肺功能下降、气体陷闭增加、肺弹性回缩力消失、远端气道腔隙扩大，这些同样出现在 COPD 的病理生理过程之中。COPD 被认为可使肺老化进程加快，衰老的多个机制同样适用于 COPD 患者的肺老化。随着机体的衰老，非吸烟者也可因肺泡空间扩大而导致肺功能降低，但是一般不出现大面积的肺泡结构破坏和炎症。长期吸烟会加快衰老的进程，导致肺泡破坏加重、气流受限严重、肺功能下降明显。肺气肿的肺组织由于炎症和氧化应激损伤的持续存在，细胞的端粒缩短加快，活化衰老相关的 β-半乳糖苷酶和 p21 蛋白，加快细胞衰老和促炎基因的表达。同时，衰老相关的 DNA 甲基化、组蛋白修饰和非编码 RNA 调控可诱导染色体重塑和相关抗衰老蛋白（如 HDAC2 和 Sirt1）的表达下降，加快衰老进程。伴随着年龄的增加，基线状态时的炎症和氧化应激也相应加重，即所谓的炎症性衰老或应激相关性早衰，同时出现固有免疫和适应性免疫的改变，即免疫衰老。这些改变与 COPD 患者所具有的改变非常相似，可能会加重疾病的严重程度，增加患者出现急性加重的风险。

（五）上皮-间充质转化

上皮-间充质转化（epithelial-mesenchymal transition，EMT）是指上皮细胞失去极性和细胞黏附，获得移行性和侵袭性，成为间充质样细胞。EMT 可出现在胚胎发育期（1 型 EMT）；可出现于持续性炎症和损伤期（2 型 EMT），诱导炎症加重和纤维化；也可出现于网状基底膜和上皮的血管新生期，使血管生成增多，诱导形成肿瘤前的基质（3 型 EMT）。COPD 可以增加发生肺癌的风险，而 70% 的肺癌伴有轻中度 COPD，EMT 是二者共有的病理生理机制之一。不少研究证实，在吸烟者，尤其是吸烟的 COPD 患者的气道中存在着 EMT 标志物（如 Vimentin、S100A4、N-Cadherin）表达增加、网状基底膜破裂、上皮连接分子表达减少，表明 EMT 可能促进 COPD 患者的小气道重塑和纤维化。其中，S100A4 是 EMT 活化的关键蛋白，可以诱导网状基底膜新生血管增多、固有层减少及血管重塑，同时还能激活内皮-间充质转化，使内皮细胞也失去黏附性和极性，迁移性增强，促进 COPD 患者的肺血管重塑和肺动脉高压的形成。

（六）中性粒细胞的胞外诱捕网

中性粒细胞是宿主针对外来病原菌的主要防御细胞之一，中性粒细胞通过移行、聚集、结合、包绕病原菌，并通过吞噬、脱颗粒、释放中性粒细胞胞外诱捕网（neutrophil extracellular traps，NET）使之失活。当有细菌、病毒或寄生虫等侵入机体时，中性粒细胞可释放 NET，其主要由组蛋白、DNA、NE、髓过氧化物酶、组织蛋白酶 G、胶原酶、溶菌酶、防御素等构成，发挥诱捕杀伤病原微生物的作用，增强机体对细菌、病毒等微生物的清除能力。但 NET 所含成分在抗感染的同时也会导致炎症加重和组织损害，如组蛋白作为 NET 的成分之一，可以诱导肺泡内皮及上皮细胞衰亡，使肺泡破坏空间扩大，还会促进凝血，加重肺泡微循环障碍。在 COPD 患者中，气道内微生物和病原体合成、释放一系列毒素、细胞因子和炎症介质，如 IL-8、TNF-α、血小板活化因子、脂多糖、粒细胞-巨噬细胞集落刺激因子等，激活中性粒细胞并释放 NET，促进炎症效应。在这个过程中，还涉及 Raf/MAPK 通路活化、TLR4 活化、NOX2 活化、ROS 产生增加、肽基精氨酸脱亚氨酶 4 活化，共同促进 NET 的形成，损伤气道上皮，触发炎症反应，诱导黏液高分泌和气道重塑，导致肺泡破坏、肺功能受损和 COPD 进展甚至加重。

（七）细胞外囊泡

细胞外囊泡（extra cellular vesicle，EV）是指多种与膜相关的微小囊泡，包括外泌体、微泡和凋亡小体，直径介于 30 nm 和数微米，可被各种细胞所产生，并释放到细胞外的微环境中。作为新型细胞之间信息传递的工具，EV 的具体成分包括蛋白、mRNA、miRNA、DNA、脂质、代谢产物。研究结果表明，香烟烟雾提取物（cigarette smoke extract，CSE）能够诱导支气管上皮细胞（bronchial epithelial cell，BEC）生成 EV 并上调 miR-210 促进肺成纤维细胞生成，导致 COPD 患者的小气道纤维化。CSE 还可诱导 BEC 产生、释放富含半胱氨酸血管生成诱导因子 61（CYR61/CCN1）的 EV，参与细胞增殖、黏附、迁移、分化和凋亡，通过调节IL-8水平，介导中性粒细胞聚集。长期的香烟暴露激活CYR61/CCN1，和整合素α7相互作用可进一步激活MMP-1，促进肺气肿的形成。CSE活化单核细胞，促进巨噬细胞产生、释放含有促凝因子和促炎介质（包括IL-8、细胞间黏附分子1、单核细胞趋化蛋白1）的EV。CSE可诱导巨噬细胞产生、释放含有MMP-14（具有分解胶原的活性）的EV，促进肺气肿的形成。CSE还可诱导内皮细胞产生、释放内皮细胞微囊泡（endothelial micro paricles，EMP），内含内皮细胞相关的蛋白，如CD31、CD144、CD62E，在炎症、内皮功能失调、内皮细胞凋亡和血管新生等方面发挥作用。吸烟者、COPD患者的血液中EMP数量增加，且EMP与肺气肿的严重程度呈正相关。另外，所有的革兰氏阳性菌和部分革兰氏阴性菌可产生EV。吸入金黄色葡萄球菌产生的EV在TLR2信号通路的调控下可介导以Th1和Th17中性粒细胞为主的肺部炎症；吸入大肠埃希菌产生的EV也可介导中性粒细胞炎症，导致肺气肿。

（八）铁离子代谢异常

铁离子是重要的微量金属元素，参与许多重要的生命活动，如DNA/RNA合成、氧气运输、细胞呼吸、酶活动、免疫功能和机体代谢等。但铁离子过多可诱导氧化应激、脂质过氧化及DNA损伤。肺内铁离子的含量为0.4~0.9 mg/g。肺内的铁离子受到铁蛋白、转铁蛋白、乳铁蛋白、转铁蛋白受体、乳铁蛋白受体、膜转运铁蛋白、二价金属离子转运蛋白、十二指肠细胞色素C等的影响，这些调节因子可由肺内不同的细胞（如上皮细胞、巨噬细胞、中性粒细胞）分泌，以保护肺部不受铁离子介导的氧化应激损伤和感染。其中，巨噬细胞处理和存储大量不同来源的铁离子，以保护肺免受铁诱导的氧化应激损伤。烟草介导细胞（如巨噬细胞）内铁离子和铁蛋白含量增加，气道内铁离子增加，体内铁离子调节异常。这些铁离子调节异常，进而介导氧化应激、气道感染、线粒体功能障碍、巨噬细胞功能异常、免疫异常、炎症反应等，从而导致COPD的发生、发展。另外，全基因组关联研究已经显示COPD易感性与某些铁调节相关基因（铁调节蛋白IRP2）的单核苷酸多态性（single nucleotide polymorphism，SNP）有明显的相关性。如烟草可介导*IRP2*基因表达相关的SNP，诱导肺气肿的出现，增加吸烟人群COPD的易感性。

（九）基因多态性

全基因组关联研究针对肺气肿的基因分析表明，基因多态性与COPD易感性明显相关，并参与COPD发病的多个方面。在蛋白酶-抗蛋白酶体系，包括丝氨酸蛋白酶抑制剂（SerpinA1、SerpinE2和SerpinA3）、MMP基因多态性等；在氧化应激体系，包括谷胱甘肽S转移酶、微粒体环氧化物酶、血红素加氧酶-1和超氧化物歧化酶等基因多态性，以及炎症相关基因多态性，如维生素D结合蛋白、TGF-β1和TNF-α等。AAT是一种能够抑制NE活性的急性期分泌糖蛋白，由*SerpinA1*基因编码，能够保护肺泡免受NE酶解破坏。AAT缺陷人群多由于蛋白酶-抗蛋白酶失衡，而自发性进展为肺气肿和COPD。晚期糖基化终末产物特异性受体（advanced glycosylation end product-specific receptor，AGER）作为一种编码变异体，在COPD患者肺组织表达升高，与肺功能降低及肺气肿变化相关。同时，AGER缺陷可明显抑制香烟暴露所引起的肺气肿。因此，AGER可作为评估COPD患者肺气肿严重性的一种基因学标志物。弹性蛋白作为肺弹性纤维的关键成分，其基因（*ELN*）的缺陷明显增高了人类和小鼠肺气肿的易感性，而与弹性纤维合成相关的其他基因（如*LTBP4*）的缺陷同样使机体更易出现肺气肿表型。相似地，与COPD相关的编码变异体还有肺表面活性蛋白D、端粒酶反转录酶及核组装因子等，其基因的缺陷或突变同样可诱导COPD的发展。

二、经络与肺胀的相关性探讨

（一）从肺的生理特点而言

肺主气，朝百脉，治理调节全身的气机，是血液、津液运行输布的主要动力。肺脏属多气多血之脏，其间络脉密布，肺络是气、血、津汇聚之处，气、血、津之间密切相关，相互影响，互结互病。外感六淫所致络病较易治愈，而瘀血、痰浊等有形之邪阻于经络，则"势不能出于络外"而难治，而且经邪与络邪相互影响，增加了病邪痼结难解之势。

（二）从病因而言

1. 外邪侵袭肺络

肺主气，司呼吸，上连气道、喉咙，开窍于鼻，外合皮毛，内为五脏华盖，其气贯通他脏，不耐寒热，易感外邪，是为娇脏，宣行卫阳之气，肺气宜宣宜降。外感六淫、饮食失宜、劳倦过度、情志失调等都可诱发肺胀，但以六淫时邪为主要诱因，环境毒邪亦是不可忽视之因。年老、久病本虚患者，肺气亏虚，卫外不固，或者患者嗜烟，损伤肺脏，卫外功能减弱，六淫时邪反复乘袭，肺气更伤，肺气伤则壅遏不宣，清肃之令失常，气道不利，上逆而咳而喘。

现代病理生理机制研究显示，COPD气道炎症持续存在是支气管炎慢性化及COPD反复发作的一个重要病理环节。而气道炎症的形成首先要有一个始动因素，主要是感染和外界理化因素。反复感染及各种理化因素的长期刺激，趋化、激活炎症细胞，炎症介质释放，导致组织和细胞损伤；反之，组织和细胞损伤又降低呼吸道防御功能，增强气道对刺激因素的敏感性，使机体更加易感，二者共为加强，恶性循环，导致气道炎症持续。所以认为外邪侵袭导致肺络不畅是COPD的早期阶段。

2. 气滞血瘀肺络

气在络中运行不息，若络运不畅，便会影响气的运行而产生气机郁滞；"气为血帅，气行则血行"，气虚气滞，可致血气运行受阻，均可滞留为瘀；血瘀阻滞络脉，反过来也会加重气滞。由于络体细小，分支众多，不参与经脉循环，血行瘀滞成为COPD病程中最为常见和突出的病络表现。气滞血瘀肺络是COPD肺络运行不畅，即络道与络中气血津液相互关系失调后络中气运和血运失常的病理表现，是功能失调向形成病理产物的转折，是络病形成的标志。

3. 津凝痰结肺络

津液出入于络脉内外，依络脉输布，赖阳气运行，若为气虚，则肺气虚无力推动，脾气虚无力运化，肾气虚不能温化，则气血不行，津液不布，或滞于络中，或聚于络外，为痰为饮；若为阳虚，外邪或久病伤及卫阳，寒凉伤及中阳，则水液停滞，聚而成痰、成饮。津凝痰结肺络则阻碍气之升降出入，肺气郁滞，气逆于上，故成咳喘。

COPD中的痰最常见的形式是气道排出的有形之痰。通过对COPD气道病理形态学观察，气道腺体的黏液泡增生、肥大，浆液型及混合型腺泡发生黏液变，腺泡及导管因黏液潴留而扩张，黏液上皮的杯细胞增生，气道分泌物增多等病理变化正是COPD气道痰阻的表现。COPD气道炎症在导致气道损伤和修复过程中，一方面促进了气道腺体的黏液泡增生、肥大，增加了痰的生成；另一方面导致气道结构重塑，气道纤毛结构损伤和功能下降，使气道对痰的清除能力下降，增加了痰的潴留。这说明津凝痰结肺络是COPD不可逆气流受限的重要病理基础。

4. 痰瘀凝结肺络

痰饮是由津液运化失常而成，瘀血乃气血失调、血行不畅而致，故痰瘀常常互结为病，因痰致瘀，因瘀致痰。本病咳喘日久，伤及肺气，则"宗气不下，脉中之血，凝而留止"，是为气虚痰瘀。久病中伤阳气，肺不能升津散液，则津液停聚于脉络内外，阻滞肺络气机正常运行，则气滞血瘀，痰瘀互结。或者患者体质偏热，或失治误治，痰湿郁而化热，热伤脉络，血不循经，血溢脉外而成瘀，或热盛伤津，血液黏稠，血液运行不畅，脉络瘀阻，是为痰热致瘀。痰浊、瘀血有形之邪阻滞肺络，搜逐不易，致肺管狭窄，使无形之气不能宣降，痰瘀互结，气道狭窄，致津、血运行受碍，化为败血凝痰，混处肺络，恶性循环，使"痰夹瘀血，遂成窠囊"，病情迁延，缠绵难愈。所以痰瘀凝结肺络是COPD病势深伏而进行性发展的重要环节。

COPD患者多见唇甲青紫，面色黧黑，肌肤甲错，舌质暗红或紫暗，或有瘀斑、脉涩等表现，血液流变学呈现黏、浓、凝、聚的特点，病理上也表现为支气管、细支气管毛细血管基底膜增厚，内皮细胞损伤，血栓形成，管腔纤维化甚至闭塞，肺循环阻力增加等，这些病理生理变化是符合COPD痰瘀凝结肺络病机理论的。

5.肺络失养损伤

瘀滞日久，营卫功能失调，气血津液生化不足，气不足则血行迟缓，血不足则络脉失养；络虚邪滞，病气、病血加重，小疾积大。中医学认为"邪胜谓之毒"，病络中气滞津凝血停，痰浊、瘀血相搏，蕴结不解，邪气益胜，则会产生新的致病物质，即毒邪，毒存体内，可损伤脏腑，败坏形体，结滞络脉。COPD一旦毒损肺络，更易感受邪气，形成恶性循环，造成络病迁延，进行性加重。

气滞津凝痰瘀反复损伤气道、肺络，不能及时修复，导致气道、肺络结构重建，形成肺络不畅。形态学表现为分泌细胞化生，黏液堵塞，细支气管扩张或是闭塞，纤维化发生，微循环障碍及血管重构等。最终使COPD久病入血入络，形成气道痰瘀毒互阻，肺络不畅，而成顽疾不愈。

COPD乃本虚标实之证，病位在肺，与脾、肾密切相关，肺气亏虚是COPD的前提和基础，是COPD发生和发展的内在条件。气滞、痰浊、瘀血为主要病理因素，肺气闭郁、气机不畅是病机关键。COPD在病程上属久病，为慢性迁延性疾病；病势上"缠绵"难去，正虚邪恋，病情顽缠；病理上多痰多瘀，络脉不畅；临床上表现为下虚上实、本虚标实的复杂多样性。故COPD属肺络病。

第五节 经络与肺痿

一、肺痿概述

（一）中医学对肺痿的认识

肺痿是指因肺气虚弱，无力主气、布散津液，以咳吐浊唾涎沫为主症的一种疾病。肺痿病名首见于张仲景《金匮要略》中。清代李用粹简要系统地归纳了本病："久嗽肺虚，寒热往来，皮毛枯燥，声音不清或嗽血线，口中有浊唾涎沫，脉数而虚，为肺痿之病。因津液重亡，火炎金燥，如草木亢旱而枝叶萎落也。"本病病因可分为久病损肺和误治伤津两个方面，发病总有肺虚，津气大伤，失于濡养，以致肺叶枯萎，治疗以补肺生津为原则。

肺痿可被认为是特发性肺纤维化（idiopathic plmonary fibrosis，IPF）的缓解期。首先，从肺功能及形态上看，中晚期 IPF 患者的肺活量及肺总量较之前明显减少，这是因肺体积缩小导致肺功能急剧下降，这与"肺痿"的肺叶痿弱不用相吻合。其次，在病机上，肺气虚弱、津气耗伤、肺络失于濡养以致肺叶枯萎是肺痿的病机特点。IPF 本属津气不足，病程久，肺病及肾，导致肺肾两虚，久则气血不足，不能濡养肺络，以致肺叶枯萎不荣。再次，在临床表现上，IPF 病程日久，迁延不愈，到中晚期双肺呈蜂窝状，严重者可出现毁损肺，同时因形态的改变导致双肺通气、换气功能严重受损，病情危重，大多预后不良。这与肺痿的肺叶失于濡养、痿弱不用、咳喘少气、病情缠绵反复难愈的特点十分相似。由此可知，肺痿相当于 IPF 的缓解期。

（二）肺纤维化的发病机制

迄今为止，肺泡上皮细胞反复受损和异常修复被普遍认为是 IPF 的发病机制，其中发生在 EMT，在一定的微环境条件下，肺成纤维细胞过度增殖，发生表面形态改变，产生过量细胞外基质（extracellular matrix，ECM），肌成纤维细胞进而分泌胶原和促纤维化因子，导致正常肺组织结构缺失，使异常修复的纤维组织取而代之构成 IPF。肌成纤维细胞是促进肺纤维化疾病发生、发展的重要细胞之一，是负责 ECM 合成和沉积的主要细胞类型，主要包括胶原、纤维连接蛋白等。组织微环境中的各种细胞因子促进成纤维细胞向肌成纤维细胞分化。肺成纤维细胞是 IPF 纤维形成阶段的重要效应细胞，表现为增加增殖效应、减少凋亡，另外加强对基底膜的迁移和侵袭能力。越来越多的研究结果表明，miRNA 在参与 EMT 介导的 IPF 中具有举足轻重的作用。梁海海发现，在使用博来霉素所致小鼠肺纤维化模型中，miRNA-26a 表达下调，抑制 miRNA-26a 表达可导致肺泡上皮细胞转变为肌成纤维细胞，而 miRNA-26a 的过表达可在体外和体内控制 TGF-β1 表达。由此可见，miRNA-26a 是一种潜在的 EMT 抑制剂，被认为是 IPF 的新治疗靶点。除此之外，miRNA 还可以调控 TGF-β1/Smad 通路介导 IPF 形成。lNcRNA 正在成为纤维化疾病有价值的介质。

二、经络与肺痿的相关性探讨

络病证治之 IPF 病机——肺虚络瘀（缓解期）：肺虚络瘀具体表现为络气虚滞、络脉瘀塞及络虚不荣，其中络虚不荣对 IPF 的影响贯穿始终。

肺纤维化病位在肺络。考肺络之义，大约有三：其一为肺内血管，如清代沈金鳌所说"咳血者，火乘金位，肺络受伤"中的"肺络"似指肺内的小血管；其二为肺内气管-支气管系，如清代陈平伯所说"湿热证，咳嗽昼夜不安，甚至喘不得眠者，暑邪入于肺络"中的"肺络"似指支气管；其三为肺内淋巴管，近贤邵长荣发现在硅沉着病的发病过程中，一部分吞噬有矽尘的细胞可堆积在支气管、血管分叉处的微小淋巴组织内，并充塞淋巴管。肺络能运行气血，深入肺脏，联络脏腑，与现代医学肺内的下呼吸道和肺内毛细血管的功能相似，我们的动物模型病理研究发现，病变部位不仅在肺泡壁，而且累及细支气管和小血管，因此我们认为肺络似指肺内的终末性细支气管以下的呼吸道和肺内的毛细血管。

肺络痹阻是肺纤维化的基本病机。究肺络痹阻之因，多因肺肾亏虚致络中气血不足，或因邪毒入络，肺络中血行迟滞，络脉失养，痰瘀互结阻于络中而成。络脉是气血津液输布环流的枢纽和通路，而气机通畅、络道无阻是其维持功能正常的前提，肺络痹阻则影响络中气血运行及津液的输布，从而产生一系列络脉阻滞的病理变化：肺络痹阻则气血不通，故肺失其主气、司呼吸和朝百脉、主治节的功能，而为咳嗽、呼吸困难、唇舌发绀；四肢百骸不得气血濡养而为消瘦、杵状指等；肺病虚损，病久及肾，则肾气虚弱，不能纳气归元，气浮逆于上，则为喘促、动则尤甚等。而现代医学认为，肺纤维化的病位主要在肺泡壁，肺泡壁的上皮细胞和毛细血管内皮细胞也发生病变，有时小气道和小血管也被累及。细支气管领域和肺泡壁的纤维化导致肺的顺应性降低和限制性通气障碍；细支气管的炎变和肺小血管的闭塞引起通气血流比例失调和弥散能力下降，最终发生低氧血症和呼吸衰竭，与肺络痹阻的表现极为相似。"邪既入络，易入难出，势不能脱然无累"，肺纤维化病程久，缠绵难愈，与"久病入络""废弃沉疴""经年累月"等病邪入络后临床表现缠绵难愈、常规治疗很难取效的络病表现颇为相似。

络气虚滞：气络的气机阻滞，其温煦防护、防御固卫、调节输布功能失常，脏腑平衡的状态被破坏，继而引发病变。病邪初起在经，久则入络，气机运行受阻，血行积滞，肺络微小易阻，从而引发肺脏的功能失调，因此引起一系列血瘀之象。肺气虚弱，邪壅经络，血行不通，瘀血内生，津液布散失调，津液输布不通而停，成为痰浊，肺络阻塞，蒸液成痰，聚痰为湿，长期如此，痰瘀互结，积热成毒。同时，作为致病因素的热毒之邪使脉络受损，加重了痰瘀阻滞、络脉瘀阻之症。由此可见，热、痰、瘀、毒不仅是IPF的发病原因，更是导致其加重的结果。

络脉瘀塞：络脉瘀塞是指由多种因素引起的络脉完全性瘀阻。气络瘀堵可致肢体痿软无力、痿废不用，甚则呼吸不畅，类似于由IPF引发的现代医学中劳力性呼吸困难。血瘀内停，气滞内阻，痰浊互结于肺络，日久造成脏腑亏虚与痰浊瘀阻并见，进而加重病情。由此可见，血瘀是导致IPF最主要致病因素，并始终存在于疾病发生、发展过程中。

络虚不荣：络虚不荣分为络气虚、络血虚、络阳虚、络阴虚。络脉中正气亏虚导致气不能输布于全身，温煦固卫功能不足，则见自汗恶风；宗气不足故气短少言，咳声无力，动则尤甚。赵仲雪等提出"络虚不荣"始终存在于IPF，络虚不荣是指络脉中的气血失于濡养，气血运化无力，导致脏腑功能失常，其病机具体变化包括络气不足、络血亏虚、络阳失衡、络阴亏虚，这都可引起气机运行不畅导致气滞、瘀血阻塞、痰饮瘀阻肺络，进而引发为IPF，肺纤维化病情迁延日久，痰邪瘀邪共同损害络脉，络虚加重，正气亏虚，邪久居络中，久而越难发出，加重络虚，如此循环往复，演变成愈演愈烈之势。

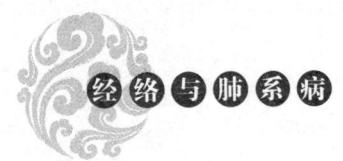

第六节 经络与肺癌

一、肺癌概述

肺癌是世界范围内最常见的恶性肿瘤。从病理和治疗角度看，肺癌大致可以分为非小细胞肺癌和小细胞肺癌两大类，其中非小细胞肺癌占80%~85%，其余为小细胞肺癌。由于小细胞肺癌独特的生物学行为，治疗上除了少数早期病例外，主要采用化疗和放疗结合的综合治疗。如果没有特别说明，肺癌指代非小细胞肺癌。

肺癌是我国30年来发生率增长最快的恶性肿瘤。20世纪70年代中期开展的我国第一次死因回顾调查资料表明，当时我国肺癌死亡率为5.47/10万，在癌症死因中排在胃癌、食管癌、肝癌和宫颈癌之后，居第五位，占全部癌死亡的7.43%。我国第二次死因抽样调查结果显示，20世纪90年代肺癌死亡率已居癌症死因第三位，仅次于胃癌和食管癌。在21世纪开展的第三次死因回顾调查则显示，肺癌已居癌症死亡原因首位。

（一）肺癌发生的主要危险因素

1. 吸烟和被动吸烟

吸烟是目前公认的肺癌最重要的危险因素。香烟在点燃过程中会形成60余种致癌物。烟草中的亚硝胺、多环芳香碳氢化合物、苯并芘等，是对呼吸系统致癌性很强的物质。

被动吸烟也是肺癌发生的危险因素，主要见于女性。被动吸烟与肺癌的关联最早于20世纪80年代初报道。

2. 污染

（1）室内污染　室内污染主要包括室内燃料和烹调油烟所致的污染。室内煤燃料的不完全燃烧和烹调油烟均可产生苯并芘、甲醛、多环芳烃等多种致癌物。室内燃煤与肺癌的关联首先由我国云南宣威进行的研究发现，两项病例对照研究报告了燃煤量与肺癌的阳性关联，随后队列干预研究中显示改炉改灶干预措施可明显降低当地肺癌发病率。我国上海、甘肃、香港的研究结果也表明，烹调油烟

（炒、炸）与肺癌的发病危险相关。

（2）室外空气污染　室外空气污染物中的致癌物主要包括苯并芘、苯、一些金属、颗粒物质、臭氧等。近年来雾霾污染备受关注，雾霾的成分非常复杂，包括数百种大气颗粒物，需进一步探索其对肺癌发病的影响。

3. 职业因素

多种特殊职业接触可增加肺癌的发病危险，包括石棉、石英粉尘、镍、砷、铬、二氯乙醚、矿物油、二氯甲醚等。

4. 肺癌家族史和遗传易感性

肺癌患者中存在家族聚集现象。这些发现说明遗传因素可能在对环境致癌物易感的人群和（或）个体中起重要作用。

（二）中医对肺癌的认识

癌瘤的发生与正气亏虚、感受外邪、饮食不节、起居不节、情志所伤、自然环境因素等密切相关，古代医家对此已有精辟的论述。《景岳全书·积聚》云："凡脾肾不足及虚弱失调之人，多有积聚之病。"《外证医案汇编》指出："正气虚则成岩。"《校注妇人良方》亦指出："此为肝脾郁怒，气血亏损，名曰乳岩。"隋代巢元方《诸病源候论》指出："癥者，由寒温失节，致腑脏之气虚弱，而饮食不消，聚结在内。"《灵枢·百病始生》曰"积之始生，得寒乃生，厥乃成积也"，指出积病的开始是受寒邪的侵犯而产生的。饮食不节及饮食不洁也是肺癌发生的重要原因之一。恣食生冷，饮食过饱，肥甘厚味等会伤及脾胃，会使痰湿内生，毒邪蕴结，络脉受阻，结而成积。张子和曰："积之成也……或伤酸苦甘辛咸之味，或停温凉寒热之饮。"宋代《严氏济生方》曰："过餐五味、鱼腥、乳酪，强食生冷果菜，停蓄胃脘……久则积聚，结为癥瘕。"起居不节与癌肿的发病相关，《灵枢·百病始生》曰"起居不节，用力过度，则络脉伤……则血溢于肠外，肠外有寒，汁沫与血相抟，则并合凝聚不得散而积成矣"。情志所伤也是癌瘤发生的重要原因，张子和曰"积之成也，或因暴怒喜悲思恐之气"，明代张介宾《景岳全书·杂证谟》谓"思则气结，结于心而伤于脾也；及其既甚，则上连肺胃，而为咳喘，为失血，为膈噎"。自然环境与肿瘤发病密切，《灵枢·岁露论》中说"人与天地相参也，与日月相应也"，隋代巢元方《诸病源候论·水蛊候》说蛊病的形成是"由水毒气结聚于内，令腹渐大"。

肺癌中医病因病机研究主要从正气虚损论、邪毒侵肺论、痰瘀内聚论、其他学说四个方面开展。各家侧重点有所不同，尚无统一标准，但总体而言，肺癌发病虽具有复杂性、多样性，均不外乎内因（正气虚损）、外因（六淫邪毒、七情内伤、饮食劳倦）等多种因素共同作用的结果，而且也有学者基于因子和聚类分析证实了肺癌既有正气不足，又有气滞、血瘀、痰凝等邪气存在。

正气虚损论：正气，指人体内能维持机体正常生理功能，并能抵御外邪的一类细微物质。早在《内经》中即指出"正气存内，邪不可干"。《景岳全书》认为"脾肾不足及虚弱失调之人，多有积聚之病"，《外证医案汇编》云"正气虚则成岩"，说明古人非常重视正气在本病发病中的作用。

正气虚损应当包括脏腑功能衰弱和气血阴阳虚损。脏腑功能衰弱主要与肺、脾、胃、肾相关，而与肺癌发生关系密切的气血阴阳失调主要是气、阴、阳的虚损。虽然肺癌多以气虚、阴虚多见，但《灵枢·百病始生》有云，"积之始生，得寒乃生，厥乃成积矣"。可见，肿瘤形成还与阳气不足、寒凝瘀滞有关。刘嘉湘认为，晚期肺癌患者肺、脾、肾三脏阳气不足、寒凝毒结者多见，把肺癌定位为"肺疽"，属阴疽之类。当然，脏腑功能衰弱与气血阴阳虚损之间密切相关，不可分割，相辅相成。肺、脾、胃、肾功能衰弱与气血阴阳虚损共同形成正气虚损，引起肺癌发病。现代医学研究也已证实，人体正气相当于现代医学的免疫功能，正气充足则免疫功能增强，不易发病。

邪毒侵肺论：痰瘀内聚论早在《内经》中就指出"温气不行，凝血蕴里而不散，津液涩渗，著而不去，而积皆成矣"。《丹溪心法》云"人上中下有结块者，多属痰"。这说明中医学早就认识到痰瘀与肿瘤发生的关系。刘樊认为，五脏六腑皆生痰，如肺失宣降、脾失运化、肝失条达、肾失开阖、三焦气化失常等，均能使津液不化，聚而生痰，而痰又可加重脏腑功能失常，气血失和，气滞血瘀，痰瘀互结，肿块内生，形成肺癌。韩宗刚认为，痰浊阻肺为肺癌发病之根，是引起多种疾病的一个因素，同时又是一个致癌因素，因痰浊阻肺，气血失和，导致痰瘀互结，久之则形成积聚肿块。可见，在肺癌的发病机制中，痰瘀既是病理产物，又是致病因素。《灵枢》有云"虚邪之入于身也深，寒与热相抟，久留而内著……邪气居其间而不反，发为筋溜"。《儒门事亲》曰"积之成也，或因暴怒喜悲思恐之气，或伤酸苦甘辛咸之食，或停温凉热寒之饮，或受风暑燥寒火湿之邪"。现代学者理源古籍，有从邪毒方面论述肺癌发病机制者。陈建梅认为，肺癌的主要原因为邪毒留滞、饮食内伤、情志劳倦，正虚邪蕴是肺癌发病的基础，痰瘀蕴肺是肺癌的病理本质。骆文斌提出，邪毒留滞、饮食内伤、情志劳倦为引发肺癌的主要原因，不可忽视体质因素的重要意义。另外，引起肺癌发病的另一邪毒被称为"癌毒"。由于癌的致病性与难治性，国医大师周仲瑛教授认为，癌症为患，必夹毒伤人，从而提出"癌毒"学说，周老认为，癌毒与痰、瘀、湿等因素交结存在、互为因果、兼夹转化、共同为病，构成肺癌的复合病机。笔者认为，引起肺癌的"癌毒"，既不同于六淫之邪，也不同于痰瘀等邪，而是由内因、外因共同作用导致正气虚损，脏腑功能失调，邪毒乘虚而入，使气滞血瘀、痰凝毒聚，互结于肺脏，日久量变发生质变产生癌毒，变生肿瘤，所以，"癌毒"是一种特殊的强烈致病物质。

现代学者对癌瘤的病因病机也有进一步的认识和发扬，王志学分析癌瘤发病及转移的特点，提出风邪是癌瘤发病的重要病因之一。王文萍分析癌瘤痰湿的特点，指出其有别于内伤杂病的痰湿，提出痰毒致癌的观点。周岱翰系统分析总结前人的理论并结合自己多年的临床实践经验，系统地提出癌毒致瘤理论，指出正虚、瘀血、痰湿日久变生癌毒，癌毒有迁延难愈、易传变转移等特征。

二、经络与肺癌的相关性探讨

（一）肺癌高发的脏象理论与病因分析

肺主气，司呼吸，其具体体现在对全身气机的调节及宗气的生成方面。肺是体内外气体交换的场所，通过肺的呼吸，吸入自然界的清气，呼出体内的浊气，实现体内外的气体交换。《素问·阴阳应象大论》云："天气通于肺。"日益严重的大气污染及烟毒首先侵害肺本脏，是导致肺癌的原因之一。由于肺位置最高，故称"华盖"，最易受外邪侵犯，外感六淫致病，受邪途径多侵犯肌表，或从口鼻而入，或二者同时受邪。尤其风邪最易犯肺。《素问·太阴阳明论》云"故犯贼风虚邪者，阳受之""伤于风者，上先受之"。由于肺与皮毛相合，所以外邪侵犯皮毛，腠理闭塞，卫气郁滞的同时，也常常影响肺，导致肺脏气机逆乱，宣发肃降等脏腑生理功能失常。

（二）肺癌高发的脏象理论与病机分析

从脏象理论来分析，肺位于胸腔，因肺叶娇嫩，不耐寒热，易被邪侵，故又称"娇脏"。又因肺朝百脉，故易代他脏受过，导致肺本脏正气虚损。肺主气，司呼吸，调节着气的升降出入运动。《素问·至真要大论》云："诸气膹郁，皆属于肺。"故肺气易于郁滞。《素问·经脉别论》云："脉气流经，经气归于肺，肺朝百脉，输精于皮毛。毛脉合精，行气于腑。腑精神明，留于四脏，气归于权衡。"肺朝百脉，助心行血，是指全身的血液都通过百脉（经脉）汇聚于肺，经肺的呼吸进行体内外清浊之气的交换，然后再将富含清气的血液通过百脉输送到全身，助心治理调节全身。肺在呼吸过程中，全身血流均流于肺，说明肺和经脉中血液运行有密切的关系。肺朝百脉、行气血的功能有赖于宗气的作用，宗气走息道以行呼吸，贯心脉以行气血。因此，肺本脏的病变容易导致气滞血瘀，气滞血瘀日久是肺本脏癌瘤发生及进展的重要因素之一。肺主通调水道，是指肺的宣发肃降运动对体内的津液输布、运行和排泄有疏通和调节作用。《素问·经脉别论》云："饮入于胃，游溢精气，上输于脾，脾气散精，上归于肺，通调水道，下输膀胱，水精四布，五经并行。"故有"肺主行水""肺为水之上源""肺为贮痰之器"之说。痰湿留滞日久，变生痰毒，是导致肺本脏癌瘤发生及转移的重要因素。

（三）肺癌高发的经络理论分析

经络是运行全身气血、联络脏腑肢节、沟通上下内外的通路，而在发生病变时，就成为传递病邪及反映病变的途径。

经脉与络脉起源于各脏腑，分布于肺脏的经络较多，主要有经脉 8 条，别络 1 条，共计 9 条经络，加强了肺与心、肝、脾、肾、心包、胃、大肠等脏腑间的联系，此外，还有手少阳三焦经络脉、别络，足太阴脾经大络均散布于胸中与肺脏相连。具体循行如下：手太阴肺经，"肺手太阴之脉……上膈属肺"；手太阴肺经别络，"手太阴之正，别入渊腋少阴之前，入走肺"；足厥阴肝经，"肝足厥阴之脉……其支者，复从肝别贯膈，上注肺"；足阳明胃经，"谓之大络，名曰虚里，贯膈络肺"；足少阴肾经，"少阴脉，贯肾络肺"；手阳明大肠经，"大肠手阳明之脉……下入缺盆，络肺"；手阳明大肠经别络，"手阳明之正……入柱骨下，走大肠，属于肺"；手少阴心经，"心手少阴之脉……复从心系却上肺，下出腋下"；手厥阴心包经，"心主手厥阴心包络之脉……起于胸中，出属心包络"；足太阴脾经，"足太阴……此脉上下入腹络胸，结心肺"。

足太阳经筋，"从额部下，结于鼻"；足少阳经筋，"上走腋前缘，系于胸部及乳部，结于缺盆"；足阳明经筋，"向上分布于腹部，结于缺盆，上颈部，挟口旁，回合于鼻旁，下方结于鼻部"；手阳明经筋，"向上分布于腹部，结于缺盆，上颈部，挟口旁，回合于鼻旁，下方结于鼻部"；手太阴经筋，"上面结于缺盆，下面结于胸里"。

皮部是十二经脉及其所属络脉在皮表的分区，也是十二经脉之气散布所在。《素问·皮部论》："凡十二经络脉者，皮之部也。"《素问·五脏生成》云："肺之合皮也，其荣毛也。"《素问·皮部论》云："邪客于皮则腠理开，开则邪客于络脉，络脉满则注于经脉，经脉满则舍于脏腑也。"因为肺在体合毛，其华在皮，故十二皮部的病变均可传入肺脏。肺癌发生是内外因作用的结果，多因正气先虚，邪毒乘虚而入，致肺气臌郁，肃降无权，痰浊瘀血内生而成，因虚得病，因虚致实。虚以气虚、阴虚多见，实则以气滞、血瘀、痰凝、毒聚为主，是一种全身属虚、局部属实的疾病。分析肺脏脏象及经络特点及肺癌病发生的病因和病机特征，在脏腑之中，肺为娇脏，不耐寒热，易被邪侵，耗损正气；肺位置最高，最易受外邪尤其是风邪侵犯；肺主气，调节着气的升降出入运动，与宗气生成密切相关，故易出现本脏气滞与血瘀；肺主通调水道，主宣发与肃降，"肺为贮痰之器"，痰湿留滞日久，变生痰毒；肺朝百脉，五脏之中肺脏与经脉、络脉及经筋联系最为密切，因肺为娇脏，易代他脏受过；肺合皮毛，与十二皮部联系紧密，故十二皮部的病变均可传入肺脏。肺脏有别于其他脏腑的脏象经络特点是肺癌发病率高于其他脏腑的根本原因。

参考文献

[1] CHEN X Z, YANG Y K, YANG J, et al. Acupuncture Deqi Intensity and Propagated Sensation along Channels May, Respectively, Differ due to Different Body Positions of Subjects [J]. Evid Based complement Alternat Med, 2013: 897048.

[2] GANGULY K, SCHULZ H. Association studies of lung function in mice [J]. Dtsch Tierarztl Wochenschr, 2008, 115 (7): 276-284.

[3] GHOSH K, HANKEY A, SRINIVASAN T M. Electrodermal Screening of Asthmatics with Acugraph 4 [J]. J Acupunct Meridian Stud, 2017, 10 (2): 125-130.

[4] GROVES H T, CUTHBERTSON L, JAMES P, et al. Respiratory Disease following Viral Lung Infection Alters the Murine Gut Microbiota [J]. Front Immunol, 2018, 12 (9): 182.

[5] LEE C, SEOL S K, LEE B C, et al. Alcian blue staining method to visualize bonghan threads inside large caliber lymphatic vessels and X-ray microtomography to reveal their microchannels [J]. Lymphat Res Biol, 2006, 4 (4): 181-190.

[6] MANFREDO V S, HILTENSPERGER M, KUMAR V, et al. Translocation of a gut pathobiont drives autoimmunity in mice and humans [J]. Science, 2018, 359 (6380): 1156-1161.

[7] MIKHEECHEVA N E, ZAYCHIKOVA M V, MELERZANOV A V, et al. A Nonsynonymous SNP Catalog of Mycobacterium tuberculosis Virulence Genes and Its Use for Detecting New Potentially Virulent Sublineages [J]. Genome Bio Evol,

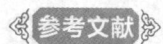

2017,9(4):887-899.

[8] NGAI S P C,JONES A Y M,CHENG E K W. Lung meridian acupuncture point skin impedance in asthma and description of a mathematical relationship with FEV1[J]. Respir Physiol Neurobiol,2011,179(2-3):187-191.

[9] YU D T W,JONES A Y M,PANG M Y C. Development and validation of the Chinese version of the Massachusetts General Hospital Acupuncture Sensation Scale:an exploratory and methodological study[J]. Acupunct Med,2012,30(3):214-221.

[10] 高武.针灸聚英[M].北京:人民卫生出版社,2006.

[11] 高学敏.中药学[M].2版.北京:中国中医药出版社,2007.

[12] 马莳.黄帝内经灵枢注证发微[M].北京:科学技术文献出版社,2000.

[13] 孙广仁.中医基础理论[M].2版.北京:中国中医药出版社,2007.

[14] 杨继洲.针灸大成[M].北京:人民卫生出版社,2006.

[15] 曹琳,邵媚媚,刘智艳.针刺配合耳穴对提高COPD急性加重期患者生活质量的研究[J].云南中医中药杂志,2012,33(4):53-55.

[16] 常兴,张恬,隋雨言,等.支气管哮喘病理机制研究及中西医临床治疗进展[J].山东中医药大学学报,2018,42(3):272-275.

[17] 陈海龙,关凤林,闻庆平,等.肺与大肠相表里的理论和现代研究[J].中国医师进修杂志,2006(27):71-73.

[18] 陈立,李兰,陈伯钧,等.通腑理肺汤对脓毒症肠屏障损伤肠组织Claudin-1mRNA及蛋白表达的影响[J].时珍国医国药,2020,31(8):1793-1795.

[19] 陈全伟.经络疗法治疗慢性咳嗽70例疗效观察[J].河南职工医学院学报,2014,26(5):578-579.

[20] 陈云,张伟.肺络实质探析[J].山东中医药大学学报,2011,35(4):313-314.

[21] 成词松,诸毅晖.论经络辨证体系的建构原则[J].中国针灸,2011,31(9):831-833.

[22] 程静.从津液代谢角度探讨肺与大肠相表里的理论和实验研究[D].武

汉：湖北中医药大学，2010.

[23] 崔红生，邱冬梅，武维屏. 肺间质纤维化从络病辨治探析[J]. 中医杂志，2003，44（12）：946-947.

[24] 崔洪健，李春日. 论经络循经感传机制[J]. 辽宁中医药大学学报，2016，18（3）：54-57.

[25] 丁宇炜. 针药并用提高中晚期非小细胞肺癌患者生存质量的临床观察[J]. 甘肃中医，2011，24（1）：23-25.

[26] 杜丽娟，王玲，李风森. 从哮喘黏膜免疫中T淋巴细胞表达的研究阐释"肺与大肠相表里"理论[J]. 辽宁中医杂志，2012，39（8）：1620-1622.

[27] 杜梦玄. 经络实质的模型退想：关于"波粒"二象性设想[J]. 国际医学检验杂志，2010，38（5）：148-150.

[28] 杜玮. 基于"络病学说"探讨抗痨合剂联合穴位敷贴对肺阴虚型肺结核的疗效研究[D]. 杭州：浙江中医药大学，2022.

[29] 范媛，朱佳. 麻黄的临床应用[J]. 现代中医药，2013，33（1）：52-53.

[30] 费伦，承焕生，蔡德亨，等. 经络物质基础及其功能性特征的实验探索和研究展望[J]. 科学通报，1998（6）：658-672.

[31] 冯学瑞，朱小棣，刘迪等. "肺与大肠相表里"的实验研究[J]. 天津中医，1988（4）：16-18.

[32] 符子艺，魏成功，刘小虹，等. 从大黄对肠道微生态的影响探讨肺肠相关理论[J]. 亚太传统医药，2014，10（8）：44-46.

[33] 付先军，管华诗，刘红兵，等. 129种归肺经中药的化学成分类别构成与其归经相关性分析[J]. 中国中医药信息杂志，2009，16（10）：94-96.

[34] 付先军. 归肺经中药性味、临床功效及药理作用构成情况的初步分析[J]. 中国中医药信息杂志，2011，18（6）：26-28.

[35] 付先军. 中药归经（肺经）理论和肺系方剂配伍规律的解析及在海洋中药研发中的应用[D]. 青岛：中国海洋大学，2009.

[36] 盖朋朋. 肾经主时与肺系病演变规律的关系[D]. 济南：山东中医药大学，2012.

[37] 葛炎，姚红，童娟，等. 针刺疗法对稳定期慢性阻塞性肺疾病患者外周

骨骼肌运动能力的影响［J］.中国针灸，2017，37（4）：366-371.

［38］龚谨.人体经络探源［J］.生命世界，2010（4）：14-17.

［39］郭明媚，陈瑞琳.中药热熨和拍打肺经辅助治疗慢性阻塞性肺疾病急性加重期疗效观察［J］.新中医，2016，48（10）：199-201.

［40］郭艳枫，周迎，邓秋迎，等.慢性阻塞性肺疾病急性加重期患者穴位电脑中频刺激的促排痰效果［J］.中国老年学杂志，2017，37（16）：4023-4025.

［41］郭玉琴."肺与大肠相表里"的理论联系与临床应用［J］.辽宁中医药大学学报，2008，10（1）：17-18.

［42］韩春生."肺与大肠相表里"理论在急性肺部感染治疗中的应用研究［D］.北京：北京中医药大学，2002.

［43］韩国栋，冯学瑞，郝泗城，等.大承气汤对实验性肺损害促修复作用的观察［J］.中国医药学报，1994（5）：15-17，64.

［44］韩健.针刺鱼际穴对支气管哮喘患者肺功能的影响及即刻平喘效应观察［J］.中国针灸，2012，32（10）：891-894.

［45］郝红梅，薛西林.薛西林运用"肺与大肠相表里"临证验案3则［J］.江西中医药，2018，49（6）：28-29.

［46］何丰华，刘玉姿.从"肝肺"论治慢性咳嗽临床举隅［J］.陕西中医，2010，31（5）：608-610.

［47］贺金，宋广杰，田翠时.肺朝百脉析义［J］.辽宁中医药大学学报，2007，9（5）：9-10.

［48］胡剑北.中医肺脏实体研究［J］.中医文献杂志，2005，23（2）：26-28.

［49］胡艳婕，董丽凤，魏晟，等.基于肺与大肠相表里理论探索结肠息肉合并肺结节的论治［J］.西部中医药，2022，35（12）：80-83.

［50］胡紫薇，郑爱华.基于"肺与大肠相表里"探讨运用宣白承气汤治疗急性呼吸窘迫综合征［J］.实用中医内科杂志，2022，36（10）：86-88.

［51］华萍，吕虎，原林，等.经络研究的四大主流学派及其分析［J］.中国针灸，2006，26（6）：407-413.

［52］吉宁飞，殷凯生.咳嗽的解剖、生理及病理生理学基础［J］.实用老年医学，2011，25（3）：180-183.

［53］季幸姝，周福生，侯丽颖.应用蛋白质组学探讨中医"肺与大肠相表里"理论［J］.中医杂志，2008，49（12）：1065-1067.

［54］蒋元烨，浦俭斌，曹勤.从肺论治大肠息肉［J］.河南中医，2016，36（9）：1504-1505.

［55］焦莉.针刺肺俞穴、膈俞穴治疗慢性阻塞性肺疾病稳定期30例［J］.中医研究，2020，33（5）：60-63.

［56］李康清，张瑜.经络的发现与研究评析［J］.中医药学刊，2004，22（9）：1746-1747.

［57］李磊."肺与大肠相表里"理论的临床意义研究［D］.南京：南京中医药大学，2007.

［58］李丽，张燕，严兴科，等.肺与大肠经穴表里临床应用探讨［J］.长春中医药大学学报，2009，25（5）：805-806.

［59］李烁，陈小梅，钱迪，等.过敏性哮喘病理生理学机制研究进展［J］.中国误诊学杂志，2011，11（18）：4304-4305.

［60］李素荷，刘芳，王士超.针刺孔最穴、鱼际穴治疗哮喘急性发作临床观察［J］.中国中医急症，2012，21（1）：124-125.

［61］李雪青，石志敏，马树祥，等.从《黄帝内经》中论经络病机［J］.时珍国医国药，2012，23（2）：440-441.

［62］李雪青，石志敏.从肺胃论治针刺治疗感染后咳嗽疗效观察［J］.上海针灸杂志，2015，34（3）：211-213.

［63］李志道，陈波.从中西医对照研究略谈对经络本质的认识［J］.针灸临床杂志，2012，28（1）：13-15.

［64］梁哲瑞.肺结核患者肺脏俞募穴的红外热成像特征研究［D］.沈阳：辽宁中医药大学，2014.

［65］林炜烁，闵寅，纪立金，等.论肺肠气机升降［J］.世界中医药，2015，10（8）：1182-1186.

［66］刘华平.史锁芳教授应用大剂量甘草治疗支气管哮喘探讨经验［J］.中医学报，2010，25（2）：230-231.

［67］刘鲁炯，江淳涓.针刺治疗咳嗽变异性哮喘的疗效观察［J］.上海针灸杂志，2022，41（6）：548-551.

[68] 刘声, 刘晓燕, 郭霞珍. 从肺肠上皮组织细胞变化分析肺与大肠相表里的内涵[J]. 世界中医药, 2014, 9(8): 1051-1054.

[69] 刘松林, 陈刚, 刘萍, 等. 146种归肺经中药药性的统计分析[J]. 时珍国医国药, 2011, 22(10): 2528-2530.

[70] 刘学. 肺经主时与肺系病演变规律的关系[D]. 济南: 山东中医药大学, 2012.

[71] 柳百智. 中医经络系统浅探[J]. 中国中医药现代远程教育, 2012, 10(9): 38-39.

[72] 柳普照, 丁斗, 杨在纲. 从"气一元论"谈肺脾同治[J]. 贵阳中医学院学报, 2007, 29(1): 42-43.

[73] 漏佳丽, 蒋永亮, 胡汉通, 等. 手太阴肺经与肺的相关性研究进展[J]. 辽宁中医药大学学报, 2021, 23(3): 69-72.

[74] 陆霓虹, 李杰. 结核分枝杆菌致肺损伤的研究进展[J]. 中国医药科学, 2022, 12(16): 33-36.

[75] 马树怀. 穴位贴敷治疗慢性支气管炎[J]. 中国民间疗法, 2015, 23(3): 27.

[76] 孟庆岩, 张庆祥, 高思华. 从"津液相关"探讨肺与大肠相表里[J]. 北京中医药大学学报, 2013, 36(11): 729-731.

[77] 莫芳芳, 李鸿涛, 王柳青, 等. 从阴阳相关论"肺与大肠相表里"[J]. 中华中医药杂志, 2011, 26(5): 1022-1025.

[78] 穆祥, 段惠琴, 陈武, 等. 腧穴实质与微血管相关的生理学研究[J]. 中国中医基础医学杂志, 2001, 7(12): 47-52.

[79] 欧阳长媚, 董柳荃, 陈楚钧. 中医情志护理+经络穴位拍打治疗肺癌化疗患者睡眠障碍的效果[J]. 基层医学论坛, 2020, 24(21): 3078-3079.

[80] 皮园园. PPARγ及中药清胰汤对急性胰腺炎相关性肺损伤大鼠肺组织的保护作用探讨[J]. 湖南中医杂志, 2015, 31(2): 130-133.

[81] 区永欣, 张小虎, 古继红, 等. 肺气宣降的病理生理研究及其对防治急性呼吸道感染的临床意义[J]. 广州中医药大学学报, 2007, 24(5): 422-423.

[82] 瞿巧钰. 针刺肺经五输穴对小鼠哮喘模型的相对特异性作用及其机制研究[D]. 合肥: 安徽中医药大学, 2021.

[83] 权春分, 邵素菊. 邵氏"五针法"治疗活动期溃疡性结肠炎临床观察[J]. 上海针灸杂志, 2019, 38 (2): 160-163.

[84] 司瑞超, 蔡春玲, 任原贞. "肺与大肠相表里"理论在治疗咳嗽中的应用[J]. 河南中医, 2014, 34 (11): 2244.

[85] 宋勉, 王亚梅. 肺肠同治法在治疗支气管哮喘急性发作期的运用[J]. 光明中医, 2005, 20 (1): 5-6.

[86] 宋亚芳, 裴丽霞, 李丹丹, 等. 对现代经络实质研究方向的质疑[J]. 中华中医药杂志, 2017, 32 (7): 2891-2894.

[87] 苏垠旭, 龚婕宁. 从叶天士"初病在经, 久病入络"理论论治肺纤维化[J]. 世界科学技术-中医药现代化, 2015, 17 (6): 1280-1284.

[88] 谭程, 高丹, 张昶, 等. 基于支气管哮喘患者经络腧穴切诊的肺与大肠相关性研究[J]. 中国针灸, 2014, 34 (2): 145-148.

[89] 唐宋琪, 周新颖, 高永翔. 肺与大肠表里关系的生物学机制研究进展[J]. 四川中医, 2010, 28 (4): 33-35.

[90] 万小波. 中药保留灌肠对慢性阻塞性肺疾病急性加重期的疗效分析[J]. 中国继续医学教育, 2020, 12 (31): 162-165.

[91] 王步青, 薛勤梅. 肺络理论与肺纤维化关系探讨[J]. 中国中医药信息杂志, 2008, 15 (11): 93-94.

[92] 王聪聪, 余学庆, 马锦地, 等. 基于现代名老中医经验的肺痨病因病机及证素规律研究[J]. 新中医, 2017, 49 (1): 192-195.

[93] 王号. 生物世界, "管"之有道: 从植物体内养分和水分的输送途径看人体经络[J]. 生命世界, 2010 (1): 44-47.

[94] 王抗战, 李德珍, 蒲成哲. 李德珍主任医师运用麻黄经验[J]. 中医研究, 2012, 25 (2): 33-35.

[95] 王琼, 刘志敏, 段培蓓, 等. 局部取穴振动排痰对慢性阻塞性肺疾病急性期排痰效果观察[J]. 护理研究, 2016, 30 (23): 2900-2902.

[96] 王小宇, 曲堂清. 从"肺与大肠相表里"谈经络具有运输相关脏腑代谢产物的作用[J]. 湖北中医药大学学报, 2011, 13 (5): 48-49.

[97] 王晓芳, 张映辉, 谢锐填. 远红外咳喘化痰贴穴位贴敷对小儿肺炎的疗效观察[J]. 深圳中西医结合杂志, 2019, 29 (9): 45-46.

［98］王雄文，周岱翰.肺癌病发病的病因及藏象经络机制［J］.时珍国医国药，2009，20（10）：2641-2642.

［99］王永炎，常富业，杨宝琴.病络与络病对比研究［J］.北京中医药大学学报，2005，28（3）：1-6

［100］王钰，索真真，王清泉.中府放血疗法治疗慢性肺源性心脏病肺动脉高压临床疗效观察［J］.浙江中医药大学学报，2014，38（2）：208-209.

［101］王元，瞿彩云，彭雪晶.甘草及其衍生物药理作用的研究新进展［J］.甘肃医药，2011，30（7）：398-401.

［102］王月兰，龙迪和，何璐，等.肺与大肠相表里动物实验模型建立的探讨［J］.内蒙古中医药，2008，27（5）：40-41.

［103］吴婷婷."肺与大肠相表里"理论在支气管哮喘急性发作期的临床应用研究［D］.济南：山东中医药大学，2016.

［104］吴以岭.气络-NEI网络相关性探析［J］.中医杂志，2005，46（10）：723-726.

［105］武生梅，李玉安.中药穴位贴敷治疗慢性间质性肺炎［J］.长春中医药大学学报，2014，30（4）：686-687.

［106］谢园园，朱立猛，李文军，等.肠道微生物对肺部疾病的影响［J］.生物学杂志，2018，35（5）：83-86.

［107］徐宁，薛彦菊.哮喘病因病机研究进展［J］.山东中医杂志，2002，21（10）：637-639.

［108］宣丽华."肺合大肠"理论在针灸临床的应用［J］.浙江中西医结合杂志，2010，20（4）：199-200.

［109］杨继，张垚，王强.基于络病理论探析支气管哮喘病机［J］.山东中医杂志，2019，38（11）：1006-1009.

［110］杨胜兰，李道本，陈瑞.肺肠并治法治疗小儿外感咳嗽30例［J］.中国中西医结合消化杂志，2004，12（6）：360.

［111］杨胜兰，王鹏，李道本，等.通腑法对大鼠肠源性肺损伤保护作用机制的研究［J］.中国中西医结合消化杂志，2003（3）：154-156.

［112］叶建红，杨宇，郑旭锐，等.肠病及肺的微生态学研究［J］.云南中医中药杂志，2011，32（3）：54-55.

［113］于尚多，孙玮辰，王富春．基于现代文献探讨穴位贴敷治疗小儿慢性咳嗽选穴及用药规律［J］．吉林中医药，2018，38（3）：249-252．

［114］于洋．基于期刊类文献数据挖掘针灸治疗咳嗽的腧穴优选与配伍规律谱研究［D］．长春：长春中医药大学，2017．

［115］余弯，刘建武．针刺配合呼吸补法治疗慢性咳嗽临床体会［J］．实用中医药杂志，2020，36（7）：957．

［116］张光霁．论十二经脉气血运行始自手太阴肺经［J］．中华中医药杂志，2006，21（12）：717-718．

［117］张洪祥，李波．浅谈哮喘病的中西医病理机制［J］．临床医药文献电子杂志，2014，1（5）：718-719．

［118］张建斌，夏有兵．对承淡安先生经络观的解析［J］．中国针灸，2012，32（2）：167-170．

［119］张力文，李柳宁，何春霞，等．中药温敷背部经络联合盐酸羟考酮缓释片治疗肺癌骨转移中重度癌痛效果观察［J］．山东医药，2018，58（42）：55-57．

［120］张柳青．经络学说起源于循经感传导［J］．世界中医药，2012，7（1）：5-6．

［121］张美美，周彤，李保有，等．对循经感传现象的调查分析及思考［J］．中国民间疗法，2022，30（17）：59-62．

［122］张茜茜．循经取穴针刺干预慢性持续期哮喘的临床研究［D］．合肥：安徽中医药大学，2022．

［123］张小兵．针刺孔最穴治疗肺结核咯血［J］．药物与人，2014，27（4）：133．

［124］张新菊，张晓伟，张新红．肺与大肠相表里临床应用探析［J］．中医儿科杂志，2011，7（2）：54-56．

［125］张元贵．中医心肺相关理论及其临床应用探讨［D］．广州：广州中医药大学，2009．

［126］赵吉平，刘兵．肺与大肠表里关系的经、穴互通基础研究［J］．北京中医药大学学报，2010，33（9）：592-594．

［127］赵丽云，张铭，赵福建，等．筋膜与经络研究进展［J］．中华中医药

杂志，2011，26（8）：671-675.

［128］赵兴梅，刘炜.从胚胎分化角度探讨脏腑经络形体官窍间的联系及其本质［J］.中国中医药科技，2018，25（3）：368，378.

［129］郑静霞，陈玉婷，张运梅，等.循经络取穴振动排痰法对慢性阻塞性肺疾病急性加重患者痰液引流的临床研究［J］.中国民间疗法，2018，26（14）：25-27.

［130］郑心婷，林丽珠.针药结合治疗中晚期老年非小细胞肺癌的近期疗效观察［J］.内蒙古中医药，2012，31（12）：1-3.

［131］郑秀丽，杨宇，唐洪屈，等.从肺与大肠的特异相关性探讨"肺与大肠相表里"［J］.中华中医药杂志，2013，28（5）：1492-1495.

［132］周鸿艳，王磊，裴丽，等.对经络概念演变的考察及实质的思考［J］.针灸临床杂志，2011，27（1）：12-14.

［133］周思远，兰蕾，吴巧凤，等.针灸治疗咳嗽的古代文献分析与评价［J］.上海针灸杂志，2009，28（12）：741-742.

［134］朱立，王新月，杨雪，等.从溃疡性结肠炎大鼠肺损伤看"肺与大肠相表里"的特异性［J］.中国中西医结合杂志，2013，33（3）：346-350.

［135］朱榮耿，朱文燕.朱葆初主任医师从肺经着手治疗月经不调病案举隅［J］.光明中医，2012，27（7）：1305-1306.

［136］朱晓婷，张磊，张妍，等.运用肺胃相关理论指导针刺治疗咳嗽变异性哮喘的临床研究［J］.针灸临床杂志，2016，32（12）：20-22.